肥胖症的运动干预：
理论与实践

EXERCISE INTERVENTIONS ON OBESITY：
THEORY AND PRACTICE

胡　敏　等著

U0228447

科学出版社

北京

内 容 简 介

从"以胖为美"到"肥胖大流行"，肥胖是一个亘古不变跨越人类万年历史的"热点话题"，运动已被作为预防肥胖的重要手段，然而运动减肥和对相关疾病影响的分子机制仍不完全清楚，这制约着运动减肥实践的推广。本书由广州体育学院胡敏教授带领的运动与健康科研团队汇集其十多年来深耕肥胖领域的研究成果撰写而成，在国家重点研发计划的支持下，按照基础篇、理论篇、实践篇的顺序，分别介绍了肥胖症的前沿知识、运动干预肥胖的机制和翔实的实践案例，并对脂肪组织、表观遗传、肠道菌群在运动改善肥胖相关疾病中的作用作了大量系统阐述。

本书适合从事肥胖症研究的科研人员和临床工作者，以及高年级本科和研究生参考和学习。

图书在版编目（CIP）数据

肥胖症的运动干预：理论与实践／胡敏等著. —北京：科学出版社，2022.12
ISBN 978-7-03-073929-2

Ⅰ.①肥… Ⅱ.①胡… Ⅲ.①肥胖病—运动疗法 Ⅳ.①R589.205

中国版本图书馆 CIP 数据核字（2022）第 224984 号

责任编辑：张佳仪／责任校对：谭宏宇
责任印制：黄晓鸣／封面设计：殷 靓

科学出版社 出版
北京东黄城根北街 16 号
邮政编码：100717
http://www.sciencep.com

南京文脉图文设计制作有限公司排版
广东虎彩云印刷有限公司印刷
科学出版社发行 各地新华书店经销

*

2022 年 12 月第 一 版 开本：B5（720×1000）
2024 年 1 月第三次印刷 印张：17 3/4 插页：2
字数：308 000
定价：98.00 元
（如有印装质量问题，我社负责调换）

《肥胖症的运动干预:理论与实践》
编写组

组　长

胡　敏

成　员

（按姓氏笔画排序）

王　坤　朱　琳　李亚兴　李良鸣　杨运杰
项明强　侯晓晖　夏景波　翁锡全　高东东
黄俊豪　廖八根　廖静雯

前言

　　近 30 年来,我国超重和肥胖人口占比不断增加,并且逐渐向年轻化发展。肥胖相关的心血管疾病、糖尿病等慢性非传染性疾病的发病率也在持续增长。肥胖已成为严重影响国民身心健康的重大公共卫生问题。

　　肥胖和超重的根本原因是摄入的能量大于消耗的能量,其主要防治方式是"管住嘴,迈开腿"。这似乎不证自明。我们的实践也显示,运动结合节食不但能减重减脂,而且能改善肥胖相关病症,如高血压、高血脂、糖尿病等。然而许多人在减肥训练营成功减肥后,由于缺乏自我控制力及运动的主动性,导致体重出现反弹。

　　有关运动对改善肥胖及其相关病症的机制已有很大进展,然而运动减肥及其对相关疾病影响的分子机制仍不完全清楚,这无疑会制约运动减肥实践的推广。肥胖不但可引发胰岛素抵抗,而且可引发代谢性脂肪肝、心血管疾病及内分泌生殖功能损害,而运动可促进健康,改善肥胖诱导的骨骼肌胰岛素抵抗、代谢性脂肪肝、心血管疾病及生殖功能紊乱。广州体育学院运动与健康科研团队十多年来不但进行了运动减肥的实践,而且深入探讨了运动改善肥胖相关病症的分子机制,尤其是对脂肪组织、表观遗传、肠道菌群在运动改善肥胖相关疾病中的作用做了较深入的研究,并发表了大量相关文献。本书汇集了科研团队各小组的成果,并参阅了大量国内外最新文献撰写而成。我们期望本书的出版能进一步推动国内外有关运动与肥胖症的理论与实践研究。

　　全书共三篇十二章,其中基础篇概述了肥胖症研究基础,主要介绍肥胖症病因、防治及流行病学,同时介绍肥胖症相关研究设计和动物模型；理论篇则以运动单独或联合饮食干预改善肥胖相关的骨骼肌胰岛素抵抗、非酒精性脂肪性肝病、心血管功能障碍和生殖功能紊乱为主线，从不同角度深入探讨了运动干预作用及机制，同时本篇还描述了低氧环境下运动改善肥胖症的作用及机制。实践篇既讲述了运动干预对肥胖青少年健康的影响，又阐述了运动干预对肥胖青少年的自我控制的作用，还特别提供了生动的运动干预促进肥胖人群健康的实例。

本书获得国家重点研发计划课题"多中心运动-营养干预促进健康的中国方案"（2020YFC2002904）资助。参与编写的有廖八根、李良鸣、翁锡全、朱琳、侯晓晖、黄俊豪、廖静雯、项明强、高东东、王珅、夏景波、杨运杰、李亚兴。此外，黄叶飞博士参与了本书大量的校稿及汇编工作。

本书主要适用于从事肥胖症基础研究的研究生和科研人员，尤其是从事运动减肥机制研究的人员，同时本书也可作为医学院校和体育院校的医生、教师和高年级本科生的参考资料。

胡　敏

2022 年 11 月于广州

目录

基 础 篇

理 论 篇

实 践 篇

基　础　篇

近三十年来,随着国民生活水平的提高,以及膳食结构和生活方式的改变,我国肥胖症人口占比不断增加,成为影响国民健康的重大公共卫生问题。本篇阐述了肥胖症相关基础知识,主要包括肥胖症的概念、分类、病因、流行病学及防治措施,同时本篇还介绍了肥胖症的临床研究设计方法和肥胖症研究相关的动物模型。

第一章

肥胖症概述

近 30 年来，随着人类生活水平的提高，以及膳食结构和生活方式的改变，超重和肥胖人口占比不断增加，呈现快速蔓延趋势，并且超重和肥胖人口逐渐向年轻化发展。肥胖症相关的代谢综合征、原发性高血压、糖尿病、心血管疾病（cardiovascular disease，CVD）等慢性非传染性疾病的发病率也在持续增长。目前，肥胖症已成为严重影响国民身心健康的重大公共卫生问题。

第一节　肥胖症的定义与分类

一、肥胖症的定义

肥胖症（obesity）即通俗所说的肥胖，是以体内脂肪过度蓄积和体重超常为特征并对健康构成风险的慢性疾病。肥胖症的基础是脂肪病变或病态脂肪（sick fat），它是由多种遗传、环境、代谢和行为因素相互作用而引起的复杂的慢性疾病[1]。

二、肥胖症的分类

（一）根据病因和发病机制分类

1. 原发性肥胖

原发性肥胖又称单纯性肥胖，占肥胖的 95%。其发生与遗传、饮食和体力活动水平等有关，肥胖儿童中绝大多数属于单纯性肥胖。

原发性肥胖又可分为体质性肥胖和营养性肥胖。体质性肥胖者的脂肪细胞增生肥大，呈全身性分布。该型肥胖多为自幼肥胖，多有遗传史，饮食运动疗效差;营养性肥胖者的脂肪细胞单纯肥大而无增生。此型肥胖由营养过剩引起,常在成年以后肥胖,饮食运动疗效相对较好。

2. 继发性肥胖

继发性肥胖指目前病因明确的肥胖,占肥胖的5%以下。其包括下丘脑性肥胖,垂体性肥胖,甲状腺功能低下,库欣综合征,高胰岛素性肥胖,性腺功能低下,多囊卵巢综合征,先天异常性肥胖,长期服用药物引起的药物性肥胖,以及某些特定单基因突变(如瘦素基因突变)或染色体异常(如由于15q11-13异常引起的Prader-Willi综合征)等引起的肥胖。

(二)按脂肪分布部位分类

1. 周围型(全身均匀性)肥胖

周围型(全身均匀性)肥胖又称全身匀称性肥胖或皮下脂肪型肥胖。脂肪主要聚在皮下,尤其是臀部及大腿,臀围大于腰围,分布相对均匀。

2. 向心性肥胖

向心性肥胖又称内脏型肥胖或腹型肥胖。脂肪主要聚在腹腔内,通常腰围大于臀围。

(三)根据肥胖标准及代谢有无异常分类

1. 代谢健康型肥胖

代谢健康型肥胖(metabolically healthy obesity, MHO)多呈周围型肥胖,其特征为患者达到了肥胖的诊断标准,但并不伴有糖尿病、高血压、高脂血症、胰岛素抵抗等代谢异常。代谢健康型肥胖不会增加心血管疾病死亡风险及总死亡率,但其诊断标准有待进一步规范和研究。

2. 代谢异常型肥胖

代谢异常型肥胖(metabolically unhealthy obesity, MUO)多呈向心性肥胖,其特征为肥胖的同时伴有糖和脂肪的代谢异常。另外,此类型也可为正常体重代谢异常型肥胖,即体重正常,但表现为代谢异常、高胰岛素、高脂血症等。此类型患者具有较高的心血管疾病死亡风险及总死亡率。

(四)按轻重程度分类

美国疾病预防控制中心(Center for Disease Control and Prevention, CDC)和世界卫生组织(World Health Organization, WHO)对肥胖定义如下:成年人体重指数(body mass index, BMI)18.5~24.9 kg/m² 为正常,25.0~29.9 kg/m² 为超重,30.0~39.9 kg/m² 为肥胖,≥40.0 kg/m² 为严重肥胖。中国肥胖问题工作组将中国人的肥胖定义如下:BMI<18.5 为体重较轻,18.5~23.9 kg/m² 为正常体重,24.0~27.9 kg/m² 为超重,≥28.0 kg/m² 为肥胖[2]。

（五）按致病的基因数不同分类

按致病的基因数不同可将肥胖分为单基因肥胖和多基因肥胖。

单基因肥胖与环境无关,是染色体缺失或单基因突变所致,其特点是早发性极度肥胖,表现为出生后 2~3 周即嗜食和体重明显增加,成年后 BMI 多大于40。目前,已发现的单基因肥胖的致病基因达数十个,且多为瘦素-黑皮质素通路基因的罕见突变引起[3]。多基因肥胖为普通的肥胖,是遗传和环境相互作用导致的多基因复杂遗传病。多基因肥胖中目前已发现的肥胖易感基因也多达数百个。

第二节　肥胖症的评估与诊断

一、肥胖症的评估

肥胖症的评估最常采用人体形态测量学指标(BMI、腰围等)和体脂测定的方法。目前,尚无关于肥胖症的统一诊断标准,临床多以多种指标综合考虑,以判断肥胖症的类型和程度。

（一）人体形态测量学指标评定

人体形态测量学指标常采用身高和体重,并通过派生指标年龄别 BMI 或身高别体重来评定。这是目前最简单、应用最广泛的评估肥胖症的指标,不过它并不适合运动员、老年人等特殊人群。

$$BMI(kg/m^2) = 体重(kg)/[身高(m)]^2。$$

中国成人超重和肥胖的 BMI 临界值通常分别为 24.0 kg/m^2 和 28.0 kg/m^2,而6~18 岁学生则采用中国学龄儿童青少年超重、肥胖筛查体重指数分类标准(表 1-1)。5 岁以下儿童肥胖的标准为体重/身高大于 WHO 生长标准中位数的 3 个标准差。

表 1-1　中国学龄儿童青少年超重、肥胖筛查体重指数分类标准(kg/m^2)

年龄（岁）	超重		肥胖	
	男性	女性	男性	女性
7~	17.4	17.2	19.2	18.9
8~	18.1	18.1	20.3	19.9
9~	18.9	19.0	21.4	21.0

（续表）

年龄（岁）	超重		肥胖	
	男性	女性	男性	女性
10～	19.6	20.0	22.5	22.1
11～	20.3	21.1	23.6	23.3
12～	21.0	21.9	24.7	24.5
13～	21.9	22.6	25.7	25.6
14～	22.6	23.0	26.4	26.3
15～	23.1	23.4	26.9	26.9
16～	23.5	23.7	27.4	27.4
17～	23.8	23.8	27.8	27.7
18～	24.0	24.0	28.0	28.0

资料来源：中国肥胖问题工作组[4]。

此外，为了进一步评定肥胖症类型，人体形态测量还常检测腰围、腰臀比或颈围等。

1. 腰围

BMI 不能对肌肉质量和脂肪质量进行区分，也无法反映脂肪在体内的分布，导致 BMI 对肥胖症分类存在误差，因此，各肥胖症诊断标准在确定 BMI 肥胖症切点的同时，还将腰围列为肥胖症诊断指标，以衡量向心性肥胖的程度。研究表明，与 BMI 相比，腰围筛查成人肥胖症准确度更高，如果单独使用 BMI，约半数的向心性肥胖会被漏诊[5]。而且，向心性肥胖的人群比一般肥胖人群发生代谢紊乱、心血管疾病和死亡的风险更高[6]。因此，代谢性疾病相关研究也采用腰围定义肥胖[7-9]。腰围是衡量脂肪在腹部蓄积（即向心性肥胖）程度的简单、常用指标，是 WHO 推荐的用于评价向心性肥胖的首选指标，与 CT 测量的内脏脂肪含量显著相关。

与 BMI 一样，各组织推荐的肥胖腰围切点值也不尽相同，WHO 建议欧美人群以男性腰围≥102 cm、女性腰围≥88 cm 作为肥胖的标准，亚洲人群的建议肥胖切点为男性腰围≥90 cm、女性腰围≥80 cm[8-9]，同样，WHO 的腰围标准在制定时未考虑中国人群。2002 年中国肥胖问题工作组（Working Group on Obesity in China，WGOC）推荐以男性腰围≥85 cm、女性腰围≥80 cm 作为向心性肥胖的切点[10]。近年来，中国人群研究显示，男性腰围切点为 84～87 cm，女性腰围切点为 75～83 cm[11-12]；其他亚洲国家研究显示，男性腰围切点为

80~86 cm,女性腰围切点为 72~80 cm[13-14]。

2. 腰臀比

臀围反映髋部骨骼和肌肉的发育情况。腰围和臀围的比值即腰臀比(waist hip ratio, WHR),腰臀比是判断脂肪分布的指标,它是向心性肥胖的重要指标,认为其在预测心血管疾病风险方面优于 BMI[15]。具体计算方法:腰臀比=腰围(cm)/臀围(cm)。WHO 建议男性腰臀比>0.9,女性腰臀比>0.85 时诊断为向心性肥胖[16]。但腰臀比相近的个体体重可以相差很大,其分界值随年龄、性别、人种不同而异。目前研究认为,该指标和腹部内脏脂肪堆积的相关性低于腰围[17]。

3. 颈围

颈围是评估上半身脂肪的良好指标,同时也是向心性肥胖的测量指标。Vague 是第一个意识到不同的身体形态或脂肪分布类型与肥胖相关的健康风险有关的研究者,他使用颈部皮褶来评估上半身脂肪分布[18]。有研究发现,颈围与向心性肥胖和评估腹部脂肪分布的指标(腰围、腰臀比)显著相关[19]。一项针对 177 位门诊患者的研究发现,内脏脂肪面积不仅与颈围相关,而且还与通过 CT 扫描测量的颈部脂肪面积相关[20]。对严重肥胖(BMI>40.0 kg/m²)的非糖尿病患者的研究表明,颈围与通过 CT 测量的内脏脂肪面积相关性大于腰围[21]。Jamar G 等发现,与肥胖相关疾病发病风险有关的纤溶酶原激活物抑制剂-1(plasminogen activator inhibitor-1, PAI-1)与肥胖成年人的颈围呈正相关,证明颈围是 PAI-1 这种促血栓形成脂肪因子的独立预测因子[22]。颈围与高尿酸血症、非酒精性脂肪性肝病、代谢综合征和阻塞性睡眠呼吸暂停独立相关[23]。颈围作为一种新的、无创性的检查方法,操作方法简便、患者依从性良好,且不存在任何危害、不受环境因素影响,结果更加稳定可靠、临床可行性大、易于推广。但其也存在一定缺点,不能用于患有颈部疾病如甲状腺肿大、颈部肿瘤、颈部先天畸形等人群的测定。有研究发现,对于向心性肥胖,中国成年男性颈围的切点是 36.8 cm,女性颈围的切点是 33.1 cm[24];另一项大型研究中男性颈围≥37.1 cm 和女性颈围≥32.6 cm 被确定为筛查向心性肥胖个体的最佳分界点[25]。总之,因颈围受性别、年龄的影响,参考值应该按性别、年龄进行分组。

(二)体脂测定

体脂反映体内脂肪的总量及脂肪分布状况,是比较直观的判断肥胖的指标,但目前缺乏统一的判断标准。不同人群根据体脂百分比来判定肥胖的标准可参考表 1-2。

表1-2 不同人群根据体脂百分比来判定肥胖的标准

性别	年龄(岁)	轻度肥胖	中度肥胖	重度肥胖
男性	6~18	20%	25%	30%
	>18	20%	25%	30%
女性	6~14	25%	30%	35%
	15~18	30%	35%	40%
	>18	30%	35%	40%

资料来源:叶广俊.现代儿童少年卫生学.北京:人民卫生出版社,1999.

体脂测量方法有皮褶厚度法、水下称重法、空气置换法、体内钾总量推算法、生物电阻抗法(bioelectric impedance analysis, BIA)、双能 X 射线吸收法(dual energy X-ray absorptiometry, DEXA)及影像学技术(如超声、定量 CT 和磁共振技术)等,其中水下称重法、双能 X 线吸收法、定量 CT 和磁共振技术可作为金标准。目前,生物电阻抗法在健身中心和诊所中较为常用,由于它受体液影响,科研仍不建议使用。

(三)理想体重

理想体重(ideal body weight, IBW)为与最低死亡率相关的体重[26]。成年男性和女性的身高体重表是一种简单的、描述和比较人们的相对体重分布的方法,而且还可以用来诊断体重不足和超重[26],这种基于测量身高体重的图表于 1912 年发表,并用来指导保险公司的保险业务[27]。1943 年,大都会人寿保险公司(Metropolitan Life Insurance Company)推出了新的标准身高体重表。后来在 1959 年的都市理想体重表中对身体指标进行了定义并发表,该表是根据美国和加拿大 26 家保险公司的数据汇集而成的。1983 年,大都会依据 1979 的研究数据对理想体重表作了进一步修订。

理想体重简易计算法:IBW(kg)= 身高(cm)−105

理想体重 Broca 法:IBW(kg)= [身高(cm)−100]×0.9(男性)或×0.85(女性)。

实测体重低于理想体重 10% 时为消瘦,理想体重±10% 为正常,超过理想体重 10.0%~19.9% 时为超重,超过理想体重 20.0% 以上为肥胖。

二、肥胖症的诊断

(一)诊断

肥胖可见于任何年龄、性别,多有进食过多和(或)运动不足史,活动时易出现胸闷、汗多、气短等症状。诊断肥胖症需要详细询问病史，包括个人饮食、生活习惯、体力活动、病程、家族史、引起肥胖的用药史、有无心理障碍等，引起继发性肥胖疾病史如皮质醇增多症、甲状腺功能减退症等。

肥胖是多种疾病的基础，因此应对并发症和伴发病进行相应检查。肥胖常与血脂异常、脂肪肝、高血压、冠心病、糖耐量异常或糖尿病等疾病同时发生，引起代谢综合征。单纯性肥胖者可伴有糖耐量异常、血中胰岛素水平升高；血浆总胆固醇（total cholesterol, TC）、甘油三酯（triglyceride, TG）及游离脂肪酸（free fatty acid, FFA）均可增高；超声检查可有不同程度的脂肪肝。肥胖女孩通常伴有月经初潮出现较早或闭经、排卵功能紊乱、多毛、痤疮、多囊卵巢综合征等。此外，肥胖还可伴随或并发阻塞性睡眠呼吸暂停、胆囊疾病、高尿酸血症和痛风、骨关节病、静脉血栓，肥胖可使某些肿瘤（女性乳腺癌、子宫内膜癌，男性前列腺癌、结肠和直肠癌等）发病率增高等，且麻醉或手术并发症增多。体脂过多会降低患者行动能力、运动耐力和体能，并伴有肌少症[28]。同时，进食障碍调查量表-2（eating disorder inventory-2, EDI-2）评分显示，体重、BMI、身体总脂肪等成分变量与饮食障碍之间显著相关[29]。严重肥胖患者可出现心理和行为障碍，表现为自卑、焦虑、抑郁及身体机能障碍等，社会适应不良，从而降低其生活质量。

（二）鉴别诊断

根据原发病的临床表现和实验室检查特点进行鉴别诊断。药物引起的继发性肥胖常有服用抗精神病药、糖皮质激素等用药史。

1. 库欣综合征

库欣综合征常引起向心性肥胖，常有满月脸、紫纹、多毛、水牛背，内脏脂肪明显增加而四肢相对较瘦，血皮质醇增高。但轻度的早期的库欣综合征患者可以没有上述体征。可通过查血、尿皮质醇、促肾上腺皮质激素、尿 17 -羟皮质类固醇、尿 17 -酮类固醇，以及过夜地塞米松抑制试验、大小剂量地塞米松抑制试验，垂体及肾上腺 CT 鉴别。

2. 下丘脑性肥胖

脂肪分布以面、颈部及躯干部显著，皮肤细嫩，手指尖细，常伴有智力减退、性腺发育不良、尿崩症、甲状腺及肾上腺皮质功能不全等，头颅 CT 或 MRI 及垂体激素和下丘脑激素兴奋试验有助于明确诊断。下丘脑的炎症、肿瘤、创伤、肉芽肿及退行性变、某些药物、精神创伤等导致的下丘脑综合征多有神经系统表现，体温调节异常，汗液分泌异常，并伴有内分泌功能的异常。

3. 原发性甲状腺功能减退

体重增加多为中度，多有黏液性水肿，常伴基础代谢率明显降低，怕冷、皮肤干燥。甲状腺功能测定可鉴别。

4. 多囊卵巢综合征

除肥胖外,多囊卵巢综合征常有多毛,毛发呈男性化分布。出现胰岛素抵抗、月经不规则或闭经、不育,基础体温呈单相,长期不排卵。双侧卵巢增大。B超可见多囊卵巢,实验室检查有黄体生成素/卵泡刺激素>3。可通过B超、CT、腹腔镜检查确诊。

5. 劳-穆-比(Laurence-Moon-Biedl)综合征

婴儿期出现症状体征,肥胖、智力低下、视网膜色素变性、多指(趾)或并指(趾)畸形、生殖器发育不良,为常染色体隐性遗传病。

6. 普拉德-威利(Prader-Willi)综合征

儿童期因食欲旺盛和嗜睡而导致的肥胖。双额径窄,杏仁样眼睛,外眼角上斜,斜视。上唇薄,齿裂异常,小下颌,耳畸形。性腺发育不良,性功能减退,男性隐睾。婴儿期喂养困难,语言发育差。为父源染色体15q11~q13缺失所致。生长发育迟缓,身材矮小,手足小,智力低下。

第三节 肥胖症的流行病学

一、全球肥胖症的患病率

在过去50年里,肥胖患者在全球范围内迅速增加,已经上升到大流行的程度[30-32]。1975年以来,全球肥胖人数已增长近3倍。《柳叶刀》(2016)报告指出,肥胖如瘟疫一样在人群中扩散,全世界大约有1.24亿(约5 000万女性和约7 000万男性)肥胖儿童和青少年,是40年前的10倍[32]。预计到2025年,全球女性肥胖率将达到21%,严重肥胖率超9%;男性肥胖率为18%,严重肥胖率超过6%[33],同时肥胖所带来的健康问题将对这些人群造成终身影响。

此外,非传染性疾病风险因子协会(NCD Risk Factor Collaboration, NCD-RisC)提供了过去40年世界范围内的肥胖患病率的变化情况。根据来自多个国家的共计1.289亿儿童、青少年和成人的BMI趋势来看,1975~2016年,各个国家的肥胖患病率都在增加[31]。NCD-RisC的研究人员发现,随着时间的推移,BMI的变化存在显著的区域差异。BMI的加速增长在南亚(孟加拉国、不丹、斯里兰卡、印度、尼泊尔和巴基斯坦)、东南亚(印度尼西亚、马来西亚、菲律宾、泰国和越南)、加勒比地区(伯利兹、古巴、多米尼加共和国、牙买加和波多黎各)和拉丁美洲南部(阿根廷、巴西、智利、巴拉圭和乌拉圭)尤其明显[31]。BMI≥30 kg/m² 的人群占比因国家而异,跨度很大,从日本的 3.7%到美国的 38.2%。除了非洲撒哈拉以南和亚洲的部分地区外,所有地区的肥胖人口都超过了体重不足的人口[32-34]。

1975~2014 年,成年男性的肥胖患病率(BMI≥30 kg/m²)从 3.2%上升至 10.8%,成年女性的肥胖患病率从 6.4%上升至 14.9%。2014 年,0.64%的男性和 1.6%的女性患有病态肥胖(BMI≥40 kg/m²)。有研究发现,年龄标准化超重患病率从 1980 年的 26.5%上升到 2015 年的 39.0%,在过去 35 年里增长了近 50%,肥胖的患病率也从 1980 年的 7%上升到 2015 年的 12.5%,几乎增加了 80%[35]。在此期间,女性超重和肥胖的患病率始终高于男性;近年来,超重人群的性别差异明显缩小,但肥胖人群的性别差异保持不变。

此外,1975~2014 年成年人 BMI 的趋势在朝鲜、非洲撒哈拉以南的一些国家和瑙鲁(瑙鲁在 1975 年就有 30%的肥胖患病率)几乎没有变化,但全球其他地区则同期增加了 6%[32]。就 BMI 和肥胖流行率的陡增、减缓和加速期而言,各国的动态变化是不均匀的。值得注意的是,自 2000 年以来,高收入国家和部分中等收入国家的儿童和成人的 BMI 增长比 20 世纪的增长要慢[31-32]。这一现象是否反映了社会影响的变化,仍是一个悬而未决的问题。总体来说,目前的干预措施和政策变化尚未影响大多数国家平均 BMI 的上升趋势[36-37]。

二、中国肥胖症的患病率

在我国,肥胖情况更加严重,中国是全球肥胖发病率升高速度最快的国家之一。目前,中国的肥胖人口居世界首位,严重肥胖者居第二位,仅次于美国。一项发表在 2020 年的文章指出,中国有超过 1/7 的人符合总体肥胖标准,1/3 的人符合腹部肥胖标准[38]。同时,2021 年 6 月《柳叶刀·糖尿病与内分泌学》特别推出中国肥胖专辑(Obesity in China Series),按照中国营养调查(China National Nutrition Survey, CNNS)和中国慢性疾病和危险因素监测(China Chronic Disease and Risk Factor Surveillance, CCDRFS)提供的数据,中国成人目前超过 1/2 的人超重或肥胖,成年居民(≥18 岁)超重率为 34.3%、肥胖率为 16.4%[39]。6~17 岁、6 岁以下儿童青少年超重肥胖率分别达到 19%和 10.4%。患病率因性别、年龄组和地理位置而有所不同,但在所有组群中都有显著差异,并出现逐年增加的趋势(图 1-1)。

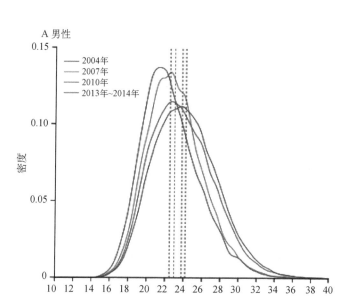

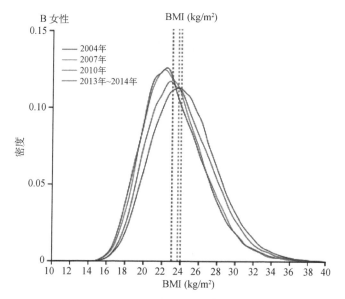

**图1-1　从2004年、2007年、2010年及2013~2014年男性(A)和
女性(B)(18~69岁)BMI分布的变化[39]**

采用Lambda-Mu-Sigma法绘制2004年、2007年、2010年和2013~2014年4组调查数据的
曲线,每条曲线下的面积是1。垂直虚线代表各年份的平均BMI。男性(A)和女性(B)的BMI
曲线逐渐右移,倾斜程度降低,但变异性逐年增大。从2004~2007年,成人BMI均值从
22.7 kg/m² 上升到23.7 kg/m²,男性BMI均值从22.5 kg/m² 上升到23.0 kg/m²,女性BMI均
值从22.9 kg/m² 上升到23.6 kg/m²;到2013~2014年,成人BMI均值继续上升为24.0 kg/m²,
男性BMI均值为24.2 kg/m²,女性BMI均值为23.9 kg/m²

前瞻性队列研究的有力证据表明,超重和肥胖与中国人口中非传染性疾病风险的增加和过早死亡有关。经济发展、社会文化和政府政策可能会促进超重和肥胖负担的增加,这些政策通过城市规划、建筑环境及粮食系统塑造了个体层面的肥胖风险因素。在社会经济方面,中国儿童的超重和肥胖患病率普遍随着社会经济地位的提高而增加;在成年人中显示出与收入呈正相关的情况。受教育程度方面,男性与受教育程度呈正相关,女性与受教育程度呈负相关。这与美国和欧洲的模式形成鲜明对比,在美国和欧洲,肥胖在社会经济地位低下的人群中更为普遍。然而,根据中国社会综合调查(2010~2015年)的数据显示,收入与肥胖之间的正相关可能会在将来发生变化,而教育对肥胖的潜在抑制作用将逐年增强,这一预测也得到了中国健康与营养调查(China Health and Nutrition Survey, CHNS)数据预测的支持。

此外,中国的肥胖症患病率也与饮食模式发生变化有关,动物性食品、精制谷物和高度加工、高糖、高脂肪食品的消费量增加;同时,所有人群的体育活动水平都随着久坐行为的增加而下降。这些固然是肥胖率居高不下的原因,另一方面,饮食因素和体力活动缺乏的影响与其他层面的风险因素相互交织,如遗传易感性、社会心理因素、环境致肥因素以及在子宫内和生命早期的肥胖暴露等。这些上、下游危险因素对肥胖的个体和群体形成了多个层面的影响,迫切需要多学科及跨学科的研究来进行肥胖危险因素的控制。值得一提的是,针对肥胖和体重控制,最近的"健康中国2030"国家行动计划已将饮食和体育活动改善纳入行动目标,希望在全面政策支持下,作为改善中国人口健康的最重要最广泛的一部分,日益增长的肥胖负担可以得到逐步缓解。

(胡敏,王珅)

参考文献

[1] BAYS H E. Adiposopathy is "Sick Fat" a Cardiovascular Disease? Journal of the American College of Cardiology,2011,57(25):2461-2473.

[2] 中华人民共和国卫生部疾病控制司. 中国成人超重和肥胖症预防控制指南. 北京:人民卫生出版社,2006.

[3] LOOS R J F, YEO G S J. The genetics of obesity:From discovery to biology. Nat Rev Genet,2021,23(2):120-133.

[4] 中国肥胖问题工作组. 中国学龄儿童青少年超重,肥胖筛查体重指数值分类标准. 中华流行病学杂志,2004,25(2):97-102.

[5] MAFFETONE P B,RIVERA-DOMINGUEZ I,LAURSEN P B. Overfat adults and children

in developed countries:the public health importance of identifying excess body fat. Front Public Health,2017,5:190.

[6] HAMER M,O'DONOVAN G,STENSEL D,et al. Normal-weight central obesity and risk for mortality. Ann Intern Med,2017,166(12):917-918.

[7] BEREZINA A,BELYAEVA O,BERKOVICH O,et al. Prevalence,risk factors,and genetic traits in metabolically healthy and unhealthy obese individuals. Biomed Res Int,2015, 2015:548734.

[8] LIU C,WANG C,GUAN S,et al. The prevalence of metabolically healthy and unhealthy obesity according to different criteria. Obes Facts,2019,12(1):78-90.

[9] VELHO S,PACCAUD F,WAEBER G,et al. Metabolically healthy obesity:different prevalences using different criteria. Eur J Clin Nutr,2010,64(10):1043-1051.

[10] 中国肥胖问题工作组数据汇总分析协作组. 我国成人体重指数和腰围对相关疾病危险因素异常的预测价值:适宜体重指数和腰围切点的研究. 中华流行病学杂志, 2002,23(1):5-10.

[11] ZENG Q,HE Y,DONG S,et al. Optimal cut-off values of BMI,waist circumference and waist:height ratio for defining obesity in Chinese adults. Br J Nutr,2014,112(10):1735- 1744.

[12] YU J,TAO Y,TAO Y,et al. Optimal cut-off of obesity indices to predict cardiovascular disease risk factors and metabolic syndrome among adults in Northeast China. BMC Public Health,2016,16(1):1079.

[13] CHEONG K C,GHAZALI S M,HOCK L K,et al. Optimal waist circumference cut-off values for predicting cardiovascular risk factors in a multi-ethnic Malaysian population. Obes Res Clin Pract,2014,8(2):e154-e162.

[14] BAIK I J C J. Optimal cutoff points of waist circumference for the criteria of abdominal obesity:comparison with the criteria of the international diabetes federation:reply. Circ J, 2010,74(1):208-209.

[15] JANSSEN I,KATZMARZYK P T,ROSS R J. Waist circumference and not body mass index explains obesity-related health risk. Am J Clin Nutr,2004,79(3):379-384.

[16] WORLD HEALTH ORGANIZATION. Obesity:preventing and managing the global epidemic. World Health Organ Tech Rep Ser,2000,894:i-xii,1-253.

[17] KODAMA S,HORIKAWA C,FUJIHARA K,et al. Comparisons of the strength of associations with future type 2 diabetes risk among anthropometric obesity indicators, including waist-to-height ratio:a meta-analysis. Am J Epidemiol, 2012, 176 (11): 959-969.

[18] VAGUE J. The degree of masculine differentiation of obesities:a factor determining predisposition to diabetes, atherosclerosis, gout, and uric calculous disease. Am J Clin

Nutr,1956,4(1):20-34.

[19] ZHAO L,HUANG G,XIA F,et al. Neck circumference as an independent indicator of visceral obesity in a Chinese population. Lipids Health Dis,2018,17(1):85.

[20] LI H X,ZHANG F,ZHAO D,et al. Neck circumference as a measure of neck fat and abdominal visceral fat in Chinese adults. BMC Public Health,2014,14(1):311.

[21] YANG L,SAMARASINGHE Y P,KANE P,et al. Visceral adiposity is closely correlated with neck circumference and represents a significant indicator of insulin resistance in WHO grade Ⅲ obesity. Clin Endocrinol(Oxf),2010,73(2):197-200.

[22] JAMAR G,PISANI L P,OYAMA L M,et al. Is the neck circumference an emergent predictor for inflammatory status in obese adults? Int J Clin Pract, 2013, 67 (3): 217-224.

[23] WAN H,WANG Y,XIANG Q,et al. Associations between abdominal obesity indices and diabetic complications:Chinese visceral adiposity index and neck circumference. Cardiovasc Diabetol,2020,19(1):118.

[24] 朱明范,陈慧,王妍,等. 体检人群颈围与中心性肥胖的关联性研究. 中国慢性病预防与控制,2011,19(5):445-447.

[25] ALZEIDAN R,FAYED A,HERSI A S,et al. Performance of neck circumference to predict obesity and metabolic syndrome among adult Saudis:a cross-sectional study. BMC Obes, 2019,6(1):13.

[26] HARRISON G G. Height-weight tables. Ann Intern Med,1985,103:989-994.

[27] THE ASSOCIATION OF LIFE INSURANCE MEDICAL DIRECTORS,THE ACTUARIAL SOCIETY OF AMERICA. Medico-actuarial mortality investigation. New York,1913,2:5-9,44-47.

[28] JEROME G J,KO S U,CHILES SHAFFER N S,et al. Cross-sectional and longitudinal associations between adiposity and walking endurance in adults age 60-79. Journals of Gerontology Series A:Biomedical Sciences and Medical Sciences, 2016, 71(12):1661-1666.

[29] DI RENZO L,TYNDALL E,GUALTIERI P,et al. Association of body composition and eating behavior in the normal weight obese syndrome. Eating and Weight Disorders -Studies on Anorexia,Bulimia and Obesity,2016,21(1):99-106.

[30] YANOVSKI J A. Obesity:Trends in underweight and obesity—scale of the problem. Nat Rev Endocrinol,2018,14(1):5-6.

[31] ABARCA-GÓMEZ L,ABDEEN Z A,HAMID Z A,et al. Worldwide trends in body-mass index,underweight,overweight,and obesity from 1975 to 2016:a pooled analysis of 2416 population-based measurement studies in 128·9 million children,adolescents,and adults-ScienceDirect. Lancet,2017,390(10113):2627-2642.

［32］ NCD Risk Factor Collaboration. Trends in adult body-mass index in 200 countries from 1975 to 2014：a pooled analysis of 1698 population-based measurement studies with 19·2 million participants. Lancet,2016,387(10026)：1377-1396.

［33］ CESARE M D,BENTHAM J,STEVENS G A,et al. Trends in adult body-mass index in 200 countries from 1975 to 2014：a pooled analysis of 1698 population-based measurement studies with 19·2 million participants. Lancet,2016,387(10026)：1377-1396.

［34］ BLÜHER M. Obesity：global epidemiology and pathogenesis. Nat Rev Endocrinol,2019,15(5)：288-298.

［35］ CHOOI Y C,DING C,MAGKOS F. The epidemiology of obesity. Metabolism：clinical and experimental,2019,92：6-10.

［36］ KLEINERT S,HORTON R. Rethinking and reframing obesity. The Lancet,2015,385(9985)：2326-2328.

［37］ ROBERTO C A,SWINBURN B,HAWKES C,et al. Patchy progress on obesity prevention：emerging examples,entrenched barriers,and new thinking. Lancet,2015,385(9985)：2400-2409.

［38］ MU L,LIU J,ZHOU G,et al. Obesity prevalence and risks among Chinese adults：findings from China PEACE Million Persons Project,2014-2018. Circ Cardiovasc Qual Outcomes,2020,14(6)：e007292.

［39］ PAN X F,WANG L,PAN A. Epidemiology and determinants of obesity in China. The Lancet Diabetes & Endocrinology,2021,9(6)：373-392.

第二章

肥胖症病因与防治

肥胖症是遗传因素和环境因素相互作用的结果,对机体心血管系统、内分泌代谢系统、呼吸系统、消化系统、运动系统、生殖系统、心理行为及认知等带来多方面的危害,其伴发的高血压、高血脂、糖尿病、冠心病、脑卒中合称称为"死亡五重奏"。肥胖症防治要从公共卫生的角度考虑,针对不同的目标人群采取不同的预防和控制措施。

第一节 肥胖症病因

一、肥胖症发生的影响因素

(一)遗传因素

研究已经证明了遗传易感性对肥胖症的重要影响。对双胞胎和收养研究观察表明,肥胖是一种遗传的能量稳态紊乱。肥胖症有家族聚集倾向,遗传因素的影响占 40%~70%。大部分原发性肥胖症为多基因遗传,是多种微效基因作用叠加的结果。目前在欧裔人群中已定位了 50 余个与肥胖症有关的遗传位点,部分位点在亚裔人群中得到验证,如肥胖症相关基因(fat mass and obesity associated, *FTO*)、黑皮质素-4-受体基因(melanocortin-4 receptor, *MC4R*)等。成人疾病的早期起源假说表明,肥胖症可以在母亲暴露于代谢困难(如营养不良、肥胖症和糖尿病)的后代中发展[1]。生命早期代谢编码的分子机制之一是基因的表观遗传修饰,包括甲基化、组蛋白修饰、染色质重塑和非编码 RNA 改变。重要的是,这种由表观遗传决定的成人肥胖症风险增加可以传给后代,进一步加速肥胖症流行。因此,寻找打破表观遗传编码恶性循环的方法是肥胖症研究的重要目标[2]。

部分肥胖症由单基因突变引起,如劳-穆-比综合征和普拉德-威利综合征等经典的遗传综合征。研究发现了数种单基因突变引起肥胖症,如瘦素[3]、瘦素受体、阿片-促黑素细胞皮质素原、激素原转换酶-1、黑皮质素-4-受体及过氧化物酶体增殖物激活受体等基因。但是,全基因组关联研究发现,只有2%的BMI变异性可以用常见的单核苷酸多态性来解释。显然,人口遗传学的变化无法解释短短40年内肥胖流行率的上升。

(二)环境因素

环境因素是肥胖患病率增加的主要原因,主要包括饮食结构、饮食行为和体力活动等方面。

现代社会的环境促发了暴饮暴食的生活方式,高热量和高脂肪的食物价格不贵而且很易买到(例如,快餐店及学校和办公区里的高热量食品自动售货机等)。商店里的大多数产品都是不易腐烂、高度加工、预先包装好的食品,这些食物不但分量大而且美味可口。当今快节奏的生活方式促进了人们对这类食品的需求,更加值得注意的是,儿童也是这类食品的重要消费者[4]。

除热量摄入增加以外,饮食结构也有一定影响,脂肪比糖类更易引起脂肪积聚。胎儿期母体营养不良或低出生体重儿在成年期容易发生肥胖症。此外,多种内分泌干扰物对肥胖有促进作用,包括双酚A、邻苯二甲酸、二噁英类似物及多氯联苯等,其机制与类雌激素样作用有关,可能通过扰乱内源性激素调节而起作用。

除此之外,在过去的几十年里,人们的体力活动水平也急剧下降。人们久坐行为的时间越来越长,如看电视、上网和玩电子游戏。技术的进步使许多工作变得更有效率,但最终减少了热量的消耗(如使用遥控器、网络购物等)[5]。有研究发现,工作时间过长会导致睡眠时间减少,并导致肥胖。香港的一个4 700多名受试者的横断面观察性研究显示,约有49%的男性和51%的女性受试者的工作时间增加和睡眠时间减少与BMI的增加明显相关[6]。睡眠不足会导致激素失衡(糖耐量受损、夜间皮质醇增加),影响认知功能,从而导致肥胖。一项招募了100多名美国初级保健部门患者的前瞻性研究发现,睡眠不足和BMI升高之间存在线性关系[7-8]。总之,全球范围内的多项研究都证实了睡眠时间和肥胖之间的负相关关系。

其他影响肥胖的因素还有经济状况、环境温度、种族、年龄、妊娠、戒烟、感染等。

（三）疾病和药物因素

一些疾病和肥胖之间的联系已得到公认。例如,库欣病、甲状腺功能减退等疾病就会导致患者肥胖。引发胰岛素抵抗的多囊卵巢综合征也导致患者肥胖;一些药物也会导致体重快速增加,这些药物包括类固醇和抗抑郁药。一篇研究不同药物对体重影响的报告指出,抗精神病药物(包括锂盐、氯氮平、喹硫平和氟哌啶醇)对体重增加的影响比其他药物更大[9]。30%~90%的服用氯氮平的患者体重会增加,多达 1/3 的患者服用奥氮平会增加>5%的体重。此外,许多抗抑郁药包括三环类抗抑郁药(如阿米替林、去甲替林、苯乙肼)和一些五羟色胺再摄取抑制剂类药物(如西酞普兰)与体重增加皆有明显的相关性。降糖药物包括胰岛素、磺酰脲类药物和噻唑烷二酮类药物,以及一些抗高血压药物,如可乐定和阿替洛尔,也会导致体重显著增加。

二、肥胖症病理生理特征

（一）脂肪组织生理特性

脂肪组织由大量脂肪细胞聚集而成,并被少量疏松结缔组织分隔成小叶。正常男性和女性中,脂肪分别占体重的 10%~20% 和 20%~30%,广泛分布于全身各部位,包括皮下、胸腹浆膜下、肠系膜、网膜、腹膜后等处,起到保护机体、机械支持和储存能量的作用。

脂肪细胞的主要功能是合成、储存和运转甘油三酯。在神经内分泌的调节下,甘油三酯的合成和分解代谢参与了糖脂代谢及体内能量平衡的调节。甘油三酯以游离脂肪酸形式释放到血液中来为其他组织提供能量。脂肪细胞对甘油三酯是储存还是释放取决于机体营养与代谢的需要。根据脂肪细胞的结构和功能,脂肪组织可分为两种类型:白色脂肪组织(white adipose tissue,WAT)和棕色脂肪组织(brown adipose tissue, BAT)。白色脂肪组织由血小板源生长因子-α(platelet-derived growth factor-α, PDGFR-α)祖细胞分化而来,呈黄色或白色,可将人体内多余的能量以甘油三酯的形式储存,它由大量单泡脂肪细胞集聚而成,主要分布在皮下组织、网膜和肠系膜等处,是体内最大的"能源库",同时它也是一高度整合的内分泌器官,参与调节多种代谢过程;棕色脂肪组织由肌源性的生肌因子 5(Myogenic factor 5[+], Myf5[+])阳性前体细胞分化而来,呈棕色,可将化学能转化为热能,促进能量支出,主要分布在新生儿腋下和肩胛间区。其特点是组织中有丰富的毛细血管,脂肪细胞内散在许多小脂滴,线粒体大而丰富,持续高表达解偶联蛋白-1(uncoupling protein-1, UCP-1),这种脂肪细胞又称为多泡脂肪细胞。此外有研究发现,皮下白色脂肪组织中存在一种特殊类型的脂肪细胞,称为米色脂肪。米色脂肪组织在发育上与白色脂肪组织来源相同,但其形态和功能类似于棕色脂肪,不过只在过氧化物酶体增殖物激活受体(peroxisome proliferator-activated recep-tor, PPARγ)和β-肾上腺素受体激动剂的诱导下才会上调表达解偶联蛋白1。米色脂肪具有白色脂肪和棕色脂肪的功能,并能在两者之间转换,很可能在治疗肥胖、糖尿病等代谢性疾病方面有良好的应用前景。

(二)肥胖症脂肪细胞病理特点

1. 脂肪细胞的数目和体积

肥胖症患者脂肪细胞的特点包括数量增多(增生型)、体积增大(肥大型)或数量增多伴体积增大(增生肥大型)。脂肪细胞数目增多的原因,除了遗传外还有儿童期过多能量的摄入,年龄越小脂肪细胞的数目越容易增多,其中胎儿期、5~7岁脂肪重聚期、青春期是3个关键时期,而胎儿期与母亲营养过剩及胎儿宫内发育迟缓皆有关。成年以后则主要与饮食失调、活动不足等不良生活方式有关,多为原有脂肪细胞的增大。肥胖一旦形成,不论脂肪细胞有多少,维持低体重的成功率都比较低。增生型肥胖较肥大型肥胖尤为难治,特别是那些在母体内及刚出生时就已超重的婴儿。当肥胖发生和发展时,随着体脂积聚,脂肪细胞含脂量渐增,其体积也明显扩大。以皮下脂肪为例,每一细胞的平均含脂量可由原来的 0.6 μg 增至 0.91~1.36 μg,其平均直径则由原来的 67~98 μm 增至 127~134 μm。尤其当肥胖的发生与发展过程缓慢而持续时,可产生更为肥大的脂肪细胞,而且通过脂肪组织的毛细血管内皮细胞表面还可含更多高活性的清除因子脂酶。无论是脂肪细胞体积的扩大或脂肪细胞数目的增多,或者是两者兼有,其结果都是机体脂肪组织的扩增。特别是婴儿期和青春发育期肥胖并持续到成年的成年肥胖者,往往是脂肪细胞的肥大和增生同时并存。由上可见,从胎儿时期开始,直至一生中各个有生理性增加体脂的阶段,及早采取措施预防肥胖至关紧要。

2. 脂肪的分布

肥胖患者脂肪分布存在性别差异。男性型脂肪主要分布在内脏和上腹部皮下,称为腹型肥胖或向心性肥胖。女性型脂肪主要分布于下腹部、臀部和股部皮下,称为周围型肥胖,更年期后则脂肪分布与男性相似。向心性肥胖患者发生代谢综合征的危险性较大,而周围型肥胖患者减肥更为困难。

3. 体重调定点上调

长期高热量、高脂肪饮食所导致的体重增加,即使恢复正常饮食,也不能恢复到原体重。体重反弹已成为肥胖症治疗的瓶颈。对于该现象,目前多用体重调定点或脂肪稳态来解释,即机体存在主动调节体重或脂肪量,维持体重相对稳定的现象。持续超重可引起体重调定点不可逆升高,即调定点上调。可逆性体重增加是脂肪细胞增大的结果,当引起体重增加的原因去除后,脂肪细胞缩小,体重恢复。不可逆性体重增加是脂肪细胞数目增加与体积增大的结果,体重恢复困难。

4. 脂肪因子

如前所述,脂肪细胞可能产生 50 多个活性物质。肥胖患者除脂肪细胞数量增多外,还伴有脂肪组织炎症反应如吞噬细胞和其他免疫细胞浸润,脂肪因子分泌增多,出现胰岛素抵抗和低度的系统炎症[C 反应蛋白(C-reactive protein, CRP)、白细胞介素-6(interleukin-6, IL-6)、肿瘤坏死因子-α(tumour necrosis factor-α, TNF-α)等因子轻度升高]。

三、肥胖对健康的危害

目前,临床研究已经证实超重和肥胖对人体的影响是多方面的,肥胖发病率增加的同时,其他相关的疾病也随之发生,包括糖尿病、心血管疾病、高脂血症、癌症、非酒精性脂肪性肝病、肺部疾病、多囊卵巢综合征和骨关节炎等(图2-1)。肥胖不仅对身体健康有重大影响,而且极大地影响患者心理,与自卑、抑郁症、抑郁增加和生活质量变差有关。相反,这些疾病的发病率和死亡率的增加的主要原因就是肥胖,社会负担日益加重。有研究发现,肥胖与总死亡率

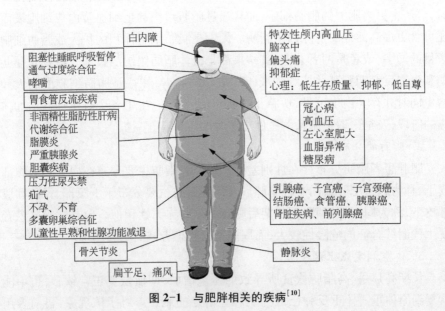

图 2-1　与肥胖相关的疾病[10]

增加有关,BMI 在 25 kg/m^2 以上每增加 5 kg/m^2,总死亡率增加约 30%;心血管疾病死亡率增加 40%;糖尿病、肾脏和肝脏的死亡率增加 60%~120%。BMI 在 30~35 kg/m^2 时,中位生存期减少 2~4 年,BMI 在 40~45 kg/m^2 时,中位生存期减少 8~10 年[9]。

(一) 肥胖症相关的代谢综合征及心血管疾病

肥胖对人体的影响涉及多个系统,其中最为严重的是心血管系统。肥胖是血脂紊乱、高血压、动脉粥样硬化等心血管疾病的独立危险因素,肥胖者心血管疾病的发生率较正常人明显升高。根据《中国心血管健康与疾病报告 2019》的数据显示,我国心血管疾病现患人数 3.30 亿,患病率和死亡率逐年上升。与其他国家不同,我国心血管疾病导致的死亡率处于第一位,高于肿瘤和其他疾病,占总人口死亡病因的 44% 以上。心血管疾病负担的日益加重,已经成为我国公共卫生的严重问题。

在导致心血管疾病持续升高的危险因素中,肥胖排在第一位。多项研究表明,肥胖可能通过多种疾病机制引起心血管疾病,如动脉粥样硬化、亚临床炎症、血管内皮功能障碍、血栓形成、交感神经张力增强以及阻塞性睡眠呼吸暂停等,此外,肥胖还可以通过血脂异常、高血压和糖尿病导致动脉粥样硬化,从而引起冠心病。脂肪在特殊部位的堆积(如内脏、心外膜、腹部等)可能是导致动脉粥样硬化的主要原因[11]。

肥胖与胰岛素抵抗风险增加相关。稳态模型评估胰岛素抵抗指数(homeostasis model assessment index of insulin resistance, HOMA-IR)与内脏脂肪量、总脂肪量、BMI 和腰围密切相关,下肢脂肪与 HOMA-IR 无关[12]。脂肪组织通过调节非酯化脂肪酸、甘油、促炎细胞因子、免疫系统细胞(巨噬细胞、淋巴细胞)和激素(如瘦素和脂联素)的表达水平来控制代谢,肥胖患者体内这些分子量的增加,通过多种途径影响胰岛素敏感性,最终所有病理生理变化的结果是肝脏和肌肉胰岛素抵抗的发展,表现为肝脏葡萄糖输出抑制和肌肉葡萄糖摄取减少[13]。

肥胖与 2 型糖尿病的发展密切相关。肝脏、肌肉和脂肪组织中的胰岛素抵抗需要增加胰岛 β 细胞提供的胰岛素来维持正常的血糖。健康的胰岛 β 细胞可以改善其自身的功能和质量,以满足日益增长的需求。然而,遗传和环境因素可能导致胰岛 β 细胞功能障碍。某些胰岛 β 细胞关键基因突变或单核苷酸多态性可直接影响细胞功能和存活。易感基因的胰岛 β 细胞无法满足长期热量摄入增多和体力活动减少导致的高胰岛素需求,从而导致高血糖或者高血糖合并高脂血(糖脂毒性),加速胰岛 β 细胞死亡,减少胰岛素分泌,加重高血糖。与正常体重的健康个体相比，肥胖者患 2 型糖尿病的概率增大，肥胖是导致 2 型糖尿病流行的原因之一[14]。在代谢不健康且肥胖者人群中，2 型糖尿病发生的校正相对危险度为 8.93，代谢健康型肥胖者人群中的校正相对危险度为 4.03。这表明，即使是健康的肥胖也不是无害的。此外，肥胖的发病年龄也很重要。儿童期肥胖患者 45 年后糖化血红蛋白（glycosylated hemoglobin，HbA1c）的风险约为普通人的 24 倍，这一风险在青年期肥胖（16 倍）和中年期肥胖者（2.99 倍）中较低。

肥胖与血脂异常有关。其特征是血浆甘油三酯和载脂蛋白 B 升高，高密度脂蛋白胆固醇（high-density lipoprotein-cholesterol，HDL-Ch）降低。具有脂解活性的内脏脂肪的积累，加上胰岛素抵抗的发展，导致门静脉中游离脂肪酸的含量显著增加，随后在肝脏中高甘油三酯的合成增加。鉴于血脂异常和动脉粥样硬化发生之间的高度相关性，肥胖介导的脂质谱变化显著增加了心血管疾病死亡率（图 2-2）。

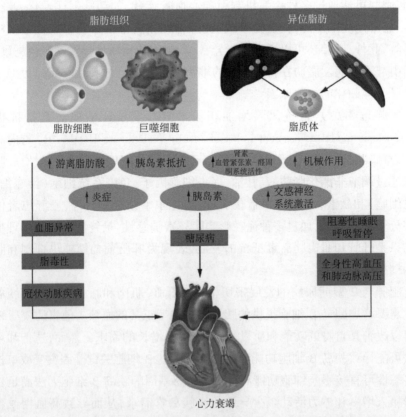

图 2-2　过多脂肪导致肥胖相关的心力衰竭和其他病症的病理生理机制[15]

血浆游离脂肪酸和细胞因子增加、非脂肪组织细胞内脂质和异位脂肪组织储存库可导致全身炎症、胰岛素抵抗和交感神经系统过度活跃。过多脂肪可导致 2 型糖尿病、非酒精性脂肪性肝病、血脂异常、高血压和骨关节炎。这些病理生理机制和相关疾病的级联反应是肥胖相关心力衰竭的主要原因。

肥胖促进血压升高。BMI 大于 30 kg/m² 的个体患高血压的风险较常人增加 9 倍,肥胖相关高血压的病理生理机制涉及多种机制[16]。首先,肥胖者由于容积过载而改变了血流动力学,导致心输出量增加、外周阻力增加和压力过载。其次,由于食物摄入增加而产生的高盐摄入会破坏体内钠平衡,从而导致高血压。再次,较高的钠重吸收结合肾血流量升高和肾小球滤过增加,使肾脏结构改变和功能障碍,从而导致血压升高。最后,激素变化(高醛固酮增多症、高胰岛素血症和高瘦素血症)导致肾素-血管紧张素-醛固酮系统的激活、交感神经系统的紧张和副交感神经活动的减少[16]。另外,内皮功能障碍合并血管硬化、氧化应激增加和慢性炎症导致血管损伤。所有这些激素和血管的变化导致了血压的升高。

肥胖与胰岛素抵抗、血脂异常、高血压、高血糖和糖尿病有因果关系。这些都使肥胖者中心血管事件的风险增高,特别是心肌梗死、心力衰竭和脑卒中。肥胖代谢紊乱的结果(如高血压、血脂异常、糖尿病)导致44%的冠心病和69%的脑卒中发病率。其中,高血压可能起着最重要的作用,占冠心病和脑卒中额外风险的31%和65%。即使是代谢健康型肥胖个体发生心血管疾病的相对风险也是正常体重的健康人群的 2 倍。此外,在儿童期超重或肥胖的成年人患肥胖症的风险要高得多[17]。总之,早发、长病程和过度肥胖会加重心血管疾病的风险,从而导致心血管相关的死亡率增高。

(二)与肥胖相关的其他并发症和合并症

1. 多囊卵巢综合征

肥胖与多囊卵巢综合征(polycystic ovarian syndrome,PCOS)之间的关系已被证实。在美国,被诊断为多囊卵巢综合征的女性中,肥胖者占比高达80%[18]。多囊卵巢综合征的特点是雄激素分泌增加,影响下丘脑-垂体-卵巢轴,并可能降低生育能力。肥胖是多囊卵巢综合征病理生理级联的一个因素,通过胰岛素抵抗和高雄激素血症两个主要途径来影响机体。同时,因为多囊卵巢综合征患者内脏脂肪增加,肥胖也可以认为是多囊卵巢综合征的并发症。高胰岛素血症和胰岛素抵抗表明性激素结合球蛋白(sex hormone-binding globulin,SHBG)水平降低,导致多囊卵巢综合征中游离雄激素水平升高。胰岛素水平的升高是该病发展的一个关键因素,并已证明其会改变卵巢雄激素合成的稳定性。二甲双胍在多囊卵巢综合征治疗中的应用进一步证实了这种相关性。二甲双胍不但可以改善胰岛素抵抗，也同时改善多囊卵巢综合征的高雄激素血症。高胰岛素水平也刺激下丘脑-垂体-肾上腺（hypothalamic-pituitary-adrenal, HPA）轴，导致肾上腺雄激素分泌增多。45%的女性阴部早熟会在晚年发展成多囊卵巢综合征。解释多囊卵巢综合征和肥胖患者高雄激素血症的第三种途径是高瘦素血症，它导致可溶性瘦素受体的产生减少，随后雄激素水平升高。有效的减肥措施可以改善月经的规律性，超过35%的女性在体重下降5%以上后恢复了生育能力或正常的月经周期。但是，高雄激素与肥胖的关系需要进一步研究。

2. 阻塞性睡眠呼吸暂停

阻塞性睡眠呼吸暂停（obstructive sleep apnea, OSA）在肥胖患者中患病率较高，通常伴有多种合并症，如高血压、2型糖尿病、血脂异常、非酒精性脂肪性肝病、充血性心力衰竭和房颤[19]。肥胖人群阻塞性睡眠呼吸暂停的患病率几乎是正常人群的两倍。肥胖人群阻塞性睡眠呼吸暂停的诱发因素为脂肪沉积在上呼吸道、胸壁和躯干周围，导致肺功能残气量下降和呼吸暂停。低氧指数和肥胖指标之间的直接相关性进一步证明了这一点。此外，持续气道正压治疗阻塞性睡眠呼吸暂停可改善内脏肥胖，提示了阻塞性睡眠呼吸暂停在肥胖发病机制中的作用。生理条件下，上呼吸道的弥散性由咽内的临界闭合压力决定，这种压力由机械因素和神经因素之间的平衡来维持，因此在快速动眼期，腔内压力下降时，会引起神经肌肉冲动，也称为负压反射，使肌肉扩张并恢复通畅。在阻塞性睡眠呼吸暂停患者中这种平衡被破坏，可能是由于颈部肥胖引起的解剖学改变而导致机械效应增加，也可能是神经肌肉信号的缺陷，或者是这两种因素的联合作用。此外，肥胖会增加软腭长度，而软腭长度与阻塞性睡眠呼吸暂停的严重程度有关。另一种与肥胖有关的阻塞性睡眠呼吸暂停病理生理学机制是打鼾，与打鼾有关的振动引起的炎症过程会导致周围神经受损，尤其是那些负责减压反射的神经。研究表明，通过改变生活方式减轻体重可以改善与阻塞性睡眠呼吸暂停相关的症状。

3. 癌症

肥胖是许多癌症的已知风险因素，包括胰腺癌、肝癌、结直肠癌、绝经后乳腺癌、食管癌、子宫内膜癌和肾癌。每5种癌症中就有1种与肥胖有关。已有证据表明，BMI的增加与癌症风险的增加相关，BMI大于40 kg/m^{2}的患者发病率高达70%。与正常体重人群相比，肥胖男性的癌症死亡率高出52%，肥胖女性的癌症死亡率高出62%。此外，减肥手术后体重减轻与癌症风险降低有关，这表明健康的体重对于癌症的预防是非常重要的。癌症和肥胖之间的一些联系机制被逐渐发现，病因包括胰岛素抵抗升高、胰岛素样生长因子-1水平升高、肥胖引起的轻度慢性炎症、脂肪细胞源性因子失调和性激素改变。尽管低脂联素血症与胰岛素抵抗有关，但在2型糖尿病、癌症和动脉粥样硬化中，脂联素已被证明能提高胰岛素敏感性，并具有抗增殖作用，使其成为癌症潜在的诊断工具和治疗选择。人体中高水平的细胞因子如IL-6和TNF-α，可以导致肝脏炎症，从而从进一步激活Janus激酶信号转换器和转录通路激活器，包括信号传导及转录激活因子3（signal transducer and activator of transcription 3，STAT3）。肥胖和癌症的联系机制目前还有待进一步的研究。

总之，肥胖与身体功能受损有关，可以加重或者加速多达百数种的疾病症状，并且与多种疾病的发病率和死亡率及过早死亡有关[10]。

第二节　肥胖症防治

一、肥胖症的治疗方法

肥胖治疗的主要环节是减少热量摄取以及增加热量消耗。不同人群的肥胖类型和饮食结构有所不同，因此，制定个体化的减肥目标极为重要，强调以饮食、运动等行为治疗为主的综合治疗，必要时辅以药物或外科手术治疗。针对继发性肥胖症，则需要对病因进行治疗，其相应的各种并发症也应该给予积极处理。肥胖的治疗方法应与超重的严重程度、并存的慢性疾病和功能障碍相一致。制定关于肥胖的治疗指南可评估个别肥胖患者的健康风险和治疗方案。针对肥胖的主要治疗方法包括：生活方式干预、药物治疗和外科手术治疗。

肥胖患者通常依据肥胖程度以及是否有合并症采用个性化治疗方案（表2-1）。

表2-1　不同肥胖症患者的治疗方案汇总表

BMI（kg/m²）＼是否有合并症	没有	有
超重（25~29.9）	营养治疗 体力活动和体育运动	营养治疗 体力活动和体育运动 行为疗法

（续表）

BMI（kg/m²）	是否有合并症 没有	有
轻度肥胖（30~34.9）	营养治疗 体力活动和体育运动 行为疗法、药物治疗	营养治疗 体力活动和体育运动 行为疗法、药物治疗
中度肥胖（35~39.9）	药物治疗 外科手术治疗（前提：药物治疗失败）	药物治疗 外科手术治疗（前提：药物治疗失败）
重度肥胖（≥40）	外科手术治疗（前提：营养治疗、药物治疗失败）	外科手术治疗（前提：营养治疗、药物治疗失败）

注：表中对肥胖分型的 BMI 数值参考 WHO 的分型标准。

（1）没有合并症，只是单纯性肥胖，其具体治疗方案有以下几种。

1）BMI 为 25~29.9 kg/m² 的超重患者，采用常规营养治疗，在此基础上结合体力活动和体育运动进行干预即可，无须特殊治疗。

2）BMI 为 30~34.9 kg/m² 的轻度肥胖患者，常规的营养治疗结合体力活动和体育运动干预已经不能达到有效减体重的目的，因此还需要在专业人员的指导和监督下进行行为疗法，包括设定目标、心理健康评估、认知教育和纠正、自我约束和管理，记录每日饮食、睡眠时间、运动频率和 BMI 等，以纠正不良生活习惯，如作息不规律、暴饮暴食、情绪化严重等，以及改善心理状态，如激动、易怒、暴躁、抑郁等。

3）BMI 为 35~39.9 kg/m² 的中度肥胖患者，应该采用药物治疗，如果符合手术指征，可考虑采取外科手术治疗。

4）BMI≥40 kg/m² 的重度肥胖患者，首选的治疗方法为外科手术治疗。

（2）有合并症，则需要在有效治疗肥胖的基础上，辅以行为疗法等其他治疗手段，以提高肥胖患者生活质量为标准，对合并症进行相应的治疗。例如，肥胖症合并 2 型糖尿病，这是肥胖症最常见的合并症，可采用二甲双胍、α-葡萄糖苷酶抑制剂、胰高血糖素样肽-1（glucagon-like peptide-1, GLP-1）受体激动剂等进行治疗；肥胖合并多囊卵巢综合征患者的治疗主要以生活方式干预为主，有研究发现二甲双胍也可能成为多囊卵巢综合征的治疗药物之一；肥胖合并非酒精性脂肪性肝病的治疗以生活方式干预为基础，辅以药物治疗和外科手术治疗等。

肥胖既是一种慢性疾病，又是一种可有效防控的疾病。当前，针对肥胖症的主要治疗方法为生活方式干预、药物治疗和外科手术治疗。对大多数肥胖患者而言,生活方式干预的方法往往难以长期维持,而极端的减重方式在带来短期减重效果的同时,却因患者不能长期坚持,并有反弹的风险而形成恶性循环。因此,针对肥胖的治疗应在专业人员的指导和监督下,从整体生活方式入手[20],按照医学减重规范流程(图2-3),多角度评估肥胖患者的情况后,制订全方位的减重计划。目前我国将生活方式干预作为肥胖治疗的一线手段,是肥胖治疗的基石;药物治疗和外科手术治疗作为生活方式干预效果不佳时的另外一种治疗选择,是肥胖治疗的重要辅助手段。然而值得注意的是,在我国,肥胖症的药物治疗较为保守,可选择的药物也很少;并且,虽然外科手术治疗是重度肥胖患者的首选治疗方法,能有效持续减重、改善并发症和提高生活质量,但是由于国内技术和经济等方面的限制,其应用尚存在诸多障碍。

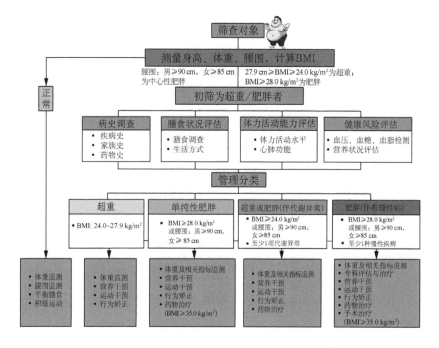

图 2-3　超重/肥胖成年人规范化诊疗流程图[21]

(一) 生活方式干预

体重管理的首选是改变饮食行为和体力活动的生活方式干预,因为其成本较低,发生并发症的风险最小。超重或肥胖患者的治疗目标主要是通过实现和保持适度的体重减轻来改善健康状况,提高生活质量。低强度体力活动(light-intensity physical activity, LPA)的生活方式是预防低风险患者或选择不参加高强度项目患者控制体重的另外一种选择。

1. 营养治疗

营养治疗是肥胖的最基本治疗方法,对于轻度和中度肥胖能取得一定疗效。营养治疗主要是限制患者摄入的热量,使摄入热量小于消耗。营养治疗的关键是限制糖和脂肪的摄入量,同时供给充足的营养素,如必需氨基酸、维生素、矿物质等。尤其应注意供给足量的蛋白质,以减少减重造成的蛋白质丢失而引发机体代谢紊乱。

营养治疗首先需要确定合适的热量摄入,不同体型和体力活动强度对能量的摄入要求都有所不同,每日所需总热量=理想体重(kg)×每千克体重所需热量(kcal/kg),针对不同体型人群,在不同活动强度下的能量需求如表 2-2 所示。

表 2-2　成人每日热量供给量表(kcal/kg)

体型	卧床	轻体力劳动	中体力劳动	重体力劳动
消瘦	20~25	35	40	40~45
正常	15~20	30	35	40
超重或肥胖	15	20~25	30	35

营养治疗其次需要确定适当的营养素分配比例,其分配原则是:蛋白质占总热量的 15%~20%,糖占 50%~55%,脂肪占比<30%。其中,蛋白质应以优质蛋白为主(≥50%),如蛋、奶、肉、鱼及大豆蛋白质;摄入足够的新鲜蔬菜(400~500 g/d)和水果(100~200 g/d);避免油煎食品、方便食品、快餐、巧克力和零食等。同时,适当增加膳食纤维、非吸收食物及无热量液体的摄入可增加饱腹感,让营养治疗达到事半功倍的效果。

常用的减重饮食主要包括限制热量平衡饮食(calorie restrict diet, CRD)、低热量饮食(low calorie diet, LCD)、极低热量饮食(very-low calorie diet, VLCD)、高蛋白质饮食(high protein diet, HPD)及轻断食饮食(intermittent fasting diet)等。

限制热量平衡饮食在限制能量摄入的同时保证基本营养的需求,应具有合理的营养素分配比例,包括 3 种方法:①在目标摄入量基础上摄入的热量按一定比例递减(减少 30%~50%);②在目标摄入量基础上每日减少 500 kcal 热量摄入;③每日热量供给 1 000~1 500 kcal。此方法适用于所有需要进行体重控制的肥胖患者。

低热量饮食也称作限制热量饮食,在满足蛋白质、维生素、矿物质、膳食纤维和水摄入的基础上,适量减少脂肪和糖的摄取,成人每日摄入热量不低于1 000 kcal。

极低热量饮食指每日摄入 400~800 kcal 热量,主要来自蛋白质,要严格限制脂肪和糖的摄入。此方法不适合妊娠期和哺乳期妇女以及生长发育期的青少年。

高蛋白质饮食指每日蛋白质摄入量为 1.5~2.0 g/kg,占总热量的 20%~30%或 1.5~2.0 g/kg。此方法有助于改善单纯性肥胖伴血脂异常者,适用于单纯性肥胖患者。

轻断食饮食也称间歇式断食,有几种方法,主要包括间歇式断食 16:8 和间歇式断食 5:2。间歇式断食 16:8 是指一种有时间限制的饮食方式,人们在一天中的 8 h 时间窗内进食,并在剩下的 16 h 内禁食。间歇式断食 5:2 包括每周 5 天的正常饮食,不限制能量摄入;以及 2 天的禁食,在这两天内总能量摄入控制在能量约为 500 kcal。此方法适用于伴有糖尿病、高脂血症、高血压的肥胖患者,但不适用于存在低血糖风险、低血压和体质弱的患者,长期使用可能导致营养不良或酮症酸中毒。Conley M 等比较了 5:2 饮食(2 个非连续天禁食,总能量摄入量控制在约为 600 kcal;另外 5 天的不限能量摄入)和能量减少饮食的差异,他们发现经过 6 个月的干预,两组患者的体重减轻幅度相似[5.3 kg(5:2 饮食组)和 5.5 kg(对照组)],但无显著差异[22]。另外,有一项随机对照试验比较了隔日断食和每日能量限制对肥胖者体重的影响,发现在第 6 个月(隔日禁食减重 6.8%,能量限制减重 6.8%)和第 12 个月(隔日禁食减重 6.0%,能量限制减重 5.3%)时,体重减轻相差不大[23]。在一项系统回顾分析中,比较了间歇性断食和持续能量限制对体重减轻和心脏代谢的影响,包括 11 个试验,持续时间为 8~24 周,两个干预组之间的体重减轻相似。间歇性断食与持续能量限制相比,会导致类似的体重减轻和心脏代谢参数的改善[24]。综上所述,间歇性断食需要通过能量限制来减轻体重,而不能把禁食作为一个独立的干预措施。

除了减肥外,断食对代谢调节或心血管健康有特定影响,但是在体重偏瘦的人群中,每日能量限制以及在有能量限制的情况下或没有能量限制的隔日断食,对餐后心脏代谢健康指数、肠道激素或皮下脂肪组织基因表达等无显著性影响[25]。一项纳入了 11 名超重、早期限制进食(早上 8 点到下午 2 点进食)参与者的小型研究发现,断食对糖代谢和基因表达有急性影响,与对照组相比,断食 12 h 后(早上 8 点到晚上 8 点进食),血糖水平和血糖波动减少,胆固醇和应激反应的表达水平以及自噬基因微管相关蛋白 1 轻链 3α(microtube-associated protein 1 light chain 3α, LC3A)的表达水平在早餐前增加,而到晚上则下降[26]。Sutton 等在糖尿病前期患者中发现,早期限制饮食对心脏代谢(胰岛素敏感性、血压、氧化应激和食欲)的影响与体重减轻无关[27]。另外一项由 17 名正常体重的参与者进行的随机对照试验,比较了不吃早餐和晚餐对代谢的影响,与一日三餐的对照组相比,不吃早餐或晚餐会增加能量消耗、脂肪氧化及患 2 型糖尿病的风险[20]。

2. 体力活动和体育运动

体力活动和体育运动的行为疗法是生活方式干预的核心,需要针对不同年龄阶段的人群采取不同的运动方法,它为患者提供了采用饮食和活动的建议,其中最重要的是定期记录食物摄入量、体力活动和体重。肥胖患者可以通过智能手机应用程序、活动计数器及与手机连接的体重秤来进行记录。肥胖患者每周由一名训练有素的医生检查他们的减重进展,提供鼓励、目标和解决方法的指导。

值得注意的是,初级保健从业者经常提供饮食和活动调整的建议,但通常不能提供高强度的行为咨询。此外,尽管医生在肥胖管理的第一线发挥了作用,但他们在营养和体力活动咨询方面接受的培训却很少。因此,仅仅通过鼓励使用智能手机的应用程序进行监督和记录,就期望能够达到最大限度的减重效果,其结果可能不尽如人意。因此,建议肥胖患者接受高强度的社区干预是一个重要的选择。通过电话咨询提供的生活方式干预与现场咨询大致相同,从而鼓励体重管理呼叫中心的发展;并且可以使用网络干预,包括个性化的生活方式干预反馈,但其减肥效果通常只能达到面对面咨询减肥效果的一半左右。尽管如此,网络干预的优势却是显而易见的,比现场咨询具有更大的覆盖范围、更加便利及花费更低的成本。

在患者通过网站完成生活方式干预后,体重反弹是很常见的,体重反弹是让医生和患者非常头疼的一个问题。预防体重反弹最有效的方法是每两周或每月进行一次面对面咨询或者电话咨询,对体重管理进行监督和反馈。不过,值得注意的是,虽然进行长期的行为咨询是有效的,但却常常因为患者难以坚持等导致其并不具有普遍性。此外,当这种方法不能达到更好的减重效果时,会大大打击患者的积极性,患者也很难再次进行减肥咨询。

饮食和体力活动的自我监测为体重管理提供了一种有效的行为干预措施改变技术,是进行肥胖治疗的核心组成部分。目前的研究已经证明,饮食自我

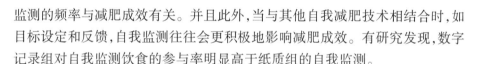

监测的频率与减肥成效有关。并且此外,当与其他自我减肥技术相结合时,如目标设定和反馈,自我监测往往会更积极地影响减肥成效。有研究发现,数字记录组对自我监测饮食的参与率明显高于纸质组的自我监测。

通过体力活动与营养治疗相结合并长期坚持下去,可以有效预防肥胖,减轻肥胖患者体重。对于肥胖患者必须进行教育并给予指导,应结合患者具体的情况采用相应的运动方式,制订个性化的运动量,并且应循序渐进,特别是对于有心血管并发症和肺功能不好的肥胖患者必须更加慎重,应该根据患者实际情况制订个体化的运动处方。

(二)药物治疗

有研究表明,药物治疗是减少热量饮食和增加体力活动的长期体重管理的重要辅助手段[28]。2021 年 7 月出台的《中国超重/肥胖医学营养治疗指南(2021)》[29]指出,建议中国人群中 BMI ≥ 28 kg/m^2 且经过 3 个月的生活方式干预仍不能减重 5%,或 BMI ≥ 24 kg/m^2 合并高血糖、高血压、血脂异常、非酒精性脂肪性肝病、负重关节疼痛、睡眠呼吸暂停综合征等肥胖相关并发症之一的患者,在生活方式干预和行为干预的基础上推荐使用药物进行减重治疗。药物治疗和生活方式干预可明显减轻体重,并可以作为辅助手段,促进维持体重的持续减轻,因此这两种方法应该联合使用。

药物治疗的适应证为:①BMI ≥ 30 kg/m^2,食欲旺盛,餐前饥饿难忍,每餐进食量较多;②BMI 在 27~29 kg/m^2,合并高血糖、高血压、血脂异常和脂肪肝;③合并负重关节疼痛;④肥胖引起呼吸困难或有阻塞性睡眠呼吸暂停。对于有上述合并症,或 BMI ≥ 28 kg/m^2 不论是否有合并症,经过 3~6 个月单纯控制饮食和增加活动量仍不能减重 5%,甚至体重仍有上升趋势者,可考虑用药物辅助治疗。下列情况不宜应用减重药物:①儿童;②孕妇、哺乳期妇女;③对该类药物有不良反应者;④正在服用其他选择性血清素再摄取抑制剂患者。

美国食品药品监督管理局(Food and Drug Administration,FDA)批准一种新的减肥药物上市时,要求至少进行 1 年的试验,以证明该药物的安全性,并且药物组和安慰剂组之间的平均减肥效果差异为 5%或 5%以上才可以上市。另外,药物组参与者减掉 5%或 5%以上基准体重的比例必须至少达到 35%,且大约是安慰剂组两倍。目前,被 FDA 批准用于长期体重管理的 5 种药物,包括3 种单一药物(奥利司他、氯卡素和利拉鲁肽)和 2 种联合药物(芬特明/托吡酯和纳曲酮/安非他酮)。

在 1 年的关键试验中,这 3 种单药疗法的作用由不同的机制介导,减重后的体重比初始体重少 5.8 ~ 8.8 kg,安慰剂组减轻的重量范围为 2.6 ~ 5.3 kg[30]。有研究表明,芬特明/托吡酯和纳曲酮/安非他酮这两种药物联合使用对神经减肥机制起叠加或协同作用。在为期 1 年的关键试验中,这些联合药物的总减重量为 6.2 ~ 10.2 kg;芬特明/托吡酯减重 8.8 kg,纳曲酮/安非他酮减重 5.0 kg[31]。芬特明是美国应用最广泛的体重管理处方药物,是一种低成本的拟交感神经胺类药物,1959 年被 FDA 批准用作短期减肥药物(≤3 个月)。

通过药物治疗实现减重通常与改善肥胖危险因素和肥胖相关慢性疾病有关,然而,减肥药物的副作用却不得不引起重视,因为一些药物可能会加快心率或降低血压。需要注意的是,除利拉鲁肽外,FDA 授权的这些可用于肥胖患者的减肥药物的心血管疾病相关结果的上市后试验尚未完成。

对于体重没有减轻至少 5% 的患者,需要在 12 ~ 16 周终止药物治疗,这样会增加那些继续接受治疗的患者获得更有临床效果的可能性[32]。通过将处方的减肥药物与同时存在的医疗或精神疾病的治疗相结合,也可以增加减重疗效。

鉴于许多原因,医生在治疗肥胖时并没有使用人们预期的减肥药物,原因如下:首先,患者经常对适度的体重减轻感到失望,患者对减肥效果的不满,加上需要支付大量费用,可能是导致减肥药物短期使用而不是长期使用的重要原因;其次,一些医生可能正在等待 FDA 授权的减肥药物心血管疾病试验的结果,似乎对药物安全性有挥之不去的担忧;再次,肥胖患者在终止药物治疗后体重反弹非常普遍,这也让患者和医生对减肥药物这类治疗方法不太信任。不过,根据 FDA 批准结果,长期使用减肥药物,对于长期的体重管理可能是必要的,就像治疗高血压、血脂异常等疾病,特别是 2 型糖尿病必须长期使用减肥药物。

(三) 外科手术治疗

2000 ~ 2010 年,重度肥胖(BMI $\geqslant$ 40 kg/m²)的患病率增加了 70%。目前,外科手术干预是治疗肥胖,特别是重度肥胖最有效的减肥手段之一。当针对肥胖治疗的所有其他干预措施都失败时,外科手术治疗是首选的治疗方法,其减肥效果最好,并且减少了与肥胖有关的慢性炎症和能量代谢障碍等疾病。虽然外科手术治疗比生活方式干预和药物干预更有效,但不可忽视的是,外科手术治疗也会有更大的潜在风险,尤其是对于儿童而言,即使满足手术治疗条件,进行外科手术治疗也是一个充满争议的做法,因为目前尚无针对儿童肥胖减肥手术的指南出台,无法估量其安全性和术后可能出现的并发症,还需要多学科、多领域共同参与，收集更多的临床数据来评估其有效性、安全性和远期疗效。

外科手术治疗的手术适应证包括：①BMI≥40 kg/m² 或 BMI≥35 kg/m² 且出现与单纯脂肪过剩相关的疾病，如 2 型糖尿病、心血管疾病、脂肪肝、脂代谢紊乱、阻塞性睡眠呼吸暂停等；②腰围男性≥90 cm，女性≥85 cm；③连续 5 年以上体重稳定增加且 BMI≥32 kg/m²；④年龄 16~65 岁；⑤经非外科手术治疗疗效不佳或不能耐受者；⑥无酒精或药物依赖性，无严重的精神障碍、智力障碍；⑦充分知情同意，能积极配合术后随访。对于有上述适应证的①~③中的任何一项，并且同时具备④~⑦的肥胖患者，可考虑行外科手术治疗。

外科手术治疗显著降低重度肥胖患者的心血管死亡率和全因死亡率。然而，外科手术治疗会引起营养不良、贫血、消化道狭窄等不良反应，因此需要严格把握手术适应证。其中，胃转流手术和垂直袖状胃切除术是减肥手术的黄金标准，是迄今对重度肥胖患者最有效的长期治疗方法，能大幅度减轻体重，其主要原因是通过增加饱腹感有效改善代谢，至于其具体机制正在研究中，也是今后的重点研究内容。已有的研究发现，外科手术治疗能有效减重的，可能的机制包括改变味觉、食物偏好、胃袋排空率、迷走神经信号、胃肠道激素活性、循环胆汁酸和肠道微生物群的变化。目前，外科手术治疗在国内的应用存在诸多障碍，其原因主要包括最初的手术费用高，术后 1 年内的医学管理和跟踪随访难度大，并且有短期或长期并发症的风险，以及 5%~20% 的患者体重反弹。

二、肥胖症的预防

肥胖的发生与个体、社会和环境等多方面因素都有关系，与其高发病率形成鲜明对比的是其治疗与防治没有得到足够重视。目前，只有小部分的肥胖患者接受了上述三类治疗，而大多数的肥胖患者却仍然没有得到应有的治疗。中国针对肥胖的防治工作面临着诸多挑战，首先，现有医疗保健针对肥胖患者需要进行长期管理的认识不充分；其次，专业医生针对营养和肥胖方面的专业知识储备不足；再次，针对肥胖患者全套治疗的报销有限；最后，针对偏远地区的肥胖患者，没有可以在当地或者通过远程治疗，以低成本的方式进行的有效并且容易获得的治疗方法。尽管减肥手术是一种有效改善肥胖的治疗选择，但此方法只适用于少数重度肥胖和极肥胖患者[33]。因此，肥胖的预防就显得尤为重要。

肥胖属于慢性、易复发、进行性疾病，其发生与遗传及环境有关，环境因素的可变性为预防肥胖提供了可能性。中国肥胖的预防工作应该纳入全人群、全方位和全生命周期。肥胖的预防原则上应遵循常规的慢性疾病的防治模式,总体上可以分为两级:①一级预防是针对易肥胖的高危人群,采用生活方式干预的方法预防超重和肥胖的发生;②二级预防是针对已经确诊为肥胖和超重的个体,评估其并发症,采用积极的生活方式干预的方法阻止体重的进一步增长,并有效预防肥胖相关并发症的发生,必要时可在医生的指导和建议下采用药物治疗进行体重管理。

　　肥胖的有效预防需要政府、家庭、学校和社区等社会结构的支持,做好关于预防肥胖的宣传教育工作,鼓励人们采取积极、健康的生活方式,尽可能使体重维持在正常范围内,早期发现有肥胖趋势的个体,并对个别高危人群进行个体化体重管理指导。针对个人而言,要达到有效预防肥胖的效果,首先,要定期进行体重的自我监测,成年后的总体重增长应控制在 5 kg 以内;其次,要合理饮食,这是体重管理的关键,摄入的食物以多样化和营养均衡为核心;最后,要通过适量的体力活动和体育运动来进行体重管理,这是预防肥胖的重要部分。坚持日常体育活动,减少久坐时间,不但可以达到有效控制体重的目的,而且还能预防包括心血管系统疾病在内的多种疾病。值得注意的是,预防肥胖应从儿童时期抓起,尤其是加强对青少年的饮食指导、体力活动和体育运动等方面的健康教育,而肥胖最好的防治措施仍然是在加强运动的同时给予饮食控制,并改变不良生活习惯。希望将来能建立一个不断增长的多国家、多学科,且接受过肥胖治疗专业培训和认证的医疗专业人员网络,克服这些挑战,帮助肥胖患者健康、成功减重,回归到正常、健康的生活中来。

(王珅,杨运杰,胡敏)

参考文献

[1] WHO. WHO Statement on Philip Morris funded Foundation for a Smoke-Free World. 2017.

[2] BARKER D J. Developmental origins of adult health and disease. J Epidemiol Community Health,2004,58(2):114-115.

[3] THAKER V V. Genetic and epigenetic causes of obesity. Adolesc Med State Art Rev, 2017,28(2):379-405.

[4] COLEMAN D L,HUMMEL K P. Effects of parabiosis of normal with genetically diabetic mice. Am J Physiol,1969,217(5):1298-1304.

[5] COHEN D A,LESSER L I. Obesity prevention at the point of purchase. Obes Rev,2016,

17(5):389-396.

[6] POSTON W S,FOREYT J P. Obesity is an environmental issue. Atherosclerosis,1999, 146(2):201-209.

[7] KO G T,CHAN J C,CHAN A W,et al. Association between sleeping hours,working hours and obesity in Hong Kong Chinese:the 'better health for better Hong Kong' health promotion campaign. Int J Obes (Lond),2007,31(2):254-260.

[8] VORONA R D,WINN M P,BABINEAU T W,et al. Overweight and obese patients in a primary care population report less sleep than patients with a normal body mass index. Arch Intern Med,2005,165(1):25-30.

[9] WHARTON S,RAIBER L,SERODIO K J,et al. Medications that cause weight gain and alternatives in Canada:a narrative review. Diabetes Metab Syndr Obes,2018,11:427-438.

[10] WHITLOCK G, LEWINGTON S, SHERLIKER P, et al. Body-mass index and cause-specific mortality in 900,000 adults:collaborative analyses of 57 prospective studies. Lancet,2009,373(9669):1083-1096.

[11] UPADHYAY J,FARR O,PERAKAKIS N,et al. Obesity as a Disease. Med Clin North Am,2018,102(1):13-33.

[12] LAVIE C J,ARENA R,ALPERT M A,et al. Management of cardiovascular diseases in patients with obesity. Nat Rev Cardiol,2018,15(1):45-56.

[13] ZHANG M,HU T,ZHANG S,et al. Associations of different adipose tissue depots with insulin resistance:a systematic review and meta-analysis of observational studies. Sci Rep, 2015,5:18495.

[14] OSBORN O, OLEFSKY J M. The cellular and signaling networks linking the immune system and metabolism in disease. Nat Med,2012,18(3):363-374.

[15] VAZQUEZ G,DUVAL S,JACOBS D R JR,et al. Comparison of body mass index,waist circumference, and waist/hip ratio in predicting incident diabetes:a meta-analysis. Epidemiol Rev,2007,29:115-128.

[16] GADDE K M, MARTIN C K, BERTHOUD H R, et al. Obesity:pathophysiology and management. J Am Coll Cardiol,2018,71(1):69-84.

[17] SUSIC D, VARAGIC J. Obesity:a perspective from hypertension. Med Clin North Am, 2017,101(1):139-157.

[18] JUONALA M,MAGNUSSEN C G,BERENSON G S,et al. Childhood adiposity,adult adiposity,and cardiovascular risk factors. N Engl J Med,2011,365(20):1876-1885.

[19] GAMBINERI A, PELUSI C, VICENNATI V, et al. Obesity and the polycystic ovary syndrome. Int J Obes Relat Metab Disord,2002,26(7):883-896.

[20] MEKARY R A, GIOVANNUCCI E, WILLETT W C, et al. Eating patterns and type 2

diabetes risk in men: breakfast omission, eating frequency, and snacking. Am J Clin Nutr, 2012,95(5):1182-1189.

[21] 中国营养学会肥胖防控分会,中国营养学会临床营养分会,中华预防医学会行为健康分会,等. 中国居民肥胖防治专家共识. 中华流行病学杂志,2022,5:609-626.

[22] CONLEY M, LE FEVRE L, HAYWOOD C, et al. Is two days of intermittent energy restriction per week a feasible weight loss approach in obese males? A randomised pilot study. Nutr Diet,2018,75(1):65-72.

[23] TREPANOWSKI J F, KROEGER C M, BARNOSKY A, et al. Effect of Alternate-Day Fasting on Weight Loss, Weight Maintenance, and Cardioprotection Among Metabolically Healthy Obese Adults: A Randomized Clinical Trial. JAMA Intern Med, 2017, 177(7): 930-938.

[24] HARRIS L, HAMILTON S, AZEVEDO L B, et al. Intermittent fasting interventions for treatment of overweight and obesity in adults: a systematic review and meta-analysis. JBI Database System Rev Implement Rep,2018,16(2):507-547.

[25] TEMPLEMAN I, SMITH H A, CHOWDHURY E, et al. A randomized controlled trial to isolate the effects of fasting and energy restriction on weight loss and metabolic health in lean adults. Sci Transl Med,2021,13(598):eabd8034.

[26] JAMSHED H, BEYL R A, DELLA MANNA D L, et al. Early time-restricted feeding improves 24-hour glucose levels and affects markers of the circadian clock, aging, and autophagy in humans. Nutrients,2019,11(6):1234.

[27] SUTTON E F, BEYL R, EARLY K S, et al. Early time-restricted feeding improves insulin sensitivity, blood pressure, and oxidative stress even without weight loss in men with prediabetes. Cell Metab,2018,27(6):1212-1221,e3.

[28] APOVIAN C M, ARONNE L J, BESSESEN D H, et al. Pharmacological management of obesity: an endocrine Society clinical practice guideline. J Clin Endocrinol Metab, 2015, 100(2):342-362.

[29] 中国医疗保健国际交流促进会营养与代谢管理分会,中国营养学会临床营养分会中华医学会,糖尿病学分会,等. 中国超重/肥胖医学营养治疗指南(2021). 中国医学前沿杂志(电子版),2021,13(11):1-55.

[30] KHERA R, MURAD M H, CHANDAR A K, et al. Association of pharmacological treatments for obesity with weight loss and adverse events: a systematic review and meta-analysis. JAMA,2016,315(22):2424-2434.

[31] GADDE K M, ALLISON D B, RYAN D H, et al. Effects of low-dose, controlled-release, phentermine plus topiramate combination on weight and associated comorbidities in overweight and obese adults (CONQUER): a randomised, placebo-controlled, phase 3 trial. Lancet,2011,377(9774):1341-1352.

[32] GARVEY W T, MECHANICK J I, BRETT E M, et al. American association of clinical endocrinologists and American college of endocrinology comprehensive clinical practice guidelines for medical care of patients with obesity. Endocr Pract, 2016, 22（Suppl 3）：1-203.

[33] AMERICAN COLLEGE OF CARDIOLOGY/AMERICAN HEART ASSOCIATION TASK FORCE ON PRACTICE GUIDELINES O E P. Expert panel report：guidelines（2013）for the management of overweight and obesity in adults. Obesity（Silver Spring）, 2014, 22 Suppl 2：S41-S410.

第三章

肥胖症基础实验研究与
临床研究设计

科学、规范、合理的研究设计是研究者获得可靠实验数据、撰写高水平论文和完成高质量科研项目的前提。开展针对肥胖症的基础或临床试验研究，研究者有必要掌握相关的实验模型和实验设计方法。本章拟介绍肥胖症的研究设计方法以及常用的动物模型。

第一节　肥胖症研究设计的基本要素

一般研究设计的核心要素包括构建研究问题、选择研究设计、选择研究对象、估计样本量、测量研究变量和数据分析等方面的内容。

一、构建研究问题

构建研究问题，顾名思义，是研究者选择一个有待解决、验证或回答的问题。研究问题通常来源于一个现实普通的问题，但需要经过凝练，将其转换为一个具体的、可研究的研究问题。例如，日常生活中我们可能观察到有些人通过运动减肥成功，而有些人通过运动减肥失败。这就可能产生一个普遍问题：运动能减肥吗？这是一个很好的研究起点，但在研究之前，我们应该将其聚焦，将研究范围缩小。通常我们会将这个普通问题拆分为几个具体要素：①什么类型的运动能减肥？②运动强度是多少才能达到最佳减肥效果？③运动多长时间才能减肥？④运动减肥的生理机制是什么？通过这样具体地拆解问题，有助于提高我们的认知水平。由此可见，提出一个好研究问题的难点在于能否将其转换为一个合理可行的研究计划。

最好的研究问题通常是来源于研究者自身的实践、前期研究及同行研究者所关注的科学问题。因此,在提出新的研究问题之前,研究者应该先全面检索和分析现有的相关文献。特别是,文献检索过程中要尽可能全面,不但要检索已公开发表的文献,也要尽量寻找一些未发表文献。在文献筛查方面,应优先选择 Meta 分析或系统评价的综合性文献,其次是高质量原创研究。如果没有 Meta 分析或系统评价文献,但是针对该问题的原始研究已经很丰富,研究者可考虑先进行 Meta 分析或系统评价。在阅读和分析文献时,不仅要关注研究结果部分,更要特别留意文献的背景和讨论部分,掌握文献中开展此项研究的基本原理、作者对结果的解释、现有研究可能存在的局限性,以及作者对未来相关研究的展望等,了解这些内容对提出新的研究问题有重要的启发作用。在全面了解该领域研究进展之后,研究者要思考是否有必要开展新的研究工作,当前科学证据是否能为提出新的研究问题提供支撑,如果回答是肯定的,那么研究者需要把最初研究问题简洁、明确地表达为具体研究目的。

二、选择研究设计

根据研究过程中有无干预因素,可将研究设计简单分为实验性研究和观察性研究。其中,观察性研究又可分成横断面研究、队列研究和病例对照研究(具体详见本章第二节内容)。在肥胖症研究过程中,研究者需要依据研究目的选择研究设计。研究目的不同,所采用研究设计也不同。例如,若想调查当前肥胖的发病率、行为特征在人群中的分布状况,则可选择横断面的现况研究。若想探讨肥胖的病因,则可选实验性研究、队列研究、病例对照研究等。若想评价某种减肥药物的疗效,则可选临床试验、队列研究和病例对照研究等。

以肥胖病因研究为例,如果没有明确的研究假说,仍处于探索阶段,通常可先从容易实施、投入少、产出快的设计开始。如果已经开展了很多相关的探索性研究,本次研究的目的是验证一个较为明确的病因假说,则应该优先选择因果论证强度高的研究设计,如随机对照试验。随机对照试验设计能有效地控制偏倚,因果时序性强,虽然实施难度较大,投入成本较高,但能很好解释变量之间的因果关系。

研究者根据理论分析确定了最佳研究设计和备选方案后,但最终实施方案又会受到伦理、资金、人力、时间和可行性等因素的影响。例如,在运动减肥人体实验研究中,选择了因果关系论证强度高的随机对照试验,但是由于伦理、可行性等实际因素限制,现实中开展的可能是非随机对照试验或观察性研究。

三、选择研究对象

大部分肥胖症研究是基于样本数据推断总体特征，此时，研究对象的选择显得十分重要。选择研究对象的一个重要原则是确保研究结果能够代表所关注总体的现象。在研究设计中，需要依据研究目的和研究对象特征来建立入选标准。对于肥胖人群而言，BMI是一个重要考虑因素。例如，本课题组开展运动联合饮食干预改善肥胖青少年自我控制的影响的研究中（详见第十一章第二节），肥胖青少年纳入标准为：①年龄范围 9～16 岁；②在同一群体（同一性别和年龄）中 BMI 值的百分位≥95%；③视力或矫正视力正常、无色盲；④无心血管或精神病史。

通常情况下，满足入选标准的研究对象很多，需要从总体中选择一个样本来开展研究，这就涉及抽样方法。抽样方法可分成概率抽样和非概率抽样两种方式。其中，概率抽样是保证样本外推性的标准，它是通过随机过程保证每个总体中每个抽样单元（个体）都有相同概率被选入样本，这为从样本观察到的现象外推到总体时的可信度提供了坚实的基础。概率抽样包括简单随机抽样、系统抽样、分层随机抽样和整群抽样等方式。概率抽样适用于大样本的观察性描述研究。然而，在肥胖临床试验研究中，从目标整体中随机选取样本几乎是不可能，也是不现实的。研究样本往往是通过满足入选标准并且容易获得的研究对象中选取，也就是方便取样，属于非概率抽样。此时，研究者就会面临一个问题，所选取样本是否充分地代表了总体特征，这就需要研究者主观判断了。

四、估算样本量

在研究者确定研究问题、研究设计和研究对象之后，就必须计算适当数量的样本量。特别是在观察性研究中，若调查样本过大，则会增加工作量和浪费人力、物力和财力，最终也不能保证高质量完成研究；若调查样本过少，则会导致抽样误差大，此时即使采用最严格的实验设计，也可能无法回答研究问题。

估算样本量的前提是明确研究目的和研究设计，其次要考虑数据分组数，比如单组、两组或多组；数据特征是独立的，还是关联的；计划采用的数据分析方法，如 t 检验、卡方检验和方差分析等。在观察性研究或临床试验研究中，样本量的估计步骤有些差别，但通常遵循以下步骤：

（1）阐述无效假设（H0）并定义备择假设（H1）是单侧还是双侧。一般情

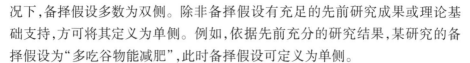

况下,备择假设多数为双侧。除非备择假设有充足的先前研究成果或理论基础支持,方可将其定义为单侧。例如,依据先前充分的研究结果,某研究的备择假设为"多吃谷物能减肥",此时备择假设可定义为单侧。

(2)依据研究变量类型(分类变量、连续型变量等),选择合适的统计方法。表3-1呈现了部分简单统计方法。

表 3-1 用于样本量估计的简单统计方法

预测变量	结局变量	
	二分类变量	连续型变量
二分类变量	卡方检验	t 检验
连续型变量	t 检验	相关分析

(3)估测总体参数或选择合理的效应量。效应量和总体参数估计通过参考先前研究文献、预实验或咨询专家完成。估计总体参数通常需要了解两总体均数或率的差值以及总体变异程度(标准差)。有时研究者很难获得总体参数,此时研究者可根据临床意义的差值来确定,如运动对肥胖伴高血压患者降压效果,可规定收缩压至少下降 5 mmHg 才有临床意义。

(4)设定 α、β。α 指 Ⅰ 型错误(即拒绝检验假设,客观上检验假设却是正确的)的概率,类似于假阳性,一般情况下,α 取值为 0.05;β 指 Ⅱ 型错误(即接受检验假设,客观上检验假设却是错误的)的概率,类似于假阴性,一般情况下,β 取值为 0.1~0.2。β 越低,统计效能(1-β)就越高,若 β 设定为 0.2,则统计效能为 0.8。

(5)使用样本量估算公式,通过查表,计算公式或统计软件(如 G-power)计算样本量。

案例

研究问题:探讨肥胖青少年与正常体重青少年的自我控制能力之间是否有差异,自我控制能力采用握手柄任务来测量。文献综述发现,以往有关自我控制能力差异比较的效应量为 0.3,属于中等效应量。那么当 α(双侧)= 0.05,β=0.2 时,需要多少样本量才能证明两组之间有差异? 计算样本量要素如下。

(1)建立假设。①无效假设:肥胖青少年与正常体重青少年的自我控制能力之间无显著性差异。②备择假设:肥胖青少年与正常体重青少年的自我控制能力之间有显著性差异。

（2）预测变量为二分类变量,结局变量为连续型变量,采用两样本 t 检验。

（3）估计效应值。依据以往文献,效应量设定为 0.3。

（4）$\alpha = 0.05$,power $= 1 - 0.2 = 0.8$。

有了这些参数后,通过查表或 G-power(图 3-1)计算出样本量为 82 人。

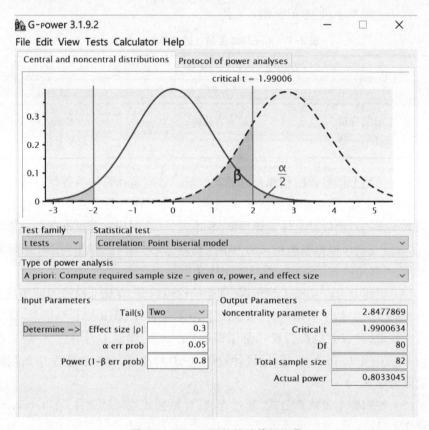

图 3-1　G-power 软件计算样本量

需说明的是,根据统计学方法估算的样本量只是研究设计的参考,并不是最终判别依据,毕竟参数设定还有很多不确定性。最终决定还需要考虑很多现实限制,如可得经费、时间限制、具备的人力和物力等资源、可行性等因素。在实际科研工作中,对样本量的确定通常是科学性和实际限制之间的平衡。

五、测量研究变量

在肥胖病因学研究中,研究变量常分为暴露变量和结局变量两大类。暴露变量包括个体暴露变量,如遗传、体质、生理、心理和行为等特征。还有环境暴露变量,如各种生物、物理、化学、社会环境和经济状况等。研究者通常采用问卷调查法、既往资料法和直接法来测量暴露变量。

结局变量测量方法可通过量表、体格检查、实验室检测、组织学检查和影像学检查等方法测量。肥胖症结局通常有明确诊断标准。例如,可划分为消瘦、正常、超重和肥胖 4 个等级,但要注意,需要采用国际通用的、标准统一的诊断方法。当然也可采用 BMI 等连续变量来获得更多信息。此外,研究者需要根据研究目的来确定测量结局的适宜时间点。若研究者关注的是某种暴露的急性效应,则需要在暴露后立即测量;若关注的是慢性效应,则需要考虑在暴露急性效应期后再测量。

临床试验中干预措施产生结局可能有很多方面,而一项临床试验不可能测量所有相关的结局,一般可分为主要结局指标和次要结局指标来测量。研究结局的选择应依据具体研究目标和研究角度来定,尽可能选择灵敏度高、特异性高的、有明确终点事件作为试验结果测量指标。除非有特殊需要,一般不采用生化检查结果等"中间结局"指标作为肥胖临床试验结果测量指标。

六、数据分析

在设计阶段,研究者应根据研究涉及的基本原理、研究目的和假说选择相应统计方法。在此基础上确定哪些是暴露变量,哪些是结局变量,哪些又是可能需要调整的混杂变量,进一步形成大致的数据分析思路。获得数据后,第一步,应核查数据的完整性和准确性,查缺补漏,发现问题并适当纠正。第二步,采用简明方式描述各变量的统计量,如平均数、标准差、中位数、四分位距、*OR* 值和 *RR* 值等。第三步,根据研究目的和变量类型,选择合适的统计方法进行统计推断、参数估计和计算相关指标。第四步,依据分析结果进行适当的解释,同时需要考虑各种可能存在的偏倚对结果的影响。偏倚除了定性判断之外,亦可进行定量分析。

选择统计分析或假设检验方法时,需要参考数据本身的一些特征,如因变量和自变量的数量;因变量和自变量的类型属于无序分类变量、有序分类变量还是连续型变量;数值变量的分布是正态还是非正态的;数据特征是独立的还是相关的;等等。但是,在分析指标的确定和结果解释上,则需要结合研究假设、研究设计、实际的病因学意义或临床、公共卫生学意义等多方面来解释。如果肥胖现状调查采用了复杂抽样设计,如分层、整群或多阶段抽样等,此时,不能沿用传统统计方法分析数据,而需要采用专门针对复杂调查数据的分析方法,正确地估计抽样误差和权重。四格表资料可进行卡方检验,但在传统的病例对照设计中应计算暴露率和 *OR* 值,而队列设计应计算结局发生率和 *RR* 值。在多变量统计分析时,研究变量进入模型和排除的标准不应完全依赖于统计学的标准,更应考虑变量的流行病学意义。

第二节　肥胖症的常用临床研究设计

临床研究是临床实践的基础,根据研究设计中有无干预因素,可以将临床研究简单地分为实验性研究(experimental research)和观察性研究(observational research)。观察性研究又称为非实验性研究、调查研究,是指在肥胖症研究中不加入任何干预因素,客观地收集信息让事件自然而然发生的过程[1]。对于观察性研究而言,又根据实验中有无对照组分为描述性研究和分析性研究,其中横断面研究属于描述性研究,其目的是了解预测因素和结局在肥胖人群中的分布情况;队列研究和病例对照研究为分析性研究,其目的是在肥胖群体中检验预测变量和结局变量中的关系[2]。实验性研究是肥胖症临床研究中的重要部分,又称为临床试验,研究者采用随机分组或非随机分组、设立对照的方式将肥胖人群分为实验组和对照组,人为给予实验组干预措施,然后对两组进行追踪观察,对结果进行比较以评价干预措施的效果。与观察性研究相比,实验性研究最大的优势是能够阐明肥胖群体中干预因素与结局之间的因果关系,是验证实验假设的最好方法。

一、肥胖症的观察性研究设计

(一) 横断面研究
横断面研究(cross-sectional study)是观察性研究的一种类型,又称为频率研究或现状研究,用来描述特定人群在某一时间点的健康或疾病状况的分布以及某因素与疾病关联的研究,属于描述性研究[3]。研究常用来描述变量及其分布特征,如近期一项针对中国肥胖人群的大规模横断面研究,调查了全国不同地区异质儿童和青少年人群中肥胖患病率的情况[4]。在整个研究过程中,采用多阶段、多层次、整群抽样的方式,设定在 2017 年 1 月至 2019 年 12 月,以 3~18 岁来自全国 11 个省市的异质儿童为样本,描述了特定人群在这个时间段内肥胖及超重的患病率,并对有可能的因素进行分析,全面地评估了中国异质儿童肥胖流行的地区差异及分布范围。

除此之外,横断面研究还可以用于观察不同变量与疾病或健康状况的相关性以及多个变量之间进行比较。例如,为了检验成年人的长时间久坐、低水平体力活动和不良的饮食习惯是否会影响人群的肥胖,Kim D 等选取了美国2013~2014 年参与国家健康和营养调查的 20~64 岁肥胖人群为样本,进行了一项多中心的横断面研究,观察腹部肥胖与久坐、体力活动和饮食等因素的相关性。结果发现,久坐与男性和女性腹部肥胖风险增加无关,但是长时间看电视、电脑与腹部肥胖患病率呈正相关[5]。然而,这种研究结果却不能说明腹部肥胖与长时间看电视、电脑之间存在因果关系,只能说明两者之间具有相关性,是因为肥胖导致人们久坐看电视、看电影,还是因为人们久坐看电影、电视才导致肥胖,在横断面研究中无法解释清楚,应该进行下一步的队列研究或实验性研究。

横断面研究最大的优点在于研究的资料大致都在相同短时间内获取,因此时效性较强、所耗时间较短、限制较少。其次,横断面研究可以观察多种因素与健康状况或疾病的相关性,所得结论具有全面、概括性强的优势,能够获得多种重要信息,通常可以作为临床研究的第一步,为之后的队列研究或者实验性研究提供方向[6]。与队列研究能够揭示疾病发病率不同的是,横断面研究聚焦于患病率,为特定人群患某种疾病的可能性提供依据,是研究新的临床问题的基础,但是在对疾病的预后或者病程的推断中应该谨慎使用,因为很有可能这是疾病的自然发展过程,我们却夸大了某一暴露因素在疾病中的作用。横断面研究最大的缺点在于研究中的暴露因素与结局通常在同一时间被确认,因此不能确定结局与暴露因素之间的时序关系,也就不能说明两者存在因果联系[4]。

(二) 队列研究

队列研究是一种证据等级较强的观察性研究设计,测量疾病的发生和暴露的关联,有助于提供证据,表明因果关系,并提供有关风险因素和结局之间关联强度的信息。在这种研究中,随着时间的推移,对一个队列或一组具有某些共同特征的人群(如肥胖人群)进行跟踪,并在一个或多个时间点测量结局。队列研究可分为前瞻性研究和回溯性研究,类型由结局状态决定。如果结局在研究开始时没有发生,那么这是一项前瞻性研究,研究"向前看"以检查因果关系;如果结局已经发生,那么这是一项回溯性研究,在时间上"回顾"[7]。前瞻性队列研究的显著特点是,当研究人员开始招募受试者时,没有一个受试者形成感兴趣的结局。相比之下,回溯性研究是在受试者已经形成结局之后构思的。研究人员回到过去,在没有结局的时间点确定了一组受试者。前瞻性队列研究设计在证据层次中的排名比回顾设计更高,因为结果、预测因素和混杂变量可以更好地测量和控制[8]。队列研究对于检查罕见暴露特别有利，因为受试者是根据他们的暴露状态选择的。此外，调查人员可以同时检查多个结果。但队列研究也存在一些缺点，包括需要大样本量以及研究设计可能需要较长的随访时间，从而导致成本高昂等。

为了探讨儿童期肥胖青少年的教育成就与一般人群是否存在差异，并探讨肥胖治疗对教育成就的影响，Hagman E 等[9]进行了一项儿童肥胖与教育成就的前瞻性队列研究。受试者来自瑞典儿童肥胖治疗登记处，同时将受试者与随机选择的正常人群进行匹配比较，并随访到 20 岁以后，同时记录他们教育水平，以及是否完成 12 年学业。此外，在肥胖队列中分析了肥胖治疗开始时的年龄和肥胖程度、治疗持续时间和疗效。结果发现儿童期肥胖与成年后早期文化程度和教育成就低有关。肥胖的儿童和青少年除了医疗保健治疗外，可能需要得到学校特别的支持才能减肥。与没有减肥成功的儿童相比，成功减肥儿童与未来接受教育水平的提高有关。

Hagman E 等研究从"现在"到"未来"，是一项典型的前瞻性队列研究。对没有进行肥胖治疗的肥胖儿童进行追踪，这对于检查肥胖治疗的暴露状态特别有利，并且在受试者足够大的情况下，经过长期追踪，有一个时间框架收集数据顺序来评估他们的因果关系[9]。然而，这种研究的缺点是需要进行长期随访，时间、人力、物力等都需要付出很大的代价。此外，受试者的父母教育水平、家庭收入、受试者自身是否有抑郁症等精神疾病，也会对结果产生影响。因此，需要通过增大样本量来减少这种偏倚。

（三）病例对照研究

病例对照研究（case-control study）主要用于检验病因假设和探讨疾病的危险因素、预后因素及评价防治效果等，是临床上常用的一种回顾性研究，也属于观察性研究。研究首先选取患有该病的人群为患病组，另一组为未患该病但是条件与患病组基本相似的人群，回顾性地寻找两组暴露于预测变量的差异。例如，通过询问病史、实验室检查、收集既往各种可能危险因素的暴露史，来揭示两组患病差异的原因，并且能对其中相关因素进行分析，与队列研究相比，在对罕见病的风险预估方面具有经济、耗时少、效率高等显著优势[1]。

Lashen H[10]对某产科医院 1985~1999 年的数据进行回顾，通过医院数据库收集了产妇妇产科病史及妊娠细节。随后他们将 1 644 名肥胖女性和 3 822 名正常体重女性纳入研究，确定在一般人群中肥胖和自然流产风险之间是否存在相关性。研究结果发现，与正常体重女性相比，肥胖女性早期和复发性流产发生率显著增高，提示肥胖与自然流产的发生有关，这为自然流产的发

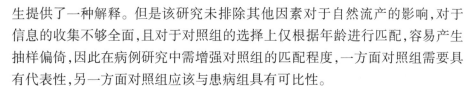

生提供了一种解释。但是该研究未排除其他因素对于自然流产的影响,对于信息的收集不够全面,且对于对照组的选择上仅根据年龄进行匹配,容易产生抽样偏倚,因此在病例研究中需增强对照组的匹配程度,一方面对照组需要具有代表性,另一方面对照组应该与患病组具有可比性。

病例对照研究采用回顾性的研究方法,可以对疾病的危险因素或者影响疾病预后的因素进行大规模的筛查,大大提高了临床病因研究的效率,是目前临床罕见疾病研究中常用方法之一。该研究与横断面研究一样具有高效、耗时少的优点,在病因研究中占据主要位置,但是病例对照研究也存在着很大的缺点,比其他几种研究方法更容易受到混杂因素的影响。首先,病例对照研究中资料的来源很大部分来自患者自述的病史,常常存在回忆偏倚,对数据的准确性造成干扰。其次,病例常常不能代表所有患病群体,对照组的选择也较为困难。因此,在进行病例对照研究时应注意在实验设计阶段选取具有代表性的病例,科学地进行抽样,减少混杂因素的影响。

二、肥胖症的实验研究设计

肥胖症的实验设计按照是否进行随机分配,可分成非随机对照试验和随机对照试验。其中随机对照试验是科学研究的黄金标准,是最强大的实验设计,也是唯一可以证明因果关系的研究设计,即干预措施会导致临床结果的直接变化。尽管它们可能很复杂,但最简单的想法是"创建两个相同的系统,其中一个新组件'干预'被引入,然后对实验条件和控制条件之间发生的结果差异进行观察,并且如果发生变化,则归因于它们之间的一个差异[11]。

Krebs J D 等[12]为了比较低脂肪高蛋白和低脂肪高糖两种饮食方式对超重 2 型糖尿病患者的减肥干预效果进行了一项多中心的随机对照试验研究。将年龄 30~75 岁、BMI>27 kg/m² 的 2 型糖尿病患者随机分为两组,分别给予低脂高蛋白饮食(30%为蛋白质,40%为糖,30%为脂肪)或低脂高糖饮食(15%为蛋白质,55%为糖,30%为脂肪)。6 个月和 12 个月时评估体重和腰围的变化,次要结果是身体肥胖、血糖控制、血脂谱、血压和肾功能,同时干预后 12 个月进行随访评估。

在整个研究过程中,2 型糖尿病患者被随机分配到两种干预方式中,这个随机化在随机对照试验中怎么强调也不为过,因为它是随机对照试验的关键特征之一。随机决定受试者被分到哪一组,最大程度地确保了除了干预方式,两组人的所有方面都是相同的。因此,可以对试验数据进行系统分析,而不会产生偏见。并且,在整个研究中,研究评估人员始终不了解分组分配情况,无法进行意向处理分析,即评估者也不清楚患者究竟来自哪一组。这是在随机对照试验中采用数据分析盲法,进一步提高了结果的可信度。

然而,有些研究无法采用单盲或双盲的方法,如运动干预研究。例如,本课题组对肥胖受试者进行为期 8 周的运动结合饮食干预,将肥胖受试者随机分为肥胖实验组与肥胖对照组,研究运动结合饮食干预对肥胖者身体状况及心血管功能的影响及可能机制。由于受试者清楚知道自己是否参与运动结合饮食干预,因此很难做到单盲设计(技术路线及主要测试指标如图 3-2 所示)。

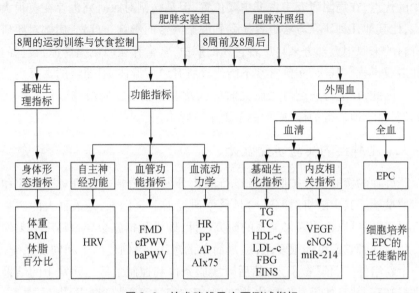

图 3-2　技术路线及主要测试指标

综上,随机对照试验设计具有强大功能,它事先选择研究对象时,已经控制了较多的混杂因素,而对于一些无法控制的混杂因素采用了随机化,则可以最大程度减小混杂因素对实验结果造成的影响,此外单盲或双盲的设计消除了研究人员的偏见,所有因素结合在一起,使随机对照研究成为最佳设计。

第三节　肥胖症研究常用的动物模型

建立合适的动物模型不仅可以缩短肥胖症基础研究的时间,而且可以加速减肥药物从实验室研究到临床应用的步伐。当使用动物模型进行肥胖症研究时,存在各种干扰因素,如遗传背景、饮食和性别等,我们需要根据自己的实验设计选择合适的模型。

一、饮食诱导的肥胖动物模型

高脂饮食诱导营养性肥胖动物模型是众多学者的首选。其中,肥胖小鼠模型被研究者优先考虑,主要可能是因为小鼠具有基因纯合、经济和稳定等优点。也有文章选择用大鼠作为肥胖模型,因为大鼠相比于小鼠与人更具有同源性,但饮食诱导肥胖大鼠模型受到影响因素较多。例如,品系因素、性别因素、年龄因素、饲料配方、喂养方法、肥胖抵抗因素和建模持续时间等均可影响大鼠模型建立。D12492 常作为饮食诱导肥胖动物模型的维持饲料,但也有研究者用 D12450-B 或 D12451,不同饲料之间组成成分存在差异。本课题组以 60%高脂饲料 D12492(购自广东省医学实验动物中心)成功构建了雄性 Sprague-Dawley 肥胖大鼠模型。普通饲料和高脂饲料营养成分的详细营养组分及配比参见表 3-2 和表 3-3。两种饲料的质量比和能量比,如表 3-4 所示。

表 3-2 高脂饲料(D12492)营养成分及配比

营养成分	配比(每千克饲料含量)
蛋白质	262 g
糖	263 g
脂肪	349 g
酪蛋白≥88%	200 g
L-胱氨酸	3 g
麦芽糖糊精	125 g
蔗糖	68.8 g
纤维素	50 g
豆油	25 g
猪油	245 g
矿物质 AIN-93	35 g
维生素 AIN-93	10 g
氯化胆碱	2.5 g

表 3-3　普通饲料营养成分及配比

常规营养成分	配比（每千克饲料含量）
蛋白质	185 g
脂肪	46 g
糖	589 g
粗纤维	32 g
灰分	68 g
钙	12.8 g
磷	9.2 g
钠	2.83 g
镁	2.72 mg
钾	6.1 mg
铁	172.6 mg
锰	93.5 mg
铜	12.6 mg
锌	37.1 mg
碘	0.72 mg
硒	0.17 mg
赖氨酸	10.2 g
蛋氨酸+胱氨酸	9.7 g
精氨酸	12.0 g
组氨酸	4.6 g
色氨酸	2.0 g
苯丙氨酸+酪氨酸	14.7 g
苏氨酸	6.9 g
亮氨酸	15.1 g
异亮氨酸	7.2 g
缬氨酸	8.9 g
维生素 A	8 233 U
维生素 D	916 U
维生素 E	92.5 U
维生素 K	3.9 mg
维生素 B_1	12.3 mg

（续表）

常规营养成分	配比（每千克饲料含量）
维生素 B_2	15.7 mg
维生素 B_6	9.2 mg
烟酸	62.9 mg
泛酸	25.6 mg
叶酸	7.3 mg
生物素	0.16 mg
胆碱	2 316 mg
维生素 B_{12}	0.031 mg

表 3-4　普通饲料和高脂饲料营养成分的质量比和能量比

营养成分	普通饲料（能量：3.51 kcal/g）		高脂饲料（能量：5.24 kcal/g）	
	质量比（%）	能量比（%）	质量比（%）	能量比（%）
蛋白质	18.5	21	26.2	20
糖	58.9	67	26.3	20
脂肪	4.6	12	34.9	60
总计	82	100	87.4	100

　　在确定好高脂饲料和普通饲料的配方后,将实验动物(如 SPF 级健康雄性 Sprague-Dawley 大鼠,6 周龄左右)进行适应性喂养 1 周后随机分为高脂饲料 (high fat diet, HFD)组和普通饲料组(standard diet, SD),分别进行高脂饲料 和普通饲料喂养。两组大鼠不限饮食,自由饮水,保持动物房内温度为 22~24 ℃,湿度为 60%,每周固定时间检测大鼠体重,同时每天固定时间记 录每只大鼠每天 24 小时平均进食量,进一步计算出每只大鼠每天 24 小时 平均能量摄入。根据肥胖易感模型筛选规律,高脂饲料组大鼠体重超过普 通饲料组大鼠平均体重的 20% 即可作为营养性肥胖大鼠(也有体重相差不 大,但体脂明显增加的,以体脂为指标较好)。11 周后,高脂饲料组约有 60% 大鼠达到营养性肥胖标准,同时对肥胖饲料组大鼠和普通饲料组大鼠 进行体成分测定。

　　如图 3-3A 所示,前 7 周普通饲料组大鼠的摄食量显著高于高脂饲料组 (P<0.01),且随着时间的增加,两组大鼠摄食量均逐渐增加;后 4 周,普通饲料

组和高脂饲料组摄食量没有差异。如图 3-3B 所示,前 7 周两组大鼠的能量摄入没有差异,后 4 周高脂饲料组的能量摄入显著高于普通饲料组($P<0.05$)。

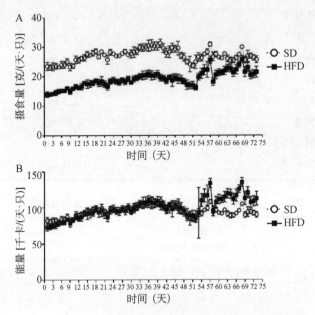

图 3-3　两组大鼠每只每天摄食量和能量摄入变化趋势

SD,普通饲料组;HFD,高脂饲料组

如图 3-4 所示,11 周 D12492 饲料饲养期间,时间主效应显著 $F(11, 36)=1\,429.4$,$P=0.000$,说明不同时间点的体重存在统计学差异,两两比较发现,每个时间点体重均有差异。组别主要效应显著 $F(1, 46)=38.012$,$P=0.000$,说明普通饲料组和高脂饲料组两种饮食对大鼠体重影响存在统计学差

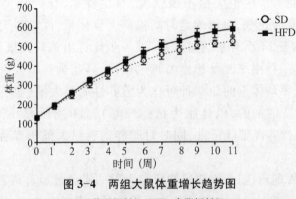

图 3-4　两组大鼠体重增长趋势图

SD,普通饲料组;HFD,高脂饲料组

异。时间与组别之间存在交互作用 $F = (11,36) = 5.417$，$P = 0.000$，说明两组之间随着时间的变化，体重的变化是不同的。由简单效应可知，从饮食干预第二周开始，普通饲料组与高脂饲料组之间体重变化开始出现显著性差异，高脂饲料组大鼠体重显著高于普通饲料组。

二、基因型肥胖动物模型

基因型肥胖动物模型主要有遗传性肥胖动物模型和转基因肥胖动物模型。遗传性肥胖动物模型相关研究认为，产生肥胖的原因主要是动物自身发生了基因突变。ob/ob 和 db/db 小鼠是广为熟知的遗传性肥胖动物模型。研究人员发现，ob/ob 小鼠表现为严重肥胖(obesity,ob)[13]，db/db 小鼠表现为严重糖尿病(diabetes,db)[14]。ob/ob 小鼠的瘦素(leptin)存在自发突变，导致瘦素合成分泌障碍，但是瘦素受体正常；而 db/db 小鼠的瘦素合成分泌正常，然而瘦素受体缺陷。在 C57BLKS/J 遗传背景下，ob/ob 小鼠和 db/db 小鼠表现为胰岛失代偿，肥胖伴严重糖尿病，过早死亡；而在 C57BL/6J 遗传背景下，ob/ob 小鼠和 db/db 小鼠表现为胰岛代偿，严重肥胖，继发轻度糖尿病。除了 ob/ob 和 db/db 小鼠外，ZDF 大鼠[15]、Koletsky 大鼠[16]也是常用的遗传性肥胖动物模型。这些模型都与瘦素受体基因缺陷有关，导致瘦素受体无法正常发挥作用，最终形成肥胖。尽管这些遗传性肥胖动物模型已成为研究肥胖的重要工具，但在人类中由于基因突变而引起的肥胖相对较少，因此并不能很好地模仿人类肥胖的病理生理过程。

随着基因工程技术的发展，已经可以通过表达特定基因或基因敲除的方法构建肥胖模型。例如，在小鼠体内过表达 FTO 基因[17]，不论是普通饮食还是高脂饮食都会导致小鼠肥胖，糖耐量出现下降，而敲除 FTO 基因后小鼠的体重减轻。转基因肥胖动物模型的优点是造模方法成功率高，可以在动物体内观察特定基因过表达或敲除后对机体的调控效应，但建模成本较高，操作难度复杂。

三、手术或药物诱导肥胖动物模型

除了上述动物模型外，还可以通过人为注射药物或手术造成动物肥胖。例如，腹腔注射谷氨酸钠、金硫葡糖或通过电刺激破坏下丘脑来建立肥胖大鼠模型，该方法主要损坏了动物的饱食中枢，引起过量摄食，从而造成肥胖。一次性给大鼠腹腔注射大量的维生素 D 也可以引起血浆胆固醇水平上调，导致血清瘦素含量代偿性升高，脂肪增加，从而形成肥胖。此外，还可以通过手术切除雌性动物卵巢，降低雌激素分泌，引起体脂沉积，导致肥胖。与药物诱导对身体的其他器官造成毒副作用相比，手术诱导肥胖模型能够避免这一问题。然而手术造模对手术和设备的要求高，操作难度大，术后死亡的概率较高。

（项明强，黄俊豪）

参考文献

[1] GRIMES D A, SCHULZ K F. An overview of clinical research：the lay of the land. The Lancet, 2002, 359(9300)：57−61.

[2] Hulley S B. Designing clinical research. Philadelphia：Lippincott Williams & Wilkins, 2007.

[3] Porta M. A dictionary of epidemiology. Oxford：Oxford University Press, 2014.

[4] ZHANG L, CHEN J, ZHANG J, et al. Regional disparities in obesity among a heterogeneous population of Chinese children and adolescents. JAMA Netw Open, 2021, 4 (10)：e2131040.

[5] KIM D, HOU W, WANG F, et al. Factors affecting obesity and waist circumference among US adults. Prev Chronic Dis, 2019, 16：E02.

[6] 曹卫华. 横断面研究在临床研究中的应用. 北京大学学报(医学版), 2010, 42(6)： 659−660.

[7] EUSER A M, ZOCCALI C, JAGER K J, et al. Cohort studies：prospective versus retrospective. Nephron Clin Pract, 2009, 113(3)：c214−c217.

[8] VANDENBROUCKE J P. Observational research, randomised trials, and two views of medical science. PLoS Med, 2008, 5(3)：e67.

[9] HAGMAN E, DANIELSSON P, BRANDT L, et al. Childhood obesity, obesity treatment outcome, and achieved education：a prospective cohort study. J Adolesc Health, 2017, 61 (4)：508−513.

[10] LASHEN H, FEAR K, STURDEE D W. Obesity is associated with increased risk of first trimester and recurrent miscarriage：matched case-control study. Hum Reprod, 2004, 19 (7)：1644−1646.

[11] PAWSON R. The science of evaluation：a realist manifesto. Thousand Oaks：SAGE, 2013.

[12] KREBS J D, ELLEY C R, PARRY-STRONG A, et al. The diabetes excess weight loss (dewl) trial：a randomised controlled trial of high-protein versus high-carbohydrate diets over 2 years in type 2 diabetes. Diabetologia, 2012, 55(4)：905−914.

[13] INGALLS A M, DICKIE M M, SNELL G D. Obese, a new mutation in the house mouse. J Hered, 1950, 41：317−318.

［14］ HUMMEL K P, DICKIE M M, COLEMAN D L. Diabetes, a new mutation in the mouse. Science,1966,153(3740):1127-1128.

［15］ PHILLIPS M S,LIU Q,HAMMOND H A,et al. Leptin receptor missense mutation in the fatty Zucker rat. Nature Genetics,1996,13(1):18-19.

［16］ MIKULÁŠKOVÁ B, HOLUBOVÁ M, PRAŽIENKOVÁ V, et al. Lipidized prolactin-releasing peptide improved glucose tolerance in metabolic syndrome: Koletsky and spontaneously hypertensive rat study. Nutrition & Diabetes,2018,8(1):5.

［17］ CHURCH C,MOIR L,MCMURRAY F,et al. Overexpression of FTO leads to increased food intake and results in obesity. Nature Genetics,2010,42(12):1086-1092.

理 论 篇

虽然运动和节食被作为防治肥胖及其相关病症的重要手段,但肥胖患者目前还是越来越多。究其原因,与包括运动在内的减肥机制仍不完全清楚有关。运动不但可减轻肥胖,而且可改善肥胖引起的内分泌代谢性疾病和心血管疾病。本篇从不同组织器官层面研究探讨了有氧运动改善高脂饮食诱发的骨骼肌胰岛素抵抗、脂肪肝及肥胖相关的内皮功能障碍和生殖功能紊乱,并从分子层面探讨并揭示了炎症、脂肪和肌肉因子、微RNA(microRNA,miRNA)的作用,同时探讨了运动、肥胖与肠道菌群紊乱之间的关系。另外,通过开展低氧运动减重减脂的研究证实,适当的低氧运动干预能够进一步降低全身脂肪、体重、血脂,减少诱发心血管疾病的危险因素,并探讨了其相关机制。

第四章

运动改善肥胖诱导的骨骼肌
胰岛素抵抗机制研究

在人类和其他哺乳动物体重中,骨骼肌约占 40%。骨骼肌由慢肌纤维和快肌纤维组成,是胰岛素敏感组织,尤其是慢肌纤维对胰岛素的敏感度高。骨骼肌是处理餐后血糖最主要的器官,负责 80% 以上由胰岛素介导的葡萄糖摄取,而且它也负责血液中大部分脂肪酸(fatty acid,FA)的摄取和氧化。维持骨骼肌对胰岛素的敏感性对维持糖脂代谢稳态是必要的。慢性过量的脂肪摄入、肥胖可诱导骨骼肌胰岛素抵抗,但运动可以改善人体和啮齿动物肥胖诱导的骨骼肌的胰岛素敏感性,不过其机制迄今仍不完全清楚。

第一节　胰岛素抵抗

一、胰岛素抵抗概念

胰岛素具有广泛的生物学效应,作用于全身靶组织,尤其是肝、骨骼肌、脂肪组织,调节糖、脂肪、蛋白质的代谢,以及细胞生长、分化和增殖。对于糖代谢,胰岛素是生理条件下人体内唯一的降血糖激素,促进葡萄糖进入组织细胞、促进各组织利用葡萄糖及抑制肝糖异生;对于脂肪代谢,胰岛素促进肝脏合成脂肪酸,刺激脂肪组织合成脂质,抑制脂肪分解;对于蛋白质代谢,胰岛素促进蛋白质合成,抑制蛋白质分解。此外,对于心血管内皮细胞,胰岛素有血管舒张作用,而对于中枢神经系统,胰岛素可影响进食行为等。早在 20 世纪 30 年代,Himsworth 等就观察到糖尿病患者对外源性胰岛素的降血糖作用存在差异,并首次使用了"胰岛素抵抗"一词。所谓的胰岛素抵抗是指机体或组织对胰岛素刺激的剂量反应减弱,导致靶组织无法充分处理血糖、刺激糖原合成和抑制肝糖输出、抑制脂肪和蛋白质分解。胰岛素剂量反应主要有 3 种形式(图 4-1),一是正常;二是单纯曲线右移,表示胰岛素敏感性降低,增加剂量能达到最大效应;三是同时有胰岛素敏感性降低和胰岛素反应性降低,增加剂量也不能达到最大效应。胰岛素剂量反应有组织特异性和异质性,即胰岛素抵抗在不同组织、器官表现不同,且受累程度也不同。例如,在骨骼肌中,胰岛素抵抗主要是胰岛素刺激的葡萄糖摄取和处理降低,而在动脉平滑肌细胞和内皮细胞中,胰岛素抵抗主要是刺激其增殖。

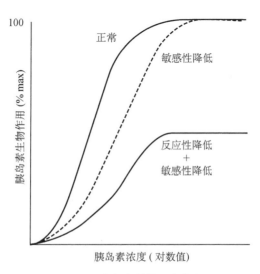

图 4-1　胰岛素剂量反应曲线

引发胰岛素抵抗原因很多,其中环境因素主要有高脂或高糖饮食、肥胖和体力活动不足等,此外环境有毒物质、环境污染物、饮食模式、压力、微生态失衡和表观遗传信息的改变也可能是潜在的原因。环境因素引发的胰岛素抵抗主要表现为胰岛素敏感性降低,且常伴有胰岛素分泌代偿性增多,因而空腹或餐后常表现为高胰岛素血症。不过需注意的是胰岛素抵抗并非皆是病理现象,正常人生理条件下也会有胰岛素抵抗,如青春期和妊娠中后期。儿童随着青春期启动,出现胰岛素敏感性下降,至青春期结束可恢复正常。

二、胰岛素抵抗测试方法

胰岛素抵抗或胰岛素敏感性检测方法很多[1-3],大体可分为间接和直接检测方法。

(一) 间接胰岛素敏感性检测方法

1. 空腹状态下间接检测胰岛素敏感性方法

空腹状态下测定空腹血糖(fasting plasma glucose, FPG)和空腹胰岛素(fasting insulin, FINS),然后根据相关公式计算 HOMA-IR 来反映胰岛素抵抗程度。常用指数有以下几种:

(1) 稳态模型评估(homeostasis model assessment, HOMA)HOMA-IR 和胰岛 β 细胞功能指数(HOMA-β):最早 1985 年由 Matthews 等提出。计算公式如下:

$$HOMA\text{-}IR = FPG \times FINS \div 22.5$$
$$HOMA\text{-}\beta = 20 \times FINS/(FPG - 3.5)$$

式中,FPG 单位:mmol/L,FINS 单位:μU/mL。

(2) 定量胰岛素敏感性检测指数(QUICKI):由美国国立卫生研究院的国家心肺和血液研究所的 Quon 提出。计算公式如下:

$$QUICKI = 1/(\log FPG + \log FINS)$$

式中,FPG 单位:mg/dL, FINS 单位:μU/mL, log:通常以 10 为底或为自然对数。

(3) 李光伟指数:由我国中日友好医院李光伟教授与美国的 Bennett 共同提出。计算公式如下:

$$李光伟指数 = 1/(FPG \times FINS)$$

式中,FPG 单位:mmol/L, FINS 单位:μU/mL。

(4) Bennett 胰岛素敏感性指数(ISI)。计算公式如下:

$$ISI = 1/(\log FPG \times \log FINS)$$

式中,FPG 单位:mmol/L, FINS 单位:μU/mL, log:通常以 10 为底或为自然对数。

由于种族、性别、研究对象等不同,且胰岛素测定尚未标准化,目前各指标无公认的切割点。这些指数是简单有效的评定肝脏胰岛素敏感性方法,较适用于大样本人群的研究、流行病学调查及临床实践,但共同缺点是不适用于胰岛 β 细胞功能差的人群。

2. 动态试验间接检测胰岛素敏感性的方法

(1) 口服葡萄糖耐量试验(oral glucose tolerance test, OGTT)

方法:试验前 3 天,受试者不宜剧烈运动,每日饮食中糖摄入量不低于

150 g。试验前空腹 8~12 h,试验当日需要在上午进行。受试者空腹取血,随后在 5 min 内摄入溶有 75 g 无水葡萄糖的温水 250~300 mL,分别于糖负荷后 30 min、60 min、120 min、180 min 取静脉血浆,测定血糖、胰岛素及 C 肽水平。该方法也有很多评定指标,常用 OGTT 曲线下葡萄糖和胰岛素面积比值来评定胰岛素敏感性。

　　该方法能够评估肝脏及外周组织的胰岛素敏感性,是临床上评估个体胰岛素敏感性最常使用的方法。其缺点是不适用于胃肠功能紊乱者及胰岛 β 细胞功能较差的人。此外,该试验也有采用混合餐(如 10 kcal/kg 体重,45%糖,15%蛋白质,40%脂肪)耐量试验。在动物实验中,除采用 OGTT 试验外,还常采用腹腔葡萄糖耐量试验或静脉葡萄糖耐量试验、胰岛素耐量试验。

　　(2)微小模型法:由 Bergman 等 1979 年建立的一种胰岛素敏感性测定方法。

　　方法:试验前空腹 8~12 h,次晨 7~8 点于双侧肘静脉留置静脉套管针(一侧采样,另一侧推注葡萄糖与胰岛素)。埋管后,静卧 15~30 min 甚至 30 min 以上,于 0 min、2 min、4 min、8 min、19 min、22 min、30 min、40 min、50 min、70 min、90 min、180 min 各时间点抽血 2 mL,分别置于测葡萄糖用的抗凝管及测胰岛素用的普通试管,并于 0 时相采血后在 2 min 内快速推注 50%葡萄糖(0.3 g/kg 体重);第 20 分钟于 1 min 内缓慢推注入胰岛素 0.03 U/kg 体重。所有血样于实验结束后统一测血糖和胰岛素。将各点数据输入计算机用 MiniModel 软件计算胰岛素敏感性。

　　该方法适用于非糖尿病人群,是一种较为公认的胰岛素敏感性测定方法。缺点是频繁采样,在群体人群中较难应用。经典方法需要采血 33 次;改良法采血 12 次,但准确性受一定影响。

(二)直接胰岛素敏感性检测方法

1. 高胰岛素正糖钳夹技术

　　高胰岛素正糖钳夹技术(hyperinsulinemic euglycemic clamp,HEC)最早由 Anders 于 1966 年创立,后由 DeFronzo 等于 1979 年对该技术完善和推广应用至临床。本试验是国际上公认的评价胰岛素抵抗的金标准。

　　方法:空腹 12 h,次晨测量身高、体重,静卧于检查床 30 min 后开始试验。分别于受试者双侧肘静脉留置静脉套管针,一侧用于输入胰岛素和葡萄糖,另一侧用于试验中采血。测定受试者基础血糖值,设定钳夹目标(4.4~5.0 mmol/L)。钳夹试验开始前 10 min 内给予受试者 1 个胰岛素负荷量

(45 mU/m² 体表面积),随后以 5～120 mU/(m²·min)速率持续输注,获得稳定的高浓度血浆胰岛素水平(一般在 100 mU/L)。在此期间,每隔 5～10 min测定 1 次血糖值和(或)胰岛素,并根据血糖水平再调节 20% 葡萄糖的输注率,维持血糖于目标水平,血糖趋于稳定状态并至少持续 30 min 即达到胰岛素-葡萄糖代谢稳定状态(钳夹形成)。此时,外源性葡萄糖输注率即反映胰岛素敏感性。整个试验过程持续 2.0～2.5 h。

依据研究目的,葡萄糖钳夹技术结合其他方法可以更全面地了解胰岛素敏感性。例如,联合放射性同位素稀释追踪技术和间接测热技术,可分析胰岛素作用下糖、脂、蛋白质代谢途径的变化。联合局部插管法(在前臂静脉、股静脉或肝静脉插管)可定量分析肌肉或内脏组织的葡萄糖交换。联合局部组织活检术(经皮针刺肌肉或脂肪组织取得局部标本)可分析胰岛素受体数目、酪氨酸激酶活性、葡萄糖转运子数目或糖代谢关键酶活性,将细胞生化反应与整体代谢相联系,分析胰岛素作用缺陷部位。

该试验需要特殊的设备和熟练的技术人员,昂贵且费时,试验过程中需要频繁取血,目前只用于科研,不能大规模应用于临床,且该试验方法测定的是机体对外源性胰岛素的敏感性,存在生物效价问题。

2. 胰岛素抑制试验

胰岛素抑制试验(insulin inhibition test,IST)1970 年由 Shen 等建立,1978 年由 Harano 改进。

方法:空腹 12 h,次晨休息 30 min 后开始试验。于双侧肘静脉分别建立静脉通道,一侧连接微量输液泵,首先快速静脉注射 5 mg 普萘洛尔,5 min 后开始输注由葡萄糖[6 mg/(kg·min)]、肾上腺素(6 μg/min)、普萘洛尔(0.08 mg/min)和胰岛素(50 mU/min)组成的混合液,一般 90 min 后达到稳态,此后继续维持 60 min,总共持续约 150 min;另一侧于稳态情况下每 10 min抽血测定血糖、胰岛素、C 肽及生长激素等指标,整个试验过程使受试者保持平静状态。另外,也可用生长抑素(250 μg/h)或生长激素释放抑制因子代替肾上腺素和普萘洛尔。达到稳态时血糖浓度与血胰岛素浓度比可反映胰岛素敏感性。

该试验作为一种定量检测胰岛素敏感性方法,相较于 HEC 具有简单易行的特点,可用于检测不同糖代谢状态下动物及人体的胰岛素敏感性。但该方法同样存在与 HEC 相同的生物效价问题;另外,当肝脏葡萄糖输出未被完全抑制时会高估胰岛素抵抗程度;高胰岛素敏感性或严重胰岛素抵抗时其可靠性偏差。

3. 同位素示踪法

方法:受试者隔夜空腹 12 h 后,受试者通常先用微量泵快速静脉推注一定量稳定同位素标记的示踪剂,然后改为持续稳定的静脉输注 60 min 以上以达到稳态。达到稳态后,静脉抽血用气相色谱-质谱联用仪测定同位素标记葡萄糖含量。

同位素示踪技术适合各类研究人群,应用于基础状态和钳夹技术中,可以计算肝脏葡萄糖生成速率,更准确、灵敏地评价肝脏胰岛素抵抗的程度。目前,肝脏葡萄糖生成速率法是临床上评价肝脏胰岛素抵抗最经典的方法,具有不可代替的地位,但由于测试式仪器昂贵,其应用受限。

此外,动物离体器官或细胞研究中常用同位素示踪法直接测定葡萄糖摄取状况以判定胰岛素抵抗的程度。

第二节　骨骼肌胰岛素抵抗机制

骨骼肌既是执行运动又是调节机体葡萄糖、脂质、蛋白质代谢的重要器官。肥胖时脂肪代谢异常、脂质过度堆积和异常分布是诱发胰岛素抵抗的重要原因,但迄今骨骼肌胰岛素抵抗发生机制仍不完全明确。

一、胰岛素代谢信号转导通路

胰岛素与靶组织细胞膜上的胰岛素受体结合并激活,可引发细胞内一系列的级联反应(图 4-2),从而协调促进糖、脂肪、蛋白质代谢等;相反,若级联反应受损则可引发胰岛素抵抗。在骨骼肌,胰岛素抵抗关键环节是胰岛素刺激下骨骼肌细胞内葡萄糖转运蛋白 4(glucose transporter 4, Glut4)从胞质转位至细胞膜受损。

胰岛素与靶组织细胞膜上的胰岛素受体结合后可激活胰岛素受体底物(insulin receptor substrate, IRS),然后 IRS 与磷脂酰肌醇 3 激酶(phosphatidylinositol 3 kinase, PI3K)形成 IRS-PI3K 复合物,再迅速激活丝/苏氨酸激酶,如磷酸化磷脂酰肌醇依赖的激酶-1/2(PDK-1/2)和哺乳动物雷帕霉素靶蛋白(mammalian target of rapamycin,mTOR)复合物 2(mTORC2),进而又分别激活丝/苏氨酸激酶 Akt[又称蛋白激酶 B(protein kinase B, PKB)]的两个位点(Thr[308] 和 Ser[473])而完全激活 Akt。完全激活的 Akt 继而磷酸化各种下游信号协同调节细胞能量代谢和细胞生长、分化和增殖。Akt 磷酸化 AS160(Akt substrate of 160 kDa)可促使葡萄糖转运蛋白 4 从细胞质转位至细胞膜上,从而促进骨骼肌细胞摄

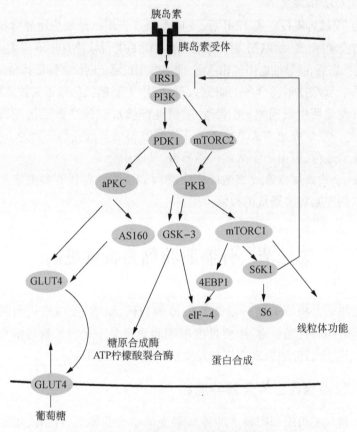

图 4-2 胰岛素代谢信号转导通路

IRS,胰岛素受体底物;PI3K,磷脂酰肌醇 3 激酶;PDK,磷酸化磷脂酰肌醇依赖的激酶;mTORC2,西罗莫司靶蛋白复合物 2;PKB,蛋白激酶 B;aPKC,非典型蛋白激酶 C;GSK-3,糖原合成酶激酶-3;4EBP1: eukaryotic translationinitiation factor 4E binding protein 1;elF-4: eukaryotic translation initiation factor 4;S6K1,核糖体蛋白 S6 激酶 1

取葡萄糖。Akt 磷酸化糖原合成酶激酶-3(glycogen synthase kinase-3, GSK-3)促进糖原合成;Akt 磷酸化 mTORC1,并依次激活核糖体蛋白 S6 激酶 1(ribosomal protein S6 kinase 1, S6K1)和 S6,则促进蛋白合成。

胰岛素信号通路中,S6K1 可使 IRS 丝氨酸磷酸化,S6K1 是该信号通路最主要的负反馈抑制因子,其持续的慢性激活可引发胰岛素抵抗。目前研究[4]显示,各种原因如炎症、高胰岛素血症、高脂血症、肿瘤坏死因子等可使 IRS 丝氨酸磷酸化,这是引发胰岛素抵抗最重要的分子机制[4-5]。不过,目前证据显示胰岛素抵抗的始动环节并不是胰岛素信号通路近端环节缺陷,而是胰岛素信号通路远端环节缺陷,尤其是葡萄糖转运蛋白4转位缺陷[5],但有关了解还远不清楚。

此外胰岛素还可激活血管内皮型一氧化氮合酶(endothelia NO synthase, eNOS),通过一氧化氮依赖性途径增加骨骼肌微血管血流量(microvascular blood flow, MBF),使骨骼肌葡萄糖供应增多,有助于糖代谢调节。

二、肥胖诱导的骨骼肌胰岛素抵抗机制

引发骨骼肌胰岛素抵抗原因很多,其中高脂饮食引发的单纯性肥胖是重要原因[6]。高脂饮食等能量摄入过多使血中脂质等在血液滞留时间延长,相应引发血中胰岛素水平增加;胰岛素则需要更多时间促使过多的脂质离开血液并以甘油三酯形式储存于脂肪组织;脂质的过度供应继而可引发肝、骨骼肌脂质沉积和脂毒性。为了阐述肥胖诱导的胰岛素抵抗机制,目前动物模型大多采用高脂饮食或高果糖饮食诱导的肥胖大鼠(或小鼠)来模拟成人肥胖胰岛素抵抗的自然进程。

长期能量过剩诱发胰岛素抵抗,但热原质成分及比例会影响代谢及胰岛素抵抗产生。目前,对于是脂肪还是糖对胰岛素敏感性影响更大尚存争议。生酮饮食(低糖饮食)已证明可以减肥。葡萄糖钳夹技术显示适量的高脂饮食,独立于脂肪酸类型,虽引发肝胰岛素抵抗却并不诱发人体和小鼠肌肉胰岛素抵抗[7];然而有同样的证据[8]显示高糖饮食增加人体肌肉胰岛素敏感性。图4-3是采用一种高脂饮食配方喂食大鼠结果。高脂饮食大鼠与正常大鼠平均每日摄入热量基本相同(皆约300 kJ),大鼠的空腹血浆甘油三酯、游离脂肪酸和胰岛素浓度在第1~11周皆未有显著增加。第3周和6周时腹腔葡萄糖耐量试验和胰岛素耐量试验皆减低,但至第11周又渐恢复正常。另外,第6周时高脂饮食致大鼠肥胖并引发肝、骨骼肌脂质沉积,且比目鱼肌和趾长伸肌皆产生了胰岛素抵抗[9-10]。

有证据[11]表明,不同原因引发组织器官出现胰岛素抵抗的敏感性不同,往往是先单个组织器官有胰岛素抵抗,然后再通过内分泌因子交叉对话引发其他组织出现胰岛素抵抗,最终出现系统性胰岛素抵抗。有研究[12-13]显示高脂饮食小鼠先是肝胰岛素抵抗,然后是脂肪组织胰岛素抵抗,最后才是肌肉组织胰岛素抵抗。另外,不同组织胰岛素抵抗机制很可能也不同,如2型糖尿病患者,肝胰岛素敏感性缺陷可通过补充胰岛素完全纠正,但肌肉不能。虽然肥胖可导致胰岛素抵抗,但确切机制尤其是始动机制迄今仍不清楚。

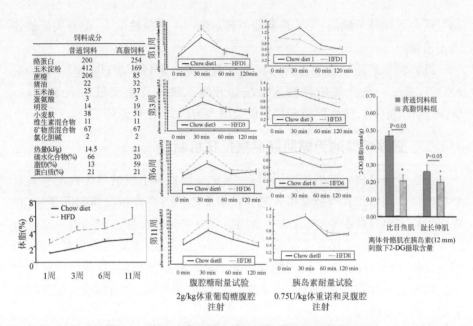

图 4-3 高脂饮食诱导大鼠肥胖和骨骼肌胰岛素抵抗

6 周龄普通饮食雄性大鼠分别喂食普通饲料（chow diet）和高脂饲料（HFD），淘汰体重增长靠后的 1/3 大鼠。大鼠分别于喂食后第 1、3、6、11 周进行糖耐量和胰岛素耐量试验。左上图为饲料成分；左下图为体重变化曲线；右图为第 6 周末大鼠进行离体肌肉 2-DG 摄取试验

（一）高胰岛素血症与骨骼肌胰岛素抵抗

慢性高胰岛素血症可通过持续激活 mTORC1/S6K1 而反馈抑制胰岛素信号通路致骨骼肌胰岛素抵抗。图 4-4 细胞学试验显示长时间（12 h）用软脂酸孵育 L6 细胞可激活基础 mTOR/S6K1/S6 信号，且抑制胰岛素急性刺激时该反应，而高脂饮食肥胖可慢性持续激活骨骼肌 mTORC1/S6K1 信号。这些提示基础状态 mTOR 信号通路持续激活也可能是高脂饮食致慢肌胰岛素抵抗原因，但不是始动因素。

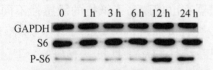

分化的L6肌管细胞血清饥饿4 h后置于 DMEM培养基，含5 mmol/L葡萄糖、无脂肪酸的12% BSA及0.2 mmol/L的软脂酸中分别孵育0 h、1 h、3 h、6 h、12 h、24 h检测时间依赖关系

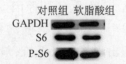

分化的L6肌管细胞血清饥饿4 h后置于正常和高脂DMEM培养基（含5 mmol/L葡萄糖、无脂肪酸的12% BSA及0.5 mmol/L的软脂酸）中孵育6 h，分别收样前30 min加12 mmol/L胰岛素刺激

图 4-4 高脂环境孵育时 L6 细胞 S6/P-S6 蛋白变化

在人体,肥胖、胰岛素抵抗和高胰岛素血症往往共存,很难区分三者之间的因果关系,如高胰岛素血症可引发肥胖和胰岛素抵抗,同样肥胖和胰岛素抵抗也会引起其他两个因素异常,但肥胖也可无代谢异常。总体来说,在高脂饮食诱导的肥胖和胰岛素抵抗中,肥胖引发胰岛素抵抗并导致高胰岛素血症,或者高胰岛素血症引发胰岛素抵抗并促进肥胖的观点皆是可行的。

(二) 脂肪组织功能紊乱与骨骼肌胰岛素抵抗

1. 高血浆游离脂肪酸

肥胖症的动物和人由于体内脂肪组织脂解增强,释放的游离脂肪酸也相应地增多,常伴有高血浆游离脂肪酸。大量的游离脂肪酸进入肝脏、肌肉等组织,可以引发脂毒性。早在 20 世纪 80 年代即发现脂质输入可引发胰岛素抵抗。根据 Randle 等提出的葡萄糖-脂肪酸氧化竞争假设,优先脂肪酸氧化是其导致胰岛素抵抗原因。不过后来 Shulman 等研究[14]显示,骨骼肌内增加的脂肪酸氧化产物如神经酰胺、甘油二酯、长链酯酰辅酶 A 可作为信号分子激活 PKC、c-Jun 氨基端激酶(c-Jun N-terminal kinase, JNK)、核因子 κB 激酶抑制因子 β[inhibitor of nuclear factor-κB(NF-κB)kinase-β, IKKβ]等 IRS 激酶,进而使 IRS 丝氨酸磷酸化等而致胰岛素抵抗,这才是主要原因。

2. 脂肪细胞因子

正常脂肪组织细胞可分泌一系列脂肪因子,如瘦素、脂联素等,参与代谢稳态。肥胖时肥大的脂肪细胞可使脂联素分泌减少,而脂肪炎症因子分泌增加,从而影响代谢。

瘦素是由脂肪组织合成和分泌的一种多肽激素。瘦素既可保护抑制也可促进胰岛素抵抗。一方面瘦素可通过抑制食物摄入,增加能量支出协调能量稳态;另一方面瘦素与骨骼肌细胞膜上受体结合,激活 JAK,可以拮抗胰岛素信号通路导致骨骼肌胰岛素抵抗。瘦素缺乏小鼠表现为肥胖和胰岛素抵抗,补充瘦素则可减轻肥胖并重建胰岛素敏感性。不过肥胖的人体和啮齿动物多表现为瘦素抵抗,血浆瘦素水平增加。

脂联素是由脂肪组织分泌一种脂肪因子。脂联素与骨骼肌细胞膜上受体结合后可激活 AMP 活化蛋白激酶(AMP-activated protein kinase, AMPK)促进胰岛素敏感性。血浆低脂联素含量与胰岛素抵抗密切相关。肥胖引起慢性低度炎症、氧化应激等状态时,脂联素的血浆浓度减低。

3. 脂肪组织慢性炎症

已清楚炎症因子如 TNF-α、IL-6 可通过不同的途径干扰胰岛素的信号转导引发胰岛素抵抗。肥胖时脂肪组织以甘油三酯形式储存脂肪酸,但脂肪的过度蓄积可以引发脂肪组织慢性炎症,继而成为肥胖诱导胰岛素抵抗的重要驱动因素[15-16]。细胞学试验显示,不同细胞在软脂酸中孵育,结果核因子κB(nuclear factor kappa-B,NF-κB)、TNF-α(TNF-α)、IL-6皆有不同程度增加(图4-5)[17]。人或动物饮食诱导的肥胖症血浆炎症标志物 C 反应蛋白可增加。有研究[18]也已证实,肥胖时肥大的脂肪组织有巨噬细胞浸润,INF-α、IL-6等炎症因子生成增多,进而炎症因子可通过血液循环到达肌肉组织,与肌细胞膜上相应受体结合,激活 JNK、信号转导及转录激活因子 3/细胞因子信号传送阻抑物 3(signal transduction and activator of transcription 3/suppressor of cytokine signalling 3,STAT3/SOCS3),导致骨骼肌胰岛素抵抗。近年研究显示肥胖时,骨髓释放单核细胞入血增多,而肥胖脂肪细胞分泌的趋化因子可使血浆中的 CC 趋化因子受体 2(CC-chemokine receptor 2,CCR2)阳性单核细胞穿出血管内皮进入脂肪组织内,并分化为 M1 型巨噬细胞[19];另外,肥大脂肪细胞可分泌外泌体 miR-34a,使脂肪组织内驻留的巨噬细胞转化成 M1 型巨噬细胞[20]。这些 M1 型巨噬细胞可产生大量炎症因子,继而导致胰岛素抵抗。

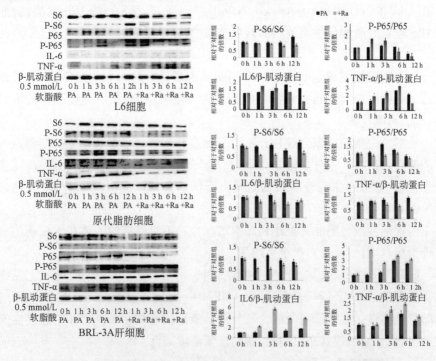

图 4-5　不同细胞在 0.5 mmol/L 软脂酸中孵育(有或无雷帕霉素)
不同时间对炎症因子含量的影响

PA:0.5 mmol/L 软脂酸;+Ra:0.5 mmol/L 软脂酸外加入 50 nmol/L 雷帕霉素

另外,饱和游离脂肪酸和肠源性细菌脂多糖(lipopolysaccharide, LPS)与细胞膜上 Toll 样受体 2/4(TLR2/4)结合可激活 IKKβ/NF-κB 和 JNK 介导炎症和胰岛素抵抗。不过 Karelis AD 等[21]研究显示,胰岛素抵抗性肥胖人群脂肪组织中的炎症因子、脂肪因子和免疫细胞分布与正常胰岛素敏感的非肥胖人群相似;高脂诱导的胰岛素抵抗在脂肪组织有明显的炎症出之前就存在;Röhl M 等研究显示抑制 IKKβ/NF-κB 并不改进肥胖诱导的骨骼肌胰岛素抵抗[22]。因此,脂肪组织慢性炎症可能不是肥胖诱导的骨骼肌胰岛素抵抗始动因素。

(三)细胞内线粒体功能失调与骨骼肌胰岛素抵抗

高脂诱导的肥胖时,过多脂质进入肌细胞引发脂毒性,包括肌细胞内细胞内活性氧增加以及脂肪酸氧化中间代谢产物增加(三羧酸循环功能降低或脂肪酸 β 氧化过度增加),这可能是肥胖诱导的骨骼肌胰岛素抵抗始动因素。

高脂饮食不但会导致肥胖,而且可引发脂质在肝、骨骼肌等细胞内沉积。早期研究发现,非运动员骨骼肌细胞内脂质含量与胰岛素敏感性呈负相关,但胰岛素敏感的运动员骨骼肌细胞内脂质含量也高。有研究认为,骨骼肌脂毒性与脂质中间代谢产物如甘油二酯、神经酰胺等堆积,进而损害胰岛素信号有关,而与骨骼肌内脂质沉积本身无关。非运动员骨骼肌细胞内脂质增加是由于脂质过度供应而被动增加,中间代谢产物如甘油二酯等也相应增加,而运动员是线粒体功能增强,主动适应,中间代谢产物并不增加。已清楚线粒体功能障碍或失调可引发胰岛素抵抗。Koves T R 等(2008)[23]研究显示,脂肪酸 β 氧化与三羧酸循环功能不平衡,导致脂质中间代谢产物如神经酰胺、甘油二酯、长链酯酰辅酶 A 增加可引发胰岛素抵抗。

图 4-6 显示 6 周高脂饮食使比目鱼肌和趾长伸肌细胞内脂质有增加,两者皆表现为脂肪酸 β 氧化与三羧酸循环氧化能力不平衡,但比目鱼肌琥珀酸脱氢酶(succinate dehydrogenase, SDH)活性显示明显降低,而趾长伸肌羟酰辅酶 A 脱氢酶活性增加。另外,线粒体是细胞内活性氧产生主要部位。大量的游离脂肪酸进入肌细胞氧化,辅酶 Q 不足或线粒体内氧化磷酸化障碍时,活性氧产生会明显增加,进而活性氧可抑制葡萄糖转运蛋白 4 转位引发胰岛素抵抗。

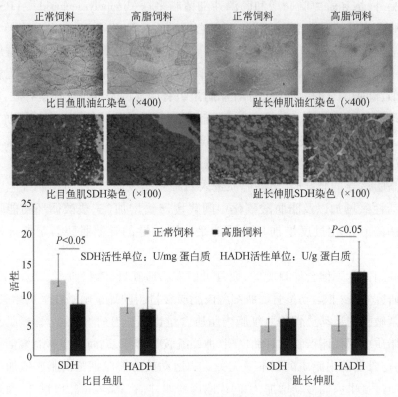

图 4-6　6周高脂饮食对骨骼肌脂质及糖脂代谢酶影响

第三节　运动改善肥胖诱导的骨骼肌
胰岛素抵抗机制

　　运动,不论是有氧运动还是抗阻运动,皆是减肥、改善肥胖诱导的骨骼肌胰岛素抵抗的有效方式,但其机制十分复杂。一方面骨骼肌收缩可通过不依赖于胰岛素而直接促使葡萄糖转运蛋白 4 转位来促进葡萄糖摄取;另一方面规律运动可通过减少内脏脂肪而减少脂肪炎症因子的释放,增强骨骼肌线粒体功能改善脂代谢,减少肥胖诱导的活性氧以及脂质中间代谢产物积聚,改善肥胖时受损的骨骼肌胰岛素信号通路,增加葡萄糖转运蛋白 4 表达及转位,从而改善胰岛素抵抗[24-26]。

一、运动改善线粒体功能

骨骼肌由慢肌纤维和快肌纤维组成,其中慢肌纤维有较高的线粒体密度和氧化能力,对胰岛素敏感性高,相反快肌纤维较低。胰岛素抵抗患者与胰岛素敏感的人相比,骨骼肌有较低的慢肌纤维与快肌纤维比例,耐力运动则增加骨骼肌线粒体密度和氧化能力[27]。目前已清楚耐力运动通过 PPARγ 辅激活因子-1α(PGC-1α)表达而促进骨骼肌线粒体生物合成。我们用高脂饲料喂食大鼠 6 周结果使比目鱼肌慢肌纤维比例降低,且线粒体氧化能力降低;而耐力运动使高脂喂养大鼠比目鱼肌慢肌纤维比例增加,且线粒体氧化能力升高[9]。线粒体氧能力提高有助于减少脂质中间代谢产物沉积,从而改善胰岛素抵抗。

二、运动改善肥胖诱导的骨骼肌胰岛素抵抗中炎症因子的作用

已有的研究表明,肥胖相关的炎症主要表现为内脏脂肪组织巨噬细胞浸润,这些巨噬细胞分泌 TNF-α、IL-6 等促炎因子,进而引发靶组织胰岛素抵抗。然而,目前也有证据[18]表明肥胖时骨骼肌也存在炎症,表现为肌纤维间脂肪和肌肉周围脂肪存在巨噬细胞和 T 细胞浸润,可分泌多种脂肪促炎因子,进而引发胰岛素抵抗,不过其在胰岛素抵抗中的作用大小并不清楚。长期运动可以改善身体成分,减少内脏脂肪,从而可减少巨噬细胞来源的促炎因子,改善胰岛素抵抗。

骨骼肌也是一内分泌器官,可分泌数十种肌源性细胞因子,包括 IL-6、IL-10、IL-5 以及肌生长抑素、鸢尾素等,其中以 IL-6 研究较多。不同于巨噬细胞来源的 IL-6 为促炎因子,而肌源性 IL-6 为抗炎因子,其可增加骨骼肌细胞基础和胰岛素刺激的葡萄糖摄取,提高胰岛素敏感性,并能增加脂肪细胞和骨骼肌细胞的脂解和脂肪酸氧化。有研究[18, 20]表明,胰岛素抵抗的肥胖患者和大鼠骨骼肌 TNF-α 表达增加、IL-6 表达减少;与健康人比较,来自 2 型糖尿病或胰岛素抵抗的肥胖患者的骨骼肌细胞培养显示 TNF-α 表达增加、IL-6 表达减少,但也有较多研究显示 IL-6 表达增加。L6 细胞学试验显示,用软脂酸孵育细胞可使 IL-6 及 TNF-α 表达增加(图 4-5)。在高脂肥胖动物模型,运动可减少血浆促炎因子(如 TNF-α)水平,增加血浆抗炎因子(如 IL-10)水平,使肌源性 IL-6 显著增加,并拮抗 TNF-α 作用,从而改善肥胖诱导的骨骼肌胰岛素抵抗;但在人体,运动的抗炎效果尚不一致。有研究[28]显示中低强度有氧运动

并不影响血浆促炎因子水平，而高强度有氧运动降低血浆 IL-6 水平，有氧运动结合抗阻运动可有效抗炎。

三、运动改善肥胖诱导的骨骼肌胰岛素抵抗中 mTORC1/S6K1 信号的作用

mTOR 是胰岛素下游的一个信号分子。胰岛素通过 PI3K 路径迅速磷酸化 Akt 两个位点（Thr^{308} 和 Ser^{473}）而完全激活 Akt；激活的 Akt 继而磷酸化下游信号协同调节细胞能量代谢和生长。其中，磷酸化 AS160（Akt substrate of 160 kDa）促进葡萄糖摄取；磷酸化 TSC2（tuberous sclerosis 2）导致 TSC1/TSC2 解离而激活 mTORC1，促进细胞生长和肥大。现已知 mTOR 存在两种功能形式的蛋白复合体：对雷帕霉素敏感含 mTOR 调节相关蛋白（raptor）的 mTORC1 和对雷帕霉素不敏感含雷帕霉素不敏感性 mTOR 结合蛋白（rictor）的 mTORC2。其中，mTORC1 通过其下游底物 S6K1 可使 IRS-1Ser$^{636-639}$ 磷酸化，从而反馈抑制胰岛素信号；而 mTORC2 则磷酸化 Akt Ser^{473} 位点激活 Akt，增强胰岛素信号。

另外，mTOR 也是细胞内营养素（包括脂质）/能量信号传感分子，其中骨骼肌对营养和运动适应中，AMP 活化蛋白激酶不仅直接调节脂代谢，而且负性调节 mTORC1 信号。mTORC1 除了促进细胞生长和肥大外，还参与调节线粒体功能及脂代谢，如促进细胞脂质合成，抑制脂解和脂肪酸氧化。

慢性 mTORC1/S6K1 激活通过负反馈抑制胰岛素信号被认为是肥胖诱导的骨骼肌胰岛素抵抗中一个潜在机制，相应地抑制 mTORC1/S6K1 信号可改善胰岛素敏感性[29]。有研究[26]表明，运动抑制喂食状态大鼠骨骼肌 mTORC1/S6K1 信号，缩减 IRS-1 丝氨酸磷酸化。另外进一步研究[9]表明，6 周高脂饮食和耐力运动后大鼠骨骼肌 mTOR/S6K1 活性呈纤维特异性改变。6 周高脂饮食使比目鱼肌 S6K1 活性增高；趾长伸肌 S6K1 活性降低，并皆表现有胰岛素抵抗（图 4-7）。这意味高脂饮食诱导的快、慢肌纤维胰岛素抵抗机制并不完全一样。耐力运动则使肥胖大鼠慢肌和快肌异常的 mTOR/S6K1 变化趋向正常，并且改善胰岛素敏感性。

雷帕霉素（又称西罗莫司）是 mTORC1/S6K1 信号通路抑制剂。有研究表明，短时间使用雷帕霉素可改善高脂饮食时骨骼肌胰岛素敏感性，而长时间（2 周或以上）使用雷帕霉素却可引发糖尿病样综合征副作用，出现高脂

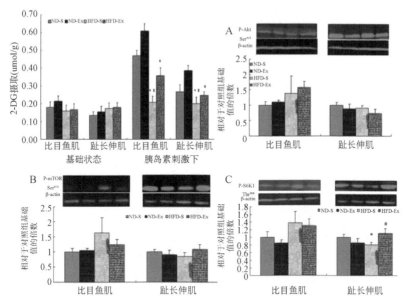

图4-7 6周高脂饮食和耐力运动对骨骼肌葡萄糖摄取及相关蛋白影响

左上离体骨骼肌在胰岛素刺激时2-脱氧葡萄糖(2-deoxyglucose, 2-DG)摄取；
A/B/C分别为磷酸化Akt/mTOR/S6K1蛋白含量；ND-S,正常安静组；ND-Ex,正常运动
组；HFD-S,高脂安静组；HFD-Ex,高脂运动组

血症、脂肪减少、糖耐量异常等。有研究认为,这可能与长期使用雷帕霉素抑制mTORC2,进而损害Akt Ser[473]位点磷酸化有关[30]。细胞学研究[17]则显示,软脂酸孵育可增加骨骼肌细胞、脂肪细胞和肝细胞NF-κB、TNF-α、IL-6炎症因子,但使用雷帕霉素后,脂肪细胞这些炎症因子表达减少,骨骼肌和肝细胞却反增加(图4-5)。我们利用6周高脂饮食肥胖模型大鼠进行的在体研究[10, 31]显示,4周耐力运动可显著降低高脂饮食大鼠的体重、体脂百分比,并改善糖耐量和胰岛素耐量；雷帕霉素(2 mg/kg,每日一次,腹腔注射,共2周)干预高脂及高脂运动大鼠,结果导致高脂大鼠游离脂肪酸倾向升高,高脂和高脂运动大鼠体重和体脂及糖耐量显著降低,同时该项研究也显示雷帕霉素使高脂大鼠骨骼肌及肝脏磷酸化核糖体S6蛋白Ser[235/236]含量降低,但不影响磷酸化蛋白激酶B(P-Akt)Ser[473]含量,而肝脏脂质沉积进一步增加(骨骼肌未测)(图4-8)。这些提示高脂肥胖大鼠用雷帕霉素会抑制脂肪组织脂质合成,可能使血浆游离脂肪酸增多,更多的游离脂肪酸进入肝、骨骼肌等组织,引发脂毒性,从而导致糖尿病样综合征样副作用。

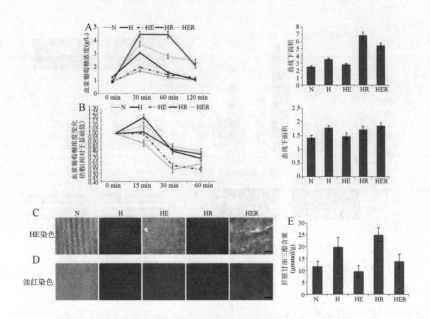

图4-8 耐力运动和雷帕霉素对高脂大鼠糖耐量和肝脂质沉积影响

6周正常大鼠和高脂肥胖模型大鼠分成正常组(N)、高脂组(H)、高脂运动组(HE)、高脂+雷帕霉素组(HR)和高脂运动+雷帕霉素组(HER)。运动大鼠进行4周耐力运动,雷帕霉素注射大鼠则在最后2周腹腔注射(2 mg/kg,每日一次)。A.腹腔糖耐量试验;B.胰岛素耐量试验;C.肝脏HE染色(×100);D.肝脏油红染色(×100);E肝组织甘油三酯含量生化分析

(廖八根)

参考文献

[1]李秀钧.胰岛素抵抗综合征.北京:人民卫生出版社,2001.

[2]中华医学会糖尿病分会胰岛素抵抗学组.胰岛素抵抗评估方法和应用的专家指导意见.中华糖尿病杂志,2018,10(6):377-385.

[3]PARK S Y,GAUTIER J F,CHON S. assessment of insulin secretion and insulin resistance in human. Diabetes Metab J,2021,45(5):641-654.

[4]RHODES C J. Type 2 diabetes-a matter of β-cell life and death? Science,2005,307:380-383.

[5]JAMES D E,STÖCKLI J,BIRNBAUM M J. The aetiology and molecular landscape of insulin resistance. Nat Rev Mol Cell Biol,2021,22(11):751-771.

[6]MALIK V S,WILLETT W C,HU F B. Global obesity:trends,risk factors and policy

implications. Nat Rev Endocrinol,2013,9(1):13-27.

[7] FAZAKERLEY D J, CHAUDHURI R, YANG P Y,et al. Mitochondrial CoQ deficiency isa common driver of mitochondrial oxidants and insulinresistance. eLife,2018,7:e32111.

[8] LUNDSGAARD A M,HOLM J B,SJØBERG K A,et al. Mechanisms preserving insulin action during high dietary fat intake. Cell Metab,2019,29(1):50-63.

[9] LIAO B,XU Y. Exercise improves skeletal muscle insulin resistance without reduced basal mTOR/S6K1 signaling in rats fed a high-fat diet. Eur J Appl Physiol,2011,111(11): 2743-2752.

[10] TU G H,DAI C Y,QU H F,et al. Role of exercise and rapamycin on the expression of energy metabolism genes in liver tissues of rats fed a high-fat diet. Molecular Medicine Reports,2020,22(4):2932-2940.

[11] SARGRAD K R, HOMKO C, MOZZOLI M, et al. Effect of high protein vs high carbohydrate intakeon insulin sensitivity, body weight,hemoglobin A1c,and blood pressure in patients with type 2 diabetesmellitus. J Am Diet Assoc,2005,105:573-580.

[12] TURNER M C,MARTIN N R W,PLAYER D J,et al. Characterising hyperinsulinemia-induced insulin resistance in human skeletal muscle cells. Journal of Molecular Endocrinology,2020,64(3):127-132.

[13] GOODPASTER B H, SPARKS L M. Metabolic flexibility in health and disease. Cell Metabolism,2017,25(5):1027-1036.

[14] SHULMAN G I. Unraveling the cellular mechanism of insulin resistance in humans:new insights from magnetic resonance spectroscopy. Physiology,2004,19:183-190.

[15] HOTAMISLIGIL G S. Inflammation, metaflammation and immunometabolic disorders. Nature,2017,542(7640):177-185.

[16] KLEIN S,GASTALDELLI A,YKI-JÄRVINEN H,et al. Why does obesity cause diabetes? Cell Metab,2022,34(1):11-20.

[17] 屈浩飞.雷帕霉素对高脂环境下不同细胞炎症信号通路的影响.广州:广州体育学院.

[18] WU H, BALLANTYN C M. Skeletal muscle inflammation and insulin resistance in obesity. J Clin Invest,2017,127(1):43-54.

[19] TSOU C L,PETERS W,SI Y,et al. Critical roles for CCR2 and MCP-3 in monocyte mobilization from bone marrow and recruitment to inflammatory sites. J Clin Invest,2007, 117(4):902-909.

[20] PAN Y,HUI X,HOO R L C,et al. Adipocyte-secreted exosomal microRNA-34a inhibits M2 macrophage polarization to promote obesity-induced adipose inflammation. J Clin Invest,2019,129(2):834-849.

[21] KARELIS A D,FARAJ M,BASTARD J P,et al. The metabolically healthy but obese individual presents a favorable inflammation profile. J Clin . Endocrinol Metab,2005,90:

4145-4150.

[22] RÖHL M,PASPARAKIS M,BAUDLER S,et al. Conditional disruption of IkappaB kinase 2 fails to prevent obesity-induced insulin resistance. J Clin Invest,2004,113:474-481.

[23] KOVES T R,USSHER J R,NOLAND R C,et al. Mitochondrial overload and incomplete fatty acid oxidation contribute to skeletal muscle insulin resistance. Cell Metab,2008,7 (1):45-56.

[24] IMIERSKA M, KURIANIUK A, BŁACHNIO-ZABIELSKA A. The influence of physical activity on the bioactive lipids metabolism in obesity-induced muscle insulin resistance. Biomolecules,2020,10(12):1665.

[25] EVANS P L,MCMILLIN S L,WEYRAUCH L A,et al. Regulation of skeletal muscle glucose transport and glucose metabolism by exercise training. Nutrients, 2019, 11 (10):2432.

[26] DI MEO S,IOSSA S,VENDITTI P. Improvement of obesity-linked skeletal muscle insulin resistance by strength and endurance training. J Endocrinol,2017,234(3):R159-R181.

[27] LOWELL B B,SHULMAN G I. Mitochondrial dysfunction and type 2 diabetes. Science, 2005,307:384-390.

[28] PEDERSEN B K. Anti-inflammatory effects of exercise:role in diabetes and cardiovascular disease. Eur J Clin Invest 2017; 47(8):600-611.

[29] IACCARINO G,FRANCO D,SORRIENTO D,et al. Modulation of insulin sensitivity by exercise training: implications for cardiovascular prevention. Journal of Cardiovascular Translational Research,2021,14(2):256-270.

[30] LAMMING D W, YE L, KATAJISTO P, et al. Rapamycin-induced insulin resistance is mediated by mTORC2 loss and uncoupled from longevity. Science, 2012, 335 (6076): 1638-1643.

[31] 廖八根,李燕飞. 耐力运动结合雷帕霉素对高脂膳食大鼠骨骼肌能量代谢相关基因表达的影响. 中国运动医学杂志,2020,39(1):39-46.

第五章

脂肪组织在运动干预非酒精性
脂肪性肝病中的作用机制

随着我国社会经济的快速发展和人们饮食和生活方式的改变,非酒精性脂肪性肝病等肥胖相关慢性代谢性疾病的发病率快速攀升。非酒精性脂肪性肝病(nonalcoholic fatty liver disease, NAFLD)是指除外长期大量饮酒和其他明确的损伤因素所引起的,以甘油三酯为主的脂质在肝细胞中蓄积为病理改变的肝脏代谢性疾病。根据疾病发展进程,非酒精性脂肪性肝病可以分为非酒精性单纯性脂肪肝(nonalcoholic simple fatty liver, NAFL)、非酒精性脂肪性肝炎(nonalcoholic steatohepatitis, NASH)和相关肝硬化和肝细胞癌。已有大量研究证实了运动防治非酒精性脂肪性肝病的有效性[1],然而运动防治非酒精性脂肪性肝病的机制仍不完全清楚。了解脂肪组织在运动干预非酒精性脂肪性肝病的相关机制,有助于为运动改善非酒精性脂肪性肝病的应用和寻找防治非酒精性脂肪性肝病的分子靶点提供理论基础。

第一节　非酒精性脂肪性肝病概述

一、非酒精性脂肪性肝病的流行病学

非酒精性脂肪性肝病已超越病毒性肝炎成为慢性肝病最常见的原因。根据 2019 年相关统计,非酒精性脂肪性肝病在全球成人的患病率已达 25%,其中非洲地区约为 13.5%、亚洲地区约为 27.4%,欧盟地区在 20%~30%,北美地区约为 24%,南美地区高达 32%,中东地区也达 31.8%[2]。我国是全球非酒精性脂肪性肝病患病率增长最快的国家,从 2003 年的 17% 上升到 2012 年的

22.4%[3]。据预测,我国非酒精性脂肪性肝病患者数将从 2016 年的 2.4 亿增加到 2030 年的 3.1 亿[4]。此外,我国还是非酒精性脂肪性肝病年龄中位数最小的国家。我国非酒精性脂肪性肝病患病率最高的年龄段是 50~59 岁,男性患病率明显高于女性,患病率最高的民族是回族和维吾尔族,患病率最高的地区是台湾[2]。在漫长非酒精性脂肪性肝病病程中,非酒精性脂肪性肝炎是非酒精性单纯性脂肪肝发展至肝硬化的关键阶段,已成为肝移植的常见病因。非酒精性脂肪性肝炎的全球患病率在 1.5%~6.5%。2016 年,我国非酒精性脂肪性肝炎病例数高居全球榜首,达到 0.33 亿,到 2030 年,我国非酒精性脂肪性肝炎患病率预计将增加 48%,病例数将发展至 0.48 亿[4]。非酒精性脂肪性肝病不仅引起肝脏相关的发病率和死亡率的增高,同时作为一种多系统疾病,会增加心血管疾病、2 型糖尿病等肝外器官并发疾病的发生率及死亡率,给社会带来极大的负担。在美国,非酒精性脂肪性肝病带来的年度直接医疗费用就达 1 030 亿美元,而在欧洲国家,这一费用约为每年 350 亿欧元。

二、非酒精性脂肪性肝病的诊断和危险因素

非酒精性脂肪性肝病的诊断需满足 3 个条件:①用影像学或者组织学检查发现肝脏脂肪变性(肝脏脂含量超过肝脏湿重 5%或者组织学上每个单位面积有 1/3 以上肝细胞发生脂肪变性);②无饮酒史或饮酒折合酒精量小于 40 g/周;③排除病毒性肝炎、药物性肝病、自身免疫性肝病、肝豆状核变性和其他肝病。组织学检查是诊断脂肪肝的金标准,但由于组织学检查需要通过侵入性操作(穿刺)获得肝脏组织,且肝脏脂肪浸润分布的情况不确定,故在流行病学研究和临床研究上并不普及。现临床主要依靠影像学检查,主要包括超声、CT 和 MRI,其中以 B 超在临床上最为常用。此外,目前磁共振波谱技术被认为也是诊断脂肪肝的可靠方法。

非酒精性脂肪性肝病的危险因素具体可以分为获得性和遗传性两类。获得性危险因素大致可分为以下几类:不良的生活方式(高脂肪高糖高热量饮食模式、久坐少动生活习惯、吸烟)、超重或肥胖(BMI 增高、向心性肥胖)、糖脂代谢异常(胰岛素抵抗、2 型糖尿病、高脂血症)、其他(高血压、高尿酸血症)。不良生活方式导致机体能量过剩、糖脂代谢紊乱是诱发非酒精性脂肪性肝病的重要原因。此外,单核苷酸多态性(single-nucleotide polymorphism, SNP)是非酒精性脂肪性肝病重要的遗传性危险因素。

三、非酒精性脂肪性肝病的病理机制

非酒精性脂肪性肝病的发病机制极为复杂,涉及多种病理因素和肝脏多

种细胞的参与。学者们提出了"二次打击学说""多重打击学说""脂毒性学说"等众多假说。在过去一段很长的时间里，由 James O F 和 Day C P 等于 1998 提出的"二次打击学说"作为非酒精性脂肪性肝病经典的发病机制假说，被广泛接受[5]。"二次打击"中的"首次打击"是指甘油三酯等脂质在肝细胞中的过量聚集。这一过程已经被证实和过量饮食、久坐造成的机体能量代谢紊乱、胰岛素抵抗等因素有关。"首次打击"使肝脏对随后的"二次打击"变得"敏感"。"二次打击"是指由肝脏脂质过量蓄积所引发的线粒体损伤、氧化应激、内质网应激、炎症反应、肝细胞死亡和纤维化的形成和发展。上述非酒精性脂肪性肝病的发生发展不仅涉及肝细胞内的脂质代谢紊乱及所诱发的氧化应激、炎症反应、肝细胞死亡等"级联打击"；还涉及肝脏非实质细胞的作用。例如，肝脏库普弗（Kupffer）细胞的活化加剧肝脏炎症反应，肝星状细胞激活，加速肝脏纤维化进程。

　　随着研究的深入，人们逐渐意识到"二次打击学说"的局限性。近年来，对于非酒精性脂肪性肝病发病机制的解释逐渐由"二次打击学说"向"多重打击学说"转变[6]。"多重打击学说"认为，不良的饮食习惯、环境因素和遗传因素会导致机体内环境紊乱，发生胰岛素抵抗、肥胖和肠道菌群的改变。胰岛素抵抗一方面增加肝脏脂肪酸从头合成，另一方面刺激脂肪组织释放大量游离脂肪酸，也称非酯化脂肪酸（non-esterified fatty acid，NEFA）进入肝脏，从而使肝脏脂质含量增加[7]。此外，胰岛素抵抗还会引发脂肪组织功能紊乱，导致脂肪因子分泌失调并促使脂肪组织分泌炎症因子，从而加重内环境紊乱[8]。肥胖则伴随着脂肪组织重构与功能紊乱，使脂肪组织储存脂质的能力下降，脂解作用增强，并引发脂肪因子的分泌异常，加重机体慢性炎症。肠道菌群的异常改变促使肠道生成的脂肪酸增多且肠壁通透性增大，进而提高肠道脂肪酸的吸收。肠道菌群的异常改变还诱发肠道生成内毒素和促炎因子[9]。

　　自 1994 年 Roger Unger 首次描述脂毒性以来，研究者对脂毒性在非酒精性脂肪性肝病中的危害性认识逐渐深入。肝脏脂质的来源包括饮食中残留的乳糜微粒，甘油三酯代谢释放的游离脂肪酸和相关新生脂肪等。甘油三酯是非酒精性脂肪性肝病中最多的脂质类型，而甘油三酯本身并没有脂毒性[10]，具有脂毒性的特异性脂质是除甘油三酯以外的脂质所产生的，如游离脂肪酸、甘油二酯、神经酰胺、溶血磷脂酰胆碱和游离胆固醇等[11]。特异性脂质引起的脂肪变性是导致肝脏脂毒性的病理基础。特异性脂质在肝组织沉积后，可引起细胞应激、功能障碍、最终导致肝细胞死亡[12]。

　　总之，胰岛素抵抗、肥胖和肠道菌群的改变会诱发肝脏脂质过度蓄积并导致肝组织慢性炎症，进一步加剧肝脏脂毒性、氧化应激、内质网应激，最终导致肝细胞坏死和肝脏纤维化。

第二节　运动改善非酒精性脂肪性 肝病的作用和机制

一、运动改善非酒精性脂肪性肝病的作用

运动对非酒精性脂肪性肝病的防治效果已被大量研究所证实。Sung K C等利用超声检测脂肪肝的手段对 169 347 名被观测者进行了长达 5 年的随访工作，为运动预防和治疗非酒精性脂肪性肝病的有效性提供了第一个纵向流行病学数据。他们对混杂因素进行校正后，发现中等和高等强度运动水平与非酒精性脂肪性肝病新发风险降低和非酒精性脂肪性肝病缓解呈正相关[13]。以往学者们普遍认为运动防治非酒精性脂肪性肝病的作用与其减重作用密不可分，但随着研究的深入，越来越多的研究报道运动防治非酒精性脂肪性肝病的作用不完全依赖其减重作用[14]。一项随机对照试验显示，连续 7 天每天 60 min 的运动即可减少非酒精性脂肪性肝病患者肝细胞凋亡标志物细胞角蛋白 18（cytokeratin 18，CK18）水平[15]。进行 8 周（每周 3 天，每天 45 min）中低强度运动则可显著减少肥胖人群肝脏脂质含量[16]。

以调整饮食和运动为主的生活方式的改变已被列入多个国家的非酒精性脂肪性肝病防治指南[1, 17-18]。我国 2018 年版《非酒精性脂肪性肝病防治指南》推荐每天可坚持中等强度有氧运动和抗阻训练。一项最新发表的研究分析了单纯地中海饮食干预（不加运动训练）对非酒精性脂肪性肝病患者肝内脂质含量、肝脏纤维化程度和肝脏功能的影响，结果表明在没有运动干预的条件下，地中海饮食可显著降低肝内脂质含量，但却不影响肝酶水平，对患者的胰岛素抵抗也无明显的改善作用[19]；而在另一项研究中，研究者们使用地中海饮食结合运动的方式对非酒精性脂肪性肝病患者进行干预，影像学结果显示相较于单纯地中海饮食干预，增加运动能更好地改善肝脏病变[20]。

对于非酒精性脂肪性肝病的防治最有效的运动类型、运动强度和运动时间仍未确定。相关研究显示，长期的有氧运动和抗阻运动在降低体脂含量、减小 BMI、减少肝脏脂质含量和改善肝脏病理情况方面并无显著差异[21]。就目前研究来看，非酒精性脂肪性肝病改善作用似乎更多取决于运动强度。相较

于低强度运动,中高强度运动改善非酒精性脂肪性肝病的作用更为显著。在非酒精性脂肪性肝病运动处方的设计中,应充分考虑患者的依从性,制订便于其长期坚持、促进运动习惯形成的方案。

二、运动改善非酒精性脂肪性肝病的机制

(一)运动改善肝脏脂质代谢

肝脏脂质代谢紊乱引起甘油三酯在肝内大量蓄积是非酒精性脂肪性肝病的主要病理特征。肝细胞主要通过两种方式获得脂肪酸用于合成甘油三酯:一是通过从头合成途径合成脂肪酸,二是通过摄取外周循环非酯化脂肪酸。肝细胞并非甘油三酯的正常储存部位,而是甘油三酯的中间储存站。肝细胞可将甘油三酯以极低密度脂蛋白(very low density lipoprotein, VLDL)的形式分泌出肝脏,为各器官组织提供能量。除此之外,肝细胞内甘油三酯还可发生水解和脂肪酸的 β 氧化,为肝脏代谢提供能量。上述任何一条途径的异常都可能引起肝脏甘油三酯代谢紊乱,诱发非酒精性脂肪性肝病。

大量研究已证实,运动可通过减少脂肪酸从头合成和增加脂肪酸 β 氧化减少肝脏甘油三酯蓄积。乙酰辅酶 A 是合成脂肪酸的重要前体,它在乙酰辅酶 A 羧化酶(acetyl-CoA carboxylase, ACC)的催化下生成丙二酰辅酶 A;随后1 分子乙酰辅酶 A 和 7 分子丙二酰辅酶 A 在脂肪酸合成酶(fatty acid synthetase, FASN)的作用下连续缩合形成 16 个碳原子的饱和脂肪酸(棕榈酸);饱和脂肪酸可在硬脂酰辅酶 A 去饱和酶 1(stearoyl-CoA desaturase 1, SCD1)的催化下转化为单一不饱和脂肪酸,这是甘油三酯生成的必需原料。运动可通过下调固醇调节元件结合蛋白-1(sterol regulatory element binding protein-1, SREBP-1)降低上述肝脏甘油三酯合成相关酶乙酰辅酶 A 羧化酶、脂肪酸合成酶、硬脂酰辅酶 A 脱氢酶 1 的表达,减少甘油三酯含量。线粒体是脂肪酸 β 氧化的场所,肉碱棕榈酰转移酶-1(carnitine palmitoyl transferase-1, CPT-1)负责将长链脂肪酸转运到线粒体,进入线粒体的脂肪酸可在中链酰基辅酶 A 脱氢酶(medium-chain acyl-CoA dehydrogenase, MCAD)的作用下进一步进行 β 氧化。运动可提高肝脏肉碱棕榈酰转移酶-1 和中链酰基辅酶 A 脱氢酶的表达,增加脂肪酸 β 氧化,这可能与运动上调 PPARγ 有关。除此之外,运动可通过激活 AMP 活化蛋白激酶、促进乙酰辅酶 A 羧化酶磷酸化抑制乙酰辅酶 A 羧化酶活性等机制,抑制脂肪酸从头合成、增加脂肪酸 β 氧化,减少肝脏甘油三酯含量。

除了减少肝脏脂肪酸从头合成和增加脂肪酸 β 氧化外,Shojaee-Moradie 等

的研究发现,尽管运动对极低密度脂蛋白的生成无显著影响,但可以提高极低密度脂蛋白的清除率。这可能也是运动降低肝脏甘油三酯含量的原因之一[22]。

(二) 运动减轻肝脏炎症反应

炎症反应是非酒精性脂肪性肝病发展过程中的重要病理变化,它是推动非酒精性单纯性脂肪肝向非酒精性脂肪性肝炎发展的重要机制。已有大量的文献证实了运动减轻炎症反应改善非酒精性脂肪性肝病的作用。运动可抑制NF-κB 信号通路,减少炎症因子 TNF-α 和白细胞介素-1β(interleukin-1β, IL-1β)的表达和分泌,抑制肝 Kupffer 细胞活化[23, 24],减轻炎症反应。

炎症因子 IL-1β 的产生和 Nod 样受体蛋白 3(Nod-like receptor protein 3,NLRP3)炎症小体之间有着密切联系。NLRP3 炎症小体是一种位于细胞质的大分子多蛋白复合物,由识别分子 NLRP3 蛋白、接头分子 ASC 和效应分子pro-caspase-1 组成。NLRP3 炎症小体活化后,可使 pro-caspase-1 自体剪切生成活化的 caspase-1,后者酶切 pro-IL-1β 形成成熟的 IL-1β,从而激活下游炎症信号传导通路,产生大量炎症介质,促进炎症反应[25]。NLRP3 炎症小体在非酒精性脂肪性肝病发展中发挥着重要作用。NLRP3 敲除可抑制蛋氨酸胆碱缺乏(methionine-choline-deficient, MCD)饮食和胆碱缺乏氨基酸(choline-deficientamino acid, CDAA)饮食诱导的非酒精性脂肪性肝病[26, 27]。NLRP3 炎症小体抑制剂 MCC950 可显著改善高脂饮食及 MCD 饮食诱导的肝脏炎症反应和纤维化[28]。NLRP3 过表达则增加 CDAA 饮食诱导的 Kupffer 细胞浸润和纤维化[26-27]。在体外试验中也已证实,NLRP3 敲除可减少棕榈酸刺激引起的Kupffer 细胞炎症因子的分泌[27]。本课题组在高脂与 MCD 饮食诱导的非酒精性脂肪性肝病小鼠中发现,运动可显著降低肝脏 NLRP3 炎症小体组成成分NLRP3、ASC、pro-caspase-1 的蛋白水平,减少活性 caspase-1 含量,抑制 IL-1β的生成与分泌,减轻肝脏炎症反应,改善非酒精性脂肪性肝病[29](图 5-1);本课题组还发现,运动抑制肝脏 NLRP3 炎症小体活化的可能机制是增加一种抗炎肝脏因子 adropin 的表达与分泌[29](图 5-2)。

(三) 运动减轻肝脏氧化应激

氧化应激反映了机体活性氧过度生成和(或)细胞抗氧化系统功能降低。它可导致细胞功能紊乱甚至死亡。越来越多的研究表明,线粒体功能紊乱、酶/非酶抗氧化系统功能减弱和炎症反应是造成非酒精性脂肪性肝病肝脏氧化应激的主要原因。当发生氧化应激时,自由基会损伤细胞 DNA,导致染色体不稳定,引起一些基因表达发生改变;此外,氧化应激还会引发蛋白和脂质的氧化反应,致使多种酶和结构蛋白功能改变。上述病理变化会引起进一步损

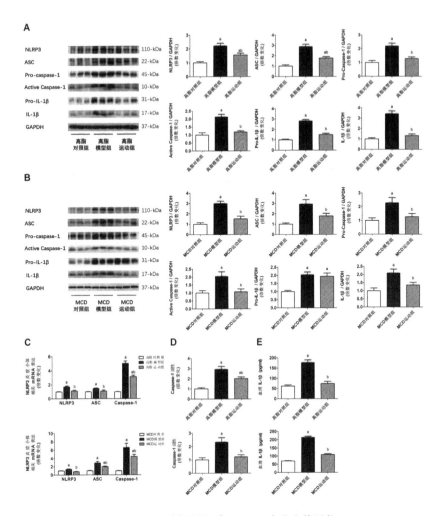

图 5-1 运动抑制肝脏 NLRP3 炎症小体活化

A. 运动对高脂饮食(HFD)诱导的非酒精性脂肪性肝炎小鼠肝脏 NLRP3 炎症小体相关蛋白表达的影响;B. 运动对蛋氨酸胆碱缺乏(MCD)饮食诱导的非酒精性脂肪性肝炎小鼠肝脏 NLRP3 炎症小体相关蛋白表达的影响;C. 肝脏 NLRP3 炎症小体相关基因 mRNA 表达情况;D. 肝脏 caspase-1 活性;E. 血清 IL-1β 水平。HFD-C:高脂对照组,HFD:高脂非酒精性脂肪性肝炎模型组,HFD+EXE:高脂运动组,MCD-C:MCD 对照组,MCD:MCD 非酒精性脂肪性肝炎模型组,MCD+EXE:MCD 运动组。a 表示与 HFD-C 或 MCD-C 相比 P<0.05,b 表示与 HFD 或 MCD 相比 P<0.05

伤线粒体功能、加重炎症反应、损伤肝细胞、激活肝星状细胞,推动非酒精性脂肪性肝病的发展[30]。

运动减轻非酒精性脂肪性肝病肝脏氧化应激的作用已在动物和人群研究中得到了证实[30-31]。运动能够降低肝脏活性氧水平,减少脂质过氧化副产物

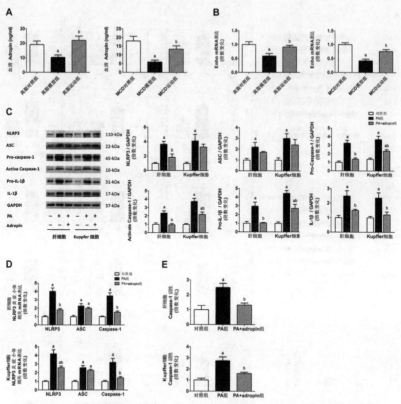

图 5-2　运动可能通过提高 adropin 水平来抑制 NLRP3 炎症小体活化

A~B. 运动增加高脂饮食(HFD)和蛋氨酸胆碱缺乏(MCD)饮食喂养的小鼠 adropin 表达和分泌(动物实验);C~E. adropin 抑制棕榈酸(PA)诱导的肝细胞和 Kupffer 细胞 NLRP3 炎症小体活化(细胞实验)。A. 血清 adropin 水平;B. 肝脏编码 adropin 基因 Enho mRNA 水平;C. 肝细胞和 Kupffer 细胞 NLRP3 炎症小体相关蛋白表达情况;D. 肝细胞和 Kupffer 细胞 NLRP3 炎症小体相关基因 mRNA 水平;E. 肝细胞和 Kupffer 细胞 caspase-1 活性。HFD-C:高脂对照组,HFD:高脂非酒精性脂肪性肝炎模型组,HFD+EXE:高脂运动组,MCD-C:MCD 对照组,MCD:MCD 非酒精性脂肪性肝炎模型组,MCD+EXE:MCD 运动组。A~B. a 表示与 HFD-C 或 MCD-C 相比 $P<0.05$;b 表示与 HFD 或 MCD 相比 $P<0.05$。C~E. a 表示与对照组相比 $P<0.05$;b 表示与 PA 刺激组相比 $P<0.05$

丙二醛(malondialdehyde,MDA)含量,降低蛋白质氧化产物蛋白质羰基含量[32]。运动减轻肝脏氧化应激的机制包括改善线粒体功能、提高酶/非酶抗氧化系统功能和减轻炎症反应。研究表明,耐力型运动可减轻非酒精性脂肪性肝炎模型动物肝脏线粒体结构和功能损伤[33]。运动可增加抗氧化酶系主要成员超氧化物歧化酶(superoxide dismutase,SOD)、谷胱甘肽过氧化物酶(glutathione peroxidase,GPX)和过氧化氢酶(catalase,CAT)的表达和活性[24,32];提高机体重要的非酶抗氧化剂谷胱甘肽(glutathione,GSH)的含量[34]。运动提高肝脏抗氧化能力与激活抗氧化信号通路 Keap1-Nrf2-ARE 有关。当发生氧化应激时,Nrf2 会与 Keap1 解离,转位至细胞核,与细胞核内抗氧化反应元件结合,诱发下游一系列抗氧化靶基因的转录。运动能够提高 Nrf2 表达,促进 Nrf2 入核,促进下游抗氧化基因的转录和表达[35]。抑制 Kupffer 细胞活化,减轻炎症反应也是运动改善肝脏氧化应激的重要机制。

（四）运动减轻肝脏内质网应激

内质网作为真核细胞内的重要细胞器,是机体蛋白质合成和脂质代谢的重要场所。正常情况下,机体可通过未折叠蛋白反应恢复内质网蛋白稳态;当机体功能紊乱时,错误折叠和未折叠蛋白聚集在内质网腔内,超过内质网自身调节能力时便会发生内质网应激。PERK/eIF-2α 通路、IRE-1/JNK 通路和 ATF6 通路是内质网应激启动的 3 条经典通路。

持续的内质网应激可加重肝脏脂质代谢紊乱、胰岛素抵抗、炎症反应、氧化应激、自噬异常和细胞凋亡,推动非酒精性脂肪性肝病的发展[36]。已在脂肪组织证实了运动可抑制肥胖大鼠内质网应激 PERK/eIF-2α 通路的激活[37],但关于运动对非酒精性脂肪性肝病肝脏内质网应激的研究并不多见。近期, Ruan L 团队报道了运动可抑制高脂饮食诱导的 PERK/eIF-2α 通路和 IRE-1/ JNK 通路的活化,减轻氧化应激和肝细胞凋亡,改善非酒精性脂肪性肝病[38]。

第三节　脂肪组织在运动改善非酒精性脂肪性肝病中的作用机制

脂肪组织既是机体能量储存的主要场所,可将机体充裕的能量以脂质的形式加以储存;也是重要的内分泌组织,可产生脂联素、FGF21、瘦素等一系列的脂肪因子。脂肪组织具有多种生物学功能,包括调控能量平衡、脂代谢、糖代谢、炎症反应等。肥胖和非酒精性脂肪性肝病等慢性代谢性疾病常常伴随着脂肪组织慢性炎症、内质网应激和胰岛素抵抗等病理反应的发生,这些病理反应在引起脂肪组织重构的同时,还会造成脂肪组织功能紊乱,推动非酒精性脂肪性肝病疾病进展[39]:①发生慢性炎症的脂肪组织会表达分泌一系列的炎症因子,如 IL-1β、IL-6 和 TNF-α 等,这些炎症因子一方面可经循环进入肝脏,促进非酒精性脂肪性肝病的发展,另一方面可作用于脂肪组织自身,加剧脂肪组织重构与功能紊乱。②脂肪组织缺氧、胰岛素抵抗、炎症反应和内质网应激将促使脂肪组织重构,导致脂肪组织纤维化的发生,这一方面降低了脂肪组织的储脂能力,另一方面加速脂肪组织的脂解,增加肝脏脂肪酸的主要来源——循环非酯化脂肪酸的含量,加重非酒精性脂肪性肝病肝脏脂质沉积。此外,脂肪组织纤维化还将促使糖代谢紊乱,加速非酒精性脂肪性肝病进程。③脂肪组织内分泌功能紊乱,如脂联素表达减少、FGF21 表达和敏感性降低、瘦素代偿性合成增多等,这些内分泌因子的异常表达和作用可推动非酒精性脂肪性肝病病情发展。运动能通过减轻脂肪组织慢性炎症、抑制脂肪组织纤维化和改善脂肪组织内分泌功能改善非酒精性脂肪性肝病(图 5-3)。

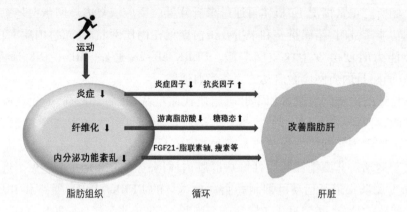

图 5-3　脂肪组织在运动改善非酒精性脂肪性肝病中的作用

一、运动减轻脂肪组织慢性炎症

肥胖和相关代谢性疾病引起的炎症反应是一种非特异性的、可持续存在的低度炎症反应,可在全身多个组织/器官中存在,也称为慢性系统性低度炎症。这种慢性炎症区别于传统的炎症,并不出现"红、肿、热、痛",但却可以引起胰岛素抵抗、氧化应激、内质网应激等病理反应,推动肥胖相关慢性疾病的发展。脂肪组织慢性炎症是机体慢性系统性低度炎症的重要组成部分。当发生慢性系统性低度炎症时,脂肪组织内出现大量促炎免疫细胞浸润,促炎因子分泌增多,而抗炎因子分泌减少,这些细胞因子可通过循环作用于全身多种组织细胞,也可直接作用于脂肪组织。脂肪组织慢性炎症是非酒精性脂肪性肝病重要的病理机制,也是推动脂肪组织结构和功能异常的重要基础。

越来越多的证据表明运动可有效减轻脂肪组织慢性炎症,且这种作用并不完全依赖运动的减脂的作用。运动可减少脂肪组织免疫细胞的聚集,调节脂肪组织免疫细胞的组成和功能使其向抗炎型转变(例如,运动降低脂肪组织中促炎型 CD8$^+$T 细胞和 M1 型巨噬细胞比例,增加抗炎型辅助型 T 细胞和 M2 巨噬细胞比例),减少促炎细胞因子 TNF-α、IL-1、IL-6、干扰素 γ、单核细胞趋化蛋白-1(monocyte chemoattractant protein-1,MCP-1)的分泌,增加抗炎细胞因子 IL-4、IL-10、IL-33、IL-13 的分泌[40]。

二、运动减轻脂肪组织纤维化

组织纤维化指细胞外基质(extracellular matrix,ECM)过量沉积。它参与机体损伤后的修复与再生过程,但过度纤维化将导致器官组织结构破坏和功能障碍。在正常生理条件下,脂肪组织存在一定量的细胞外基质。它构成的三维网格为脂肪细胞提供结构支持并维持脂肪组织的正常功能。2008 年,Henegar C 研究团队利用基因组学发现,肥胖人群脂肪组织中细胞外基质相关基因显著上调[41]。2009 年,Khan T 等亦发现,与野生型小鼠相比,db/db 小鼠,脂肪组织中细胞外基质的主要成分——胶原蛋白含量明显增加,他们提出"脂肪组织纤维化"这一概念,并证实通过敲除Ⅵ型胶原抑制脂肪组织纤维化可增加脂肪细胞体积扩张,降低 ob/ob 小鼠空腹血糖,提高葡萄糖耐量,减少肝脏甘油三酯含量[42]。随后,越来越多的研究表明,发生肥胖和相关慢性疾病时脂肪细胞肥大增生,进而细胞外基质过量沉积与重构,脂肪组织发生纤维化,限制了脂肪组织正常扩张和储脂能力,使循环非酯化脂肪酸含量增加,引发包括肝脏在内的异位脂质聚集并加重糖代谢紊乱。近期一项人群研究表明,非酒精性脂肪性肝病患者肝脏纤维化程度与脂肪组织纤维化程度呈正相关[43]。抑制脂肪组织纤维化,恢复脂肪组织正常的储脂能力,有利于改善非酒精性脂肪性肝病。

本课题组在近期的研究中惊喜地发现,运动具有抑制肥胖小鼠脂肪组织纤维化的作用[44]。本课题组采用 12 周的高脂饮食诱导小鼠肥胖模型,在此基础上继续进行 12 周的高脂饮食干预或高脂饮食合并跑台运动干预,整个实验干预时间为 24 周。结果显示,12 周的高脂饮食喂养可使小鼠脂肪组织出现纤维化病变,继续 12 周的高脂饮食喂养显著加重小鼠脂肪组织纤维化程度。运动组小鼠脂肪组织纤维化程度和纤维化相关基因的表达不仅较 24 周高脂饮食小鼠明显降低,相比于 12 周高脂饮食小鼠也显著下降,这提示运动可抑制甚至逆转脂肪组织纤维化(图 5-4)。PPARγ 能够抑制脂肪组织纤维化,本课题组发现运动减轻脂肪组织纤维化的作用可能机制是上调 PPARγ 的表达。

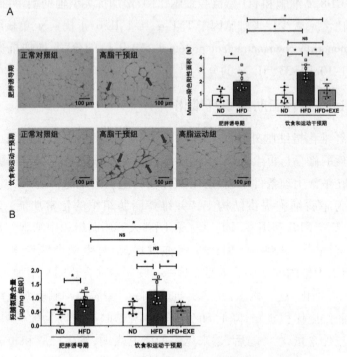

图 5-4   运动抑制高脂饮食诱导的脂肪组织纤维化

A. 脂肪组织 Masson 染色；B. 脂肪组织羟脯氨酸水平。SD：普通饮食组，HFD：高脂饮食组，HFD+EXE：高脂运动组。＊表示 $P<0.05$

三、运动改善脂肪组织内分泌功能紊乱

长期以来，脂肪组织一直被认为是仅供能量储存的终末分化器官。1994年，瘦素的发现激起了人们对脂肪细胞因子研究的热潮。随着瘦素、脂联素、脂肪源性肿瘤坏死因子、抵抗素、成纤维细胞生长因子 21 等众多脂肪细胞因子的发现，脂肪组织强大的内分泌功能也逐渐为人们所认识。非酒精性脂肪性肝病发病机制复杂，它不仅仅是单一的肝脏病变，而是在不良的生活习惯等因素的作用下，多组织多系统相互影响所形成的疾病。包括脂肪细胞因子在内的内分泌因子是实现多器官组织交流的重要媒介。越来越多的证据表明，脂肪细胞因子的分泌或作用异常在非酒精性脂肪性肝病发生发展中起重要作用，运动能够通过改善脂肪组织内分泌功能发挥抗非酒精性脂肪性肝病的作用。

（一）FGF21-脂联素轴

成纤维细胞生长因子 21（fibroblast growth factor 21，FGF21）属于成纤维细胞生长因子家族中的一员，主要在肝脏表达，此外在糖脂代谢旺盛的组织细胞

如脂肪组织、胰岛 β 细胞、骨骼肌等均有一定量的表达。FGF21 作为一种分泌型蛋白,可经循环作用于机体多种组织细胞,肝脏、脂肪组织均是 FGF21 作用的靶点。FGF21 生理功能的发挥依赖于其信号通路的传导。FGF21 与其受体(FGF receptor,FGFR)的亲和力并不强,需要在辅助因子 β-Klotho 的协助下形成 FGF21/β-Klotho/FGFR 复合体才能完成下游通路的激活。FGF21 在调控能量和糖脂代谢方面发挥着重要的作用,能够改善肥胖、非酒精性脂肪性肝病、糖尿病等病理状态下的糖脂代谢;增加高脂饮食诱导的肥胖小鼠和 ob/ob 小鼠的能量消耗,降低其体重;促进肝脏脂肪酸氧化和酮体的生成;增加脂肪细胞对葡萄糖的摄取,增加胰岛素敏感性。除上述功能外,FGF21 还是机体内分泌因子交互作用网络的重要分子,可增加脂肪因子脂联素的转录和分泌[45]。FGF21 的许多生理功能,如调控脂质代谢、增加胰岛素敏感性等,均由脂联素介导[45]。

脂联素是由脂肪细胞分泌的一种激素样蛋白,是脂肪组织基因表达最丰富的蛋白产物之一,大量存在于血液循环中。脂联素在循环中以 3 种不同的寡聚复合物形式存在,分别为同源三聚体构成的低分子量脂联素、六聚体构成的中分子量脂联素、12~18 多聚体构成的高分子量脂联素,其中高分子量脂联素是脂联素的主要活性形式。脂联素是维持糖脂代谢稳态的重要调节因子。脂联素能增加胰岛素敏感性,下调肝脏脂质合成的关键基因,抑制脂质生成;并通过激活 AMP 活化蛋白激酶促进脂肪酸氧化[46]。此外,脂联素还在调节神经酰胺代谢方面起重要作用。脂联素激活其受体 AdipoR1、AdipoR2,提高神经酰胺分解关键酶 CDase 的活性,降低神经酰胺浓度[47]。

本课题组发现高脂饮食诱导的非酒精性脂肪性肝病小鼠存在 FGF21 -脂联素轴受损,具体表现为:①肝脏、脂肪组织 FGF21 表达增加,循环中 FGF21 含量增加;②脂肪组织脂联素表达减少,循环中总脂联素和高分子量脂联素含量减少;③FGF21 诱导总脂联素和高分子量脂联素分泌的能力下降;④脂肪组织 FGF21 受体 FGFR1、FGFR2、FGFR3 和辅助因子 β-Klotho 表达降低。概括而言,高脂饮食使脂肪组织 FGF21 受体和辅助因子表达减少,脂肪组织 FGF21 敏感性降低,导致 FGF21 诱导脂联素分泌的能力减弱,机体代偿性合成和分泌更多的 FGF21。FGF21 -脂联素轴在调控机体糖脂代谢方面具有重要作用,其受损将促进非酒精性脂肪性肝病的发展。

本课题组同时也证实运动可减轻高脂饮食诱导的 FGF21 -脂联素轴受损[48](图 5-5):尽管运动对肝脏 FGF21 表达和血清 FGF21 含量无显著影响,但可显著提高脂肪组织 FGF21、FGF21 受体 FGFR1、FGFR2 和辅助因子 β-Klotho 水平,增加脂肪组织 FGF21 敏感性,提高脂肪组织 FGF21 诱导总脂联素和高分子量脂联素分泌的能力。此外,我们在近期研究中还证实了运动改善肝脏神经酰胺代谢缓解非酒精性脂肪性肝病的作用依赖于 FGF21 -脂联素轴。

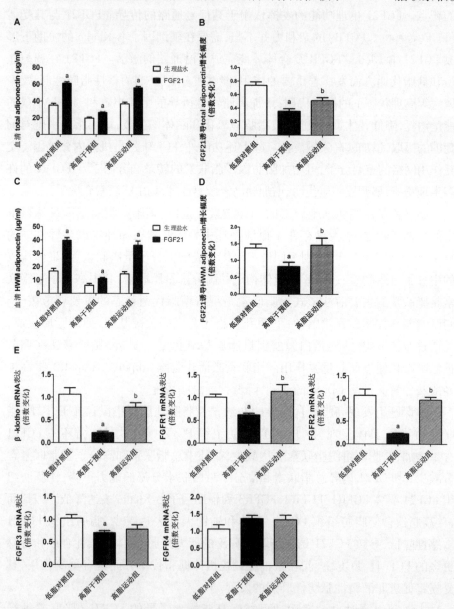

图 5-5　运动改善高脂饮食诱导的 FGF21 -脂联素轴受损

　　A. FGF21 诱导总脂联素分泌情况;B. FGF21 诱导总脂联素分泌倍数变化;C. FGF21 诱导高分子量(HWM)脂联素分泌情况;D. FGF21 诱导 HWM 脂联素分泌倍数变化;E. 脂肪组织 FGF21 受体和辅助因子 mRNA 水平。LFD:低脂饮食对照组;HFD:高脂饮食组;HFD+EXE:高脂运动组。a 表示与 LFD 组相比 $P<0.05$;b 表示与 HFD 相比 $P<0.05$

（二）瘦素

瘦素由肥胖基因编码,由脂肪细胞分泌,是一种经典的脂肪因子。瘦素和其受体结合后激活下游信号通路,发挥重要的生理作用。瘦素受体有6种亚型,表达于中枢神经系统和外周器官组织,如下丘脑、海马、脑干、大脑皮质、中脑、肝脏、胰岛、甲状腺、心脏等。中枢神经系统是瘦素作用的主要部位,瘦素结合其受体激活神经元,通过多种细胞信号传导通路,调控机体能量平衡和代谢稳态,包括抑制食欲、增加能量消耗、降低体重等[49];此外,瘦素还可作用于脂肪组织、肝脏、胰腺、肌肉等外周组织,发挥一定的生理病理作用。肥胖和相关慢性疾病患者体内瘦素水平显著增加,过量的瘦素却并未起到抑制摄食和减轻体重的作用,这种现象归因于一种机体负反馈调节——瘦素抵抗。瘦素在非酒精性脂肪性肝病发生发展中具有不同的作用。瘦素通过中枢神经系统抑制能量摄入或直接激活肝脏 AMP 活化蛋白激酶,减轻非酒精性脂肪性肝病肝脏脂质蓄积;而另一方面,瘦素可直接激活 Kupffer 细胞和肝星状细胞,诱导转化生长因子-β(transforming growth factor-β)表达,促进胶原合成,推动肝纤维化进程[50]。研究表明,运动可减轻中枢神经系统瘦素抵抗,抑制食欲,进而改善肥胖相关糖脂代谢紊乱。这是运动改善非酒精性脂肪性肝病的机制之一,但关于运动对外周瘦素作用的影响和其在改善非酒精性脂肪性肝病中的作用仍有待进一步研究。

（杨文琦,李良鸣）

参考文献

[1] 中华医学会肝病学分会脂肪肝和酒精性肝病学组,中国医师协会脂肪性肝病专家委员会. 非酒精性脂肪性肝病防治指南(2018 年更新版). 实用肝脏病杂志,2018,21(2):177-186.

[2] YOUNOSSI Z,TACKE F,ARRESE M,et al. Global perspectives on nonalcoholic fatty liver disease and nonalcoholic steatohepatitis. Hepatology,2019,69(6):2672-2682.

[3] XIAO J,WANG F,WONG N K,et al. Global liver disease burdens and research trends:analysis from a Chinese perspective. J Hepatol,2019,71(1):212-221.

[4] ESTES C,ANSTEE Q M,ARIAS-LOSTE M T,et al. Modeling NAFLD disease burden in China,France,Germany,Italy,Japan,Spain,United Kingdom,and United States for the period 2016-2030. J Hepatol,2018,69(4):896-904.

[5] JAMES O F,DAY C P. Non-alcoholic steatohepatitis (NASH):a disease of emerging identity and importance. J Hepatol,1998,29(3):495-501.

［6］ BUZZETTI E，PINZANI M，TSOCHATZIS E A. The multiple-hit pathogenesis of non-alcoholic fatty liver disease（NAFLD）. Metabolism，2016，65（8）：1038-1048.

［7］ BUGIANESI E，MOSCATIELLO S，CIARAVELLA M F，et al. Insulin resistance in nonalcoholic fatty liver disease. Curr Pharm Des，2010，16（17）：1941-1951.

［8］ GUILHERME A，VIRBASIUS J V，PURI V，et al. Adipocyte dysfunctions linking obesity to insulin resistance and type 2 diabetes. Nat Rev Mol Cell Biol，2008，9（5）：367-377.

［9］ KIRPICH I A，MARSANO L S，MCCLAIN C J. Gut-liver axis，nutrition，and non-alcoholic fatty liver disease. Clin Biochem，2015，48（13-14）：923-930.

［10］ ANGULO P，KLEINER D E，DAM-LARSEN S，et al. Liver fibrosis，but no other histologic features，is associated with long-term outcomes of patients with nonalcoholic fatty liver disease. Gastroenterology，2015，149（2）：389-397，e10.

［11］ MUSSO G，CASSADER M，PASCHETTA E，et al. Bioactive lipid species and metabolic pathways in progression and resolution of nonalcoholic steatohepatitis. Gastroenterology，2018，155（2）：282-302，e8.

［12］ CUSI K. Role of obesity and lipotoxicity in the development of nonalcoholic steatohepatitis：pathophysiology and clinical implications. Gastroenterology，2012，142（4）：711-725.

［13］ SUNG K C，RYU S，LEE J Y，et al. Effect of exercise on the development of new fatty liver and the resolution of existing fatty liver. J Hepatol，2016，65（4）：791-797.

［14］ HASHIDA R，KAWAGUCHI T，BEKKI M，et al. Aerobic vs. resistance exercise in non-alcoholic fatty liver disease：a systematic review. J Hepatol，2017，66（1）：142-152.

［15］ FEALY C E，HAUS J M，SOLOMON T P J，et al. Short-term exercise reduces markers of hepatocyte apoptosis in nonalcoholic fatty liver disease. J Appl Physiol（1985），2012，113（1）：1-6.

［16］ KEATING S E，HACKETT D A，PARKER H M，et al. Effect of aerobic exercise training dose on liver fat and visceral adiposity. J Hepatol，2015，63（1）：174-182.

［17］ 罗雨欣，尹凤荣，张晓岚. 2017 年美国肝病研究学会非酒精性脂肪性肝病的诊断和管理指南解读. 临床荟萃，2017，32（11）：946-948.

［18］ SBERNA A L，BOUILLET B，ROULAND A，et al. European Association for the Study of the Liver（EASL），European Association for the Study of Diabetes（EASD）and European Association for the Study of Obesity（EASO）clinical practice recommendations for the management of non-alcoholic fatty liver disease：evaluation of their application in people with Type 2 diabetes. Diabet Med，2018，35（3）：368-375.

［19］ HOUTTU V，CSADER S，NIEUWDORP M，et al. Dietary interventions in patients with non-alcoholic fatty liver disease：a systematic review and meta-analysis. Front Nutr，2021，8：716783.

［20］ TROVATO G M，CATALANO D，MARTINES G F，et al. Western dietary pattern and sedentary life; independent effects of diet and physical exercise intensity on NAFLD. Am J Gastroenterol,2013,108(12):1932−1933.

[21] BACCHI E,NEGRI C,TARGHER G,et al. Both resistance training and aerobic training reduce hepatic fat content in type 2 diabetic subjects with nonalcoholic fatty liver disease (the RAED2 Randomized Trial). Hepatology,2013,58(4):1287−1295.

[22] SHOJAEE-MORADIE F,CUTHBERTSON D J,BARRETT M,et al. Exercise training reduces liver fat and increases rates of VLDL clearance but not VLDL production in NAFLD. J Clin Endocrinol Metab,2016,101(11):4219−4228.

[23] KAWANISHI N,YANO H,MIZOKAMI T,et al. Exercise training attenuates hepatic inflammation,fibrosis and macrophage infiltration during diet induced-obesity in mice. Brain Behav Immun,2012,26(6):931−941.

[24] GUO R,LIONG E C,SO K F,et al. Beneficial mechanisms of aerobic exercise on hepatic lipid metabolism in non-alcoholic fatty liver disease. Hepatobiliary Pancreat Dis Int,2015, 14(2):139−144.

[25] HE Y,HARA H,NUNEZ G. Mechanism and regulation of NLRP3 inflammasome activation. Trends Biochem Sci,2016,41(12):1012−1021.

[26] HE K,ZHU X,LIU Y,et al. Inhibition of NLRP3 inflammasome by thioredoxin-interacting protein in mouse Kupffer cells as a regulatory mechanism for non-alcoholic fatty liver disease development. Oncotarget,2017,8(23):37657−37672.

[27] WREE A,MCGEOUGH M D,PEÑA C A,et al. NLRP3 inflammasome activation is required for fibrosis development in NAFLD. J Mol Med (Berl),2014,92(10):1069−1082.

[28] MRIDHA A R,WREE A,ROBERTSON A AB,et al. NLRP3 inflammasome blockade reduces liver inflammation and fibrosis in experimental NASH in mice. J Hepatol,2017,66(5):1037−1046.

[29] YANG W,LIU L,WEI Y,et al. Exercise suppresses NLRP3 inflammasome activation in mice with diet-induced NASH:a plausible role of adropin. Lab Invest,2021,101(3):369−380.

[30] FARZANEGI P,DANA A,EBRAHIMPOOR Z,et al. Mechanisms of beneficial effects of exercise training on non-alcoholic fatty liver disease (NAFLD):roles of oxidative stress and inflammation. Eur J Sport Sci,2019,19(7):994−1003.

[31] OH S,TSUJIMOTO T,KIM B,et al. Weight-loss-independent benefits of exercise on liver steatosis and stiffness in Japanese men with NAFLD. JHEP Rep,2021,3(3):100253.

[32] HENKEL J,BUCHHEIM-DIECKOW K,CASTRO J P,et al. Reduced oxidative stress and enhanced FGF21 formation in livers of endurance-exercised rats with diet-induced NASH. Nutrients,2019,11(11):2709.

[33] GONCALVES I O, PASSOS E, ROCHA-RODRIGUES S, et al. Physical exercise prevents and mitigates non-alcoholic steatohepatitis-induced liver mitochondrial structural and bioenergetics impairments. Mitochondrion, 2014, 15:40-51.

[34] ACIKEL ELMAS M, ATAY N, ÖZAKPıNAR Ö B, et al. Morphological evaluation of the effects of exercise on high-fat-diet-induced liver damage in rats. Turk J Gastroenterol, 2020, 31(9):626-632.

[35] ZOU Y, CHEN Z, SUN C, et al. Exercise intervention mitigates pathological liver changes in NAFLD zebrafish by activating SIRT1/AMPK/NRF2 signaling. Int J Mol Sci, 2021, 22 (20):10940.

[36] LEBEAUPIN C, VALLÉE D, HAZARI Y, et al. Endoplasmic reticulum stress signaling and the pathogenesis of non-alcoholic fatty liver disease. Journal of Hepatology, 2018, 69(4): 927-947.

[37] DA LUZ G, FREDERICO M J S, DA SILVA S, et al. Endurance exercise training ameliorates insulin resistance and reticulum stress in adipose and hepatic tissue in obese rats. Eur J Appl Physiol, 2011, 111(9):2015-2023.

[38] RUAN L, LI F, LI S, et al. Effect of different exercise intensities on hepatocyte apoptosis in HFD-induced NAFLD in rats:the possible role of endoplasmic reticulum stress through the regulation of the IRE1/JNK and eIF2alpha/CHOP signal pathways. Oxid Med Cell Longev, 2021:6378568.

[39] BESSONE F, RAZORI M V, ROMA M G. Molecular pathways of nonalcoholic fatty liver disease development and progression. Cell Mol Life Sci, 2019, 76(1):99-128.

[40] WINN N C, COTTAM M A, WASSERMAN D H, et al. Exercise and adipose tissue immunity:outrunning inflammation. Obesity (Silver Spring), 2021, 29(5):790-801.

[41] HENEGAR C, TORDJMAN J, ACHARD V, et al. Adipose tissue transcriptomic signature highlights the pathological relevance of extracellular matrix in human obesity. Genome Biol, 2008, 9(1):R14.

[42] KHAN T, MUISE E S, IYENGAR P, et al. Metabolic dysregulation and adipose tissue fibrosis:role of collagen VI. Mol Cell Biol, 2009, 29(6):1575-1591.

[43] LEVEN A S, GIESELER R K, SCHLATTJAN M, et al. Association of cell death mechanisms and fibrosis in visceral white adipose tissue with pathological alterations in the liver of morbidly obese patients with NAFLD. Adipocyte, 2021, 10(1):558-573.

[44] LI L, WEI Y, FANG C, et al. Exercise retards ongoing adipose tissue fibrosis in diet-induced obese mice. Endocr Connect, 2021, 10(3):325-335.

[45] HOLLAND W L, ADAMS A C, BROZINICK J T, et al. An FGF21-adiponectin-ceramide axis controls energy expenditure and insulin action in mice. Cell Metab, 2013, 17(5): 790-797.

[46] YAMAUCHI, T, KAMON J, MINOKOSHI Y, et al. Adiponectin stimulates glucose utilization and fatty-acid oxidation by activating AMP-activated protein kinase. Nat Med, 2002,8(11):1288-1295.

[47] HOLLAND W L,XIA J Y, JOHNSON J A,et al. Inducible overexpression of adiponectin receptors highlight the roles of adiponectin-induced ceramidase signaling in lipid and glucose homeostasis. Mol Metab,2017,6(3):267-275.

[48] YANG W, LIU L, WEI Y, et al. Exercise ameliorates the FGF21-adiponectin axis impairment in diet-induced obese mice. Endocr Connect,2019,8(5):596-604.

[49] 杨晓宁,张辰雨,王炳蔚,等.瘦素信号与瘦素抵抗机制研究进展.生理科学进展, 2015,46(5):327-333.

[50] PROCACCINI C,GALGANI M,DE ROSA V,et al. Leptin:the prototypic adipocytokine and its role in NAFLD. Curr Pharm Des,2010,16(17):1902-1912.

第六章

血管周围脂肪组织在运动改善肥
胖机体血管功能中的作用机制

脂肪组织不但在人体能量稳态调节方面起到核心作用,而且作为一种内分泌组织,它参与了包括血管功能调节在内的机体各种生理或病理过程。肥胖时脂肪组织结构和功能发生变化,如低度炎症和内分泌功能改变,可诱发血管功能障碍,然而调节机制由于脂肪组织的位置和表型差异往往难以确定。近年来,血管周围脂肪组织(perivascular adipose tissue,PVAT),作为一种血管周围特殊的脂肪组织,在肥胖诱发血管功能紊乱中的作用和代谢机制已成为研究热点。本章主要介绍 PVAT 在正常生理状态下和肥胖病理状态下,参与血管功能调节的研究进展,并总结了运动经 PVAT 调节肥胖血管功能的研究现状及展望。

第一节　PVAT 概述

一、PVAT 的研究进展

在哺乳动物体内,除脑血管外,几乎所有的动脉和大静脉都由脂肪组织包围,这些脂肪组织称为 PVAT。由于早期人体解剖学多以罪犯或生活在底层社会的人为研究对象,这些人群由于长期营养不良导致其体内 PVAT 含量极少或缺乏,因此,PVAT 的存在及生理作用长期以来被研究人员所忽视。直到1982 年,Hausman G J 和 Richardson L R 通过动物实验报道了皮下组织中位于血管周围前脂肪细胞的超微结构[1],1984 年 de Souza R R 等报道了人股动脉周围组织形态结构,并对人 PVAT 进行了描述[2]。这些研究证明了 PVAT 的存在,但这些研究都认为其主要功能是对所附着的血管提供机械保护及保温等物理作用[3]。

1991 年 Soltis E E 和 Cassis L A 首先发现,与去除 PVAT 的主动脉相比,保留完整 PVAT 的主动脉对去甲肾上腺素(norepinephrine, NE)的收缩反应敏感性显著降低。自此人们开始意识到,PVAT 对其所包绕的血管除具有物理保护功能外还兼具"抗收缩"的重要生理作用[4]。随后 Löhn M 等进一步研究认为,PVAT 可通过自分泌或旁分泌形式分泌血管周围脂肪源性舒张因子(perivascular-derived relaxing factor, PVRF)调节血管的张力[5]。目前研究发现的 PVRF 主要有脂联素、瘦素、棕榈酸甲酯(palmitic acid methyl ester, PAME)、硫化氢(hydrogen sulfide, H$_2$S)、过氧化氢(hydrogen peroxide, H$_2$O$_2$)和一氧化氮等。另外,随着研究不断深入发现,PVAT 不仅可以分泌多种 PVRF,还可分泌血管周围脂肪源性收缩因子(perivascular-derived contracting factors, PVCF)以调节血管收缩,如血管紧张素 Ⅱ(angiotersin Ⅱ, Ang Ⅱ)、钙蛋白酶抑素、趋化素等。目前研究进一步显示,PVAT 除可释放血管张力调节因子外,还可分泌大量的细胞因子甚至外泌体等,对血管重塑、血管僵硬、凝血、炎症等都起着关键作用。

二、PVAT 在正常机体对血管的调节作用

PVAT 能够合成和分泌大量脂肪因子、趋化因子、激素样因子及其他尚不明确的血管活性成分。这些物质可作用于其毗邻的血管壁内皮细胞、血管平滑肌细胞、纤维巨噬细胞等,进而调节血管收缩、舒张、增殖和迁移等(图 6-1)。

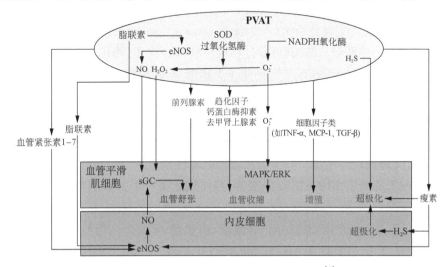

图 6-1　PVAT 调节血管功能的可能机制[6]

正常状态下,PVAT 通过释放 PVRF 对其所包裹的血管发挥抗收缩调节作用,目前研究发现的 PVRF 主要有瘦素、棕榈酸甲酯、硫化氢、过氧化氢和一氧化氮等。大多数 PVRF 都是通过直接促进血管平滑肌细胞或内皮细胞中内皮型一氧化氮合酶的磷酸化来发挥作用,内皮型一氧化氮合酶的磷酸化会促进一氧化氮的产生,激活可溶性鸟苷酸环化酶并增加蛋白激酶 G 的表达,这将增加 Ca^{2+} 敏感性,使 K^+ 通道开放。硫化氢和棕榈酸甲酯可直接作用于多种 K^+ 通道,过氧化氢类似于一氧化氮,可直接激活蛋白激酶 G 活性。

PVAT 除了抗收缩作用外,还可以分泌 PVCF 调节血管的收缩作用,包括血管紧张素 Ⅱ、钙蛋白酶抑素、趋化素及一些调节血管收缩的神经递质等。目前研究认为,PVCF 调节血管收缩可能是通过介导 PVAT 中激活肾素-血管紧张素-醛固酮系统(renin angiotensin aldosterone system, RAAS)和活性氧途径实现的[6]。当血管周围神经发出收缩信号时,PVAT 中由还原型烟酰胺腺嘌呤二核苷酸磷酸(reduced nicotinamide adenine dinucleotide phosphate, NADPH)氧化酶介导的线粒体产生活性氧增加,激活酪氨酸激酶和丝裂原活化蛋白激酶(mitogen activation protein kinase, MAPK)/细胞外信号调节激酶(extracellular signal-regulated kinase, ERK)途径,清除血管平滑肌细胞中的过氧化氢从而促进血管收缩。此外,PVAT 调节血管的收缩作用也受其他抗氧化酶的调节,包括超氧化物歧化酶和过氧化氢酶等。

在健康机体中,PVAT 通过调节 PVRF 和 PVCF 的相对平衡调节血管的正常生理功能,一些研究甚至使用"脂肪-血管耦合"来阐述 PVAT 与血管的相互作用,并认为健康机体的 PVAT 与血管的耦合调节作用是必要且有益的[7]。

PVAT 也受自主神经系统(autonomic nervous system, ANS)的调节,分为交感神经和副交感神经调节,其可通过释放一些神经递质,作用于 PVAT 进而影响血管的功能。Saxton S N 等[8]证明了上述推论,在模拟交感神经电场刺激健康小鼠肠系膜动脉 PVAT,发现肠系膜动脉 PVAT 具有抗收缩作用;进一步使用河豚毒素或 6-羟基多巴胺消除交感神经的调节作用后,PVAT 的抗收缩作用消失。另外,Török J 等研究发现交感神经对主动脉 PVAT 调节作用是相反的,激活交感神经会增加 PVAT 促血管的收缩作用[9]。目前,关于自主神经系统对 PVAT 的调节作用尚需要探索,但其作用于 PVAT 并影响血管的功能是毋庸置疑的。

PVAT 的衍生介质如脂肪因子(瘦素、脂联素、骨桥蛋白等)、生长因子(小板蛋白-1、肿瘤生长因子-β、血小板源性生长因子-BB、血管内皮生长因子(vascular endothelial growth factor, VEGF)、碱性成纤维细胞生长因子、胎盘生长因子、肝细胞生长因子和胰岛素样生长因子结合蛋白-3)等,可能调节了邻近血管的重塑和功能[10],然而这些 PVAT 衍生的因子对血管重塑的具体机制仍有待进一步研究。

最新的研究表明,PVAT 可能还通过其他非典型机制跨组织或细胞对血管各层结构进行调控,其中细胞外囊泡(extracellular vesicle, EV)开始进入研究者的视野。心血管系统中的大多数细胞类型,包括脂肪细胞、内皮细胞、血管平滑肌细胞、巨噬细胞和心肌细胞可产生并释放细胞外囊泡到细胞外空间。细胞外囊泡包含来自其释放细胞的生物内容物,根据其生物成因和大小可分为外泌体(30 ~ 100 nm)、微囊/微粒(200 ~ 1 nm)和凋亡小体(1 ~ 4 nm)。PVAT 分泌的细胞外囊泡是血管稳态的重要调节因子,其内容物包括核酸(如miRNA、mRNA、DNA 等)、蛋白质和脂质等。例如,Li X 等发现 PVAT 分泌的细胞外囊泡携带 miR-221-3p 被邻近的血管平滑肌细胞吸收,促进了血管平滑肌细胞的增殖、迁移及表型转换[11];目前,推测 PVAT 产生的细胞外囊泡可能是其与血管不同层间进行信息传递的重要机制,对血管生成、细胞存活和凋亡、炎症反应、组织再生等都有着重要的影响[10]。

第二节　肥胖状态下 PVAT 功能障碍

PVAT 作为一种特殊的内脏脂肪组织,亦是血管的重要组成部分,在肥胖引发的 PVAT 形态、表型的改变可能在肥胖相关心血管疾病发生和发展中起着关键作用。

一、PVAT 在肥胖机体中形态和功能的变化

脂肪组织是机体能量储存的主要部位,肥胖发展过程中长期能量过剩,多余的能量以甘油三酯的形式储存在脂肪细胞中,引起脂肪细胞的数量增加和体积增大。肥胖也会导致 PVAT 增加,特别是白色脂肪组织表型的 PVAT;动物实验证实,肥胖大鼠的肠系膜 PVAT 中脂肪细胞体积和数量均增加[12,13]。值得注意的是,不同表型的 PVAT 受肥胖的影响下形态和功能上的变化也略有差异(图 6-2),与白色脂肪组织表型的肠系膜 PVAT 相比,棕色脂肪组织表型的胸主动脉 PVAT 在肥胖机体内除了体积增加外,表型也由棕色向白色转变:如高脂饮食后的肥胖 C57BL/6 小鼠胸主动脉 PVAT 组织形态学上呈现白色化趋势,PVAT 中脂肪细胞的体积增大,细胞质内线粒体数量减少、多房小脂

滴转变为单房大脂滴[14]。肥胖除了可导致 PVAT 中脂肪细胞的增殖和表型转变外,其分泌的细胞因子随之发生改变,如旁分泌到血管的 PVRF 和抗炎因子减少,而 PVCF 和促炎因子增加,使血管功能发生障碍。

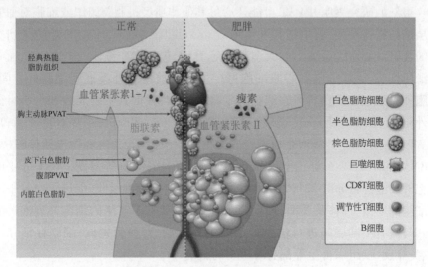

图 6-2　肥胖对身体各部位脂肪和 PVAT 的影响[15]

此外,免疫细胞也是 PVAT 的重要组成部分,肥胖除了对 PVAT 中脂肪细胞有较大影响外,对免疫细胞的数量和类型也有显著的影响,这也是肥胖导致 PVAT 慢性炎症的主要原因。在正常情况下,脂肪组织含有多样化的免疫细胞群,包括嗜酸性粒细胞和 M2 巨噬细胞在内的抗炎细胞,所分泌的抗炎细胞因子(如白细胞介素(interleukin, IL)]水平较高,而促炎细胞(如嗜中性粒细胞、T 细胞和 B 细胞、树突状细胞和肥大细胞)数量较少。然而,肥胖导致 PVAT 增殖的同时,组织供血供氧并没有随之增加,这就会造成 PVAT 局部缺氧、脂质溢出和细胞应激,这些具有趋化性的促炎细胞会向 PVAT 中迁移,M2 型巨噬细胞转变为促炎型 M1 型巨噬细胞,而嗜酸性粒细胞的数量急剧减少,最终导致 PVAT 分泌的促炎因子如 TNF-α、IL-6、IL-8、IL-17 和趋化因子 2 等显著增加。

二、PVAT 在肥胖机体中对血管功能的影响

肥胖导致 PVAT 过度增殖和表型变化,从而使机体发生缺氧、氧化应激增加、免疫细胞浸润、分泌功能失调、炎症状态增加,进而引发 PVAT 功能障碍,导致血管张力调节、炎症、自主神经系统失调及血管重塑等。PVAT 对血管张

力的调节作用可能取决于其分泌的 PVRF 和 PVCF 的平衡：在肥胖状态下，PVAT 分泌 PVRF 减少，而 PVCF 增加，使 PVAT 对血管张力调节发生紊乱[16]。

PVAT 分泌的 PVRF 对调节血管的正常舒缩功能有重要作用，而肥胖、糖尿病及高脂饮食等均可导致 PVRF 的分泌减少，从而导致其血管抗收缩功能减弱或消失。Xia N 等发现，由肥胖导致的 PVAT 中内皮型一氧化氮合酶解偶联和磷酸化水平下降，PVAT 旁分泌一氧化氮减少，正常 PVAT 对血管的抗血管收缩作用减弱或丧失[17]。Geng B 等发现高脂饮食的小鼠体内硫化氢的生物利用度和在脂肪组织中的生物合成降低了，这可能是诱导硫化氢产生的胱硫醚-γ-裂解酶（cystathionine-γ-lyase，CSE）活化降低的结果[18]。此外，肥胖机体活性氧升高会导致内源性硫化氢合成减少，PVAT 中硫化氢浓度降低会导致收缩压和舒张压升高，并与动脉粥样硬化风险相关[19]。过氧化氢是另一种血管舒张因子，其对血管的影响取决于超氧化物歧化酶的活性，在 PVAT 中超氧化物歧化酶将引起血管收缩反应，O_2^- 转化为过氧化氢发挥抗血管收缩的作用，而肥胖状态下氧化应激会降低超氧化物歧化酶的活性，从而导致 O_2^- 浓度增加，致使抗收缩作用丧失和血管功能障碍。

另外，PVAT 分泌 PVCF 异常导致 RAAS 失调和氧化应激增加诱发血管收缩增加也是肥胖诱发血管张力失衡的原因之一。肥胖人群的脂肪细胞肥大促进 PVAT 和皮下脂肪组织产生的血管紧张素原、血管紧张素 II 和醛固酮，这些激素在血清中的浓度与肥胖程度呈正相关。此外，饮食诱导的肥胖大鼠脂肪组织产生的血管紧张素原增加，而肝脏及其他组织中表达的血管紧张素原保持不变[20]，这表明肥胖机体中 RAAS 主要是由脂肪组织产生的。PVAT 中 RAAS 分泌异常在微循环功能障碍、高血压和动脉僵硬的发展中都发挥着重要作用，其在肥胖 PVAT 中促进血管收缩的机制，一方面是通过激活血管紧张素 II 作用于血管紧张素 II-1 型受体（AT1R）抑制一氧化氮合酶活性导致一氧化氮浓度和生物利用度降低[21]，收缩能力下降；另一方面，通过血管紧张素 II 激活内皮依赖性血管收缩剂（如内皮素）的合成和释放，其作用于内皮细胞使其释放血管收缩剂。PVAT 中血管紧张素 II 和醛固酮的增加还通过促进血管平滑肌细胞增殖和增加胶原蛋白沉积来诱导动脉硬化[22]。

此外，目前研究发现 PVAT 释放的受肥胖影响的脂肪因子还包括脂联素和瘦素，进而引发其对血管张力的失调。Almabrouk A 等研究发现，高脂饮食喂养 12 周的小鼠主动脉 PVAT 释放的脂联素降低了 70%[23]，而 PVAT 中脂联素的合成和分泌减少可导致其抗血管收缩作用减弱，肥胖诱导的 PVAT 中脂联素下降可能跟 PPARγ 下降有关，其在脂肪细胞分化和代谢中起重要作用。

瘦素也是 PVAT 分泌的脂肪因子之一，瘦素水平升高对血管功能也有显著影响：在肥胖症中，PVAT 和内脏脂肪组织的瘦素产生增加。尽管在肥胖初期 PVAT 中瘦素水平的增加通过诱导一氧化氮合成而具有抗收缩作用，但内皮长期暴露于瘦素中会通过降低一氧化氮的生物利用度而使其抗收缩功能减弱：如在饮食诱导的肥胖动物模型中，早期瘦素诱导的一氧化氮合成和释放增强了内皮衍生的内皮超极化因子介导的血管舒张；而高脂饮食 3 个月后，一氧化氮和内皮超极化因子介导的血管舒张作用均降低，并导致血压升高[24]。此外，瘦素水平升高会降低 L-精氨酸水平，导致内皮型一氧化氮合酶解偶联和 O^{2-} 产生增多，O^{2-} 与一氧化氮反应形成过氧亚硝基阴离子（$ONOO^-$），$ONOO^-$ 是一种非常活跃的自由基，可引起强氧化应激反应，对细胞造成伤害，从而诱导内皮功能障碍[25]。

肥胖通常伴随着 PVAT 慢性炎症及血管氧化应激，PVAT 甚至显示出与其他脂肪相比更高的炎症敏感性，这与 PVAT 中巨噬细胞表型改变、免疫细胞数量增加、促炎趋化因子及其受体水平升高有关[26]。另外，PVAT 中氧化应激的增加也可促进血管中的慢性炎症，如随着炎症细胞因子、趋化因子、活性氧信号的表达增加、脂联素分泌减少和一氧化氮合成量减少，并最终导致 PVAT 功能障碍，其抗血管收缩作用明显减弱或丧失。研究发现，健康的 PVAT 与 TNF-α 和 IL-6 孵育反应后，PVAT 的抗收缩功能明显减弱[27]；KETONEN J 等报道了肥胖引起的 C57BL/6 小鼠内皮功能障碍是由于 PVAT 中炎症因子表达增强和氧化应激增加引起的[28]；MANKA D 等也发现，将肥胖小鼠的 PVAT 移植到低密度脂蛋白（low density lipoprotein, LDL）受体基因敲除的小鼠体内会加剧病灶的形成，并增加外膜巨噬细胞浸润和病理性血管的生成[29]。此外，肥胖引起的自主神经系统功能障碍加剧了 PVAT 中脂肪细胞增殖和炎症细胞的募集，其中交感神经过度活跃可能使脂肪细胞肾上腺素受体内化，进一步导致 PVAT 功能障碍。

总之，肥胖机体脂肪组织功能障碍是心血管疾病的主要危险因素之一，与血管壁紧密相连的 PVAT 在肥胖相关心血管疾病发展和预防中的作用不容忽视。PVAT 根据其附着血管的位置不同，表型上也存在差异，其除具有经典棕色脂肪组织和白色脂肪组织的特征外，还具有其自身独特的表型特征，其受神经和体液的共同调节，还可分泌 PVCF 和 PVRF，调节血管的形态和功能。肥胖可诱导 PVAT 的形态、功能、表型发生改变，导致局部组织缺氧、氧化应激增加、免疫细胞浸润、PVAT 功能障碍和分泌功能紊乱等，参加调节肥胖机体血管病理发展。因此，PVAT 可作为治疗和预防肥胖诱发心血管疾病研究的新方向。

第三节　运动影响 PVAT 功能

运动对人体 PVAT 的影响尚缺乏直接证据,其与体力活力水平的相关性流行病学研究已有一定的进展。成人日常体力活动和久坐可能影响内脏脂肪堆积,以一定强度体力活动取代久坐行为可以降低内脏脂肪相关的心血管疾病风险[30];本团队成员已发表论文提示,即使对于儿童青少年,日常久坐及体力活动也与腹部肥胖程度呈梯度相关[31]。

一、运动经 PVAT 调节肥胖血管功能的可能机制

深入的动物实验研究关于运动经 PVAT 调节血管功能和重塑已经越来越受到关注,现有证据推测运动改善 PVAT 功能可能通过 3 种方式实现:改善PVAT 形态,降低炎症细胞的募集,促进 PVAT 分泌血管舒张因子[32]。

有研究团队通过 60%脂肪热能来源高脂饲料构建实验大鼠肥胖模型,对其进行 8 周中等强度跑台运动干预,对比不同干预方式(高脂/正常饮食×运动/安静)下动物不同部位脂肪(包括 PVAT)形态和功能的差异。研究对大动脉(胸主动脉)和小动脉(肠系膜动脉)PVAT 及其他部位的棕色脂肪(肩胛间)和白色脂肪(附睾)细胞形态作充分对比(图 6-3):结果显示大动脉 PVAT 脂肪细胞形态类似于肩胛间的棕色脂肪,而小动脉 PVAT 脂肪形态类似于附睾白色脂肪;同时与脂肪细胞产热代谢功能相关的解偶联蛋白-1 也对应呈差异性表达。高脂饮食使小动脉 PVAT 脂肪细胞体积显著增大,而长期运动训练具有下调肥胖 PVAT 脂肪细胞体积及促进其代谢的作用[33]。

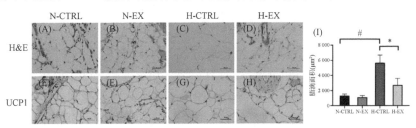

图 6-3　运动对大鼠肥胖 PVAT 形态和代谢的影响[31, 33]

数据以平均数±标准误表示,组间($n=8$)比较采用单因素方差分析;#表示与 N-CTRL比 $P<0.05$,∗表示与 H-CTRL 组比 $P<0.05$。N-CTRL:普通饮食安静组;N-EX:普通饮食运动组;H-CTRL:高脂饮食安静组;H-EX:高脂饮食运动组

运动具有抗炎作用,运动可以降低全身的脂肪含量并缓解脂肪细胞肥大,同时抑制脂肪组织中炎症细胞的数量[34]。目前,在直接研究运动对 PVAT 的影响研究多利用肥胖、糖尿病等代谢综合征动物模型开展,长期运动可以缓解 PVAT 的炎症状态、降低氧化应激水平、恢复其具有抗收缩作用的棕色脂肪表型,从而改善病理状态下的血管功能[35-36]。

现有研究推测,运动调节 PVAT 的旁分泌物质可能包括脂联素[37]和一氧化氮[38-39],一氧化氮是目前研究较为关注的由 PVAT 分泌且受运动影响的气体调节物质,运动经 PVAT 释放一氧化氮调节血管功能主要依赖于血管内皮功能的改善,且与氧化应激和炎症状态的缓解密切相关[35]。

另外,有团队已发表文章推测硫化氢也可能是受运动调节的气体舒血管物质[33]。研究进一步从饮食诱导的肥胖高血压动物模型出发,由动脉(肠系膜动脉)和 PVAT(腹部肠系膜脂肪)着手,结合在体阻断内源性硫化氢合成方法深入研究离子通道重塑的可能机制,该团队已验证了以下研究假设:运动可以调节肥胖机体小动脉的舒张功能,这种舒张作用依赖于血管平滑肌细胞离子通道 KCNQ 的活化;运动可以上调 PVAT 内胱硫醚-γ-裂解酶-硫化氢系统活性,其旁分泌硫化氢功能在活化血管平滑肌细胞的 KCNQ 通道发挥关键作用;PVAT 旁分泌硫化氢在运动干预肥胖小动脉舒张功能主要依赖其对 KCNQ 通道的重塑。

二、运动影响 PVAT 神经支配进而调节血管功能

值得注意的是,运动除了直接影响能量平衡而促进全身脂肪组织(包括 PVAT)代谢外,其经中枢神经系统调节 PVAT 中交感神经纤维支配的作用,或成为解释其干预肥胖血管功能的另一重要机制。

以往对心血管神经支配的研究多集中于运动干预心力衰竭和高血压的机制上,即交感神经在多数心血管疾病中都处于过度激活状态,而长期运动可以下调交感神经活性进而起到心血管保护作用[40]。最新研究开始关注,运动锻炼对代谢综合征患者交感神经活性具有重要的调节作用[41];并且在动物实验中证实,长期运动可以促进大鼠脂肪组织中去甲肾上腺素受体(β3-AR)基因表达[42]。的确,在长期运动诱发的白色脂肪"米色化"的若干机制中均涉及交感神经的活化,而β3-AR 激动剂具有促进脂肪"米色化"的作用[43];另外,最新研究也表明,运动可使肥胖动物 PVAT 中 β3-AR 及关键转运体(OCT3)表达上调,故该研究表明肥胖诱发的 PVAT 去神经支配效应可能导致一系列血管病理发展如高血压和糖尿病,而运动具有恢复正常 PVAT 功能的作用[36]。

三、运动影响 PVAT 释放外泌体

尽管运动干预或适应条件下,各级血管或细胞成分(如中膜平滑肌或内膜)由 miRNA 调控炎症反应、氧化应激及表型功能已有较广泛的报道;有研究团队前期也报道了一些关键 miRNA 参与血管功能改变的研究成果,然而运动经外泌体或其携带的 miRNA 在机体跨组织或细胞类型的生理调控机制已经成为关注的新焦点。

PVAT 除分泌一些脂肪因子及趋化因子外,亦分泌多种类型的细胞外囊泡(内含脂质、蛋白质、miRNA 等)参与细胞间的相互调控;目前,研究较多集中于运动干预后骨骼肌、心肌、全身脂肪等来源的外泌体(及携带的 miRNA)进入血液循环后参与各级血管的功能调控,关注重点在于运动后由内皮细胞参与的损伤血管修复、血管生成、细胞凋亡等[44]。PVAT 释放外泌体并携带 miRNA 调节血管功能的研究才刚刚开始,如 PVAT 脂肪细胞可以分泌含 miR-221-3p 的外泌体并作用于其邻近血管血管平滑肌细胞,这个过程调节了血管平滑肌细胞参与的血管早期重塑及炎症[11];另外,PVAT 释放外泌体也被血管内皮吸收,进而调节由内皮功能紊乱参与的血管病理过程[44];最新研究报道,PVAT 释放外泌体携带的 miR-382-5p 可作用于血管巨噬泡沫细胞,其通过降低脂质沉积并抑制泡沫细胞的形成进而影响动脉粥样硬化的发展[45]。尽管 PVAT 释放外泌体及其携带物质对血管重塑的研究刚刚开始,近期已有学者报道了肿瘤血管周围细胞释放细胞外囊泡在抗血管新生中的作用和治疗前景[46-47],这些研究进展和该团队前期工作提示,PVAT 释放外泌体及其携带的 miRNA 也将成为运动干预肥胖诱发血管生理和病理机制探究的重要研究前景之一。

总之,肥胖以脂肪堆积和脂代谢紊乱为特征诱发多种血管病变。PVAT 作为一种血管周围特殊的脂肪组织,亦属于内脏脂肪的范畴,在肥胖诱发血管功能紊乱中的作用和代谢机制成为研究的焦点和热点。尽管运动经 PVAT 干预肥胖血管功能尚有许多待探索的问题,但由于血管壁各层结构交互影响的假说已被广泛提出,不同来源生理病理刺激相互作用、反馈机制甚至前馈机制将成为未来研究的新挑战。

(廖静雯,王朝格)

参考文献

[1] HAUSMAN G J, RICHARDSON L R. Histochemical and ultrastructural analysis of developing adipocytes in the fetal pig. Acta anatomica,1982,114(3):228–247.

[2] DE SOUZA R R, FERRAZ DE CARVALHO C A, MERLUZZI FILHO T J, et al. Functional anatomy of the perivascular tissue in the adductor canal. Gegenbaurs morphologisches Jahrbuch,1984,130(5):733–738.

[3] POND C M. Accuracy and artistry in anatomical illustration of perivascular adipose tissue. Frontiers in physiology,2017,8:990.

[4] SOLTIS E E,CASSIS L A. Influence of perivascular adipose tissue on rat aortic smooth muscle responsiveness. Clinical and experimental hypertension Part A, Theory and practice,1991,13(2):277–296.

[5] LÖHN M,DUBROVSKA G,LAUTERBACH B,et al. Periadventitial fat releases a vascular relaxing factor. FASEB journal:official publication of the Federation of American Societies for Experimental Biology,2002,16(9):1057–1063.

[6] MAN A W C,ZHOU Y,XIA N,et al. Perivascular adipose tissue as a target for antioxidant therapy for cardiovascular complications. Antioxidants (Basel, Switzerland), 2020, 9 (7):574.

[7] GOLLASCH M. Adipose-vascular coupling and potential therapeutics. Annual review of pharmacology and toxicology,2017,57:417–436.

[8] SAXTON S N, RYDING K E, ALDOUS R G, et al. Role of sympathetic nerves and adipocyte catecholamine uptake in the vasorelaxant function of perivascular adipose tissue. Arterioscler Thromb Vasc Biol,2018,38(4):880–891.

[9] TÖRÖK J,ZEMANČÍKOVÁ A,KOCIANOVÁ Z. Interaction of perivascular adipose tissue and sympathetic nerves in arteries from normotensive and hypertensive rats. Physiological research,2016,65(Suppl 3):S391–S99.

[10] CHANG L, GARCIA-BARRIO M T, CHEN Y E. Perivascular adipose tissue regulates vascular function by targeting vascular smooth muscle cells. Arteriosclerosis,thrombosis, and vascular biology,2020,40(5):1094–1109.

[11] LI X,BALLANTYNE L L,YU Y,et al. Perivascular adipose tissue-derived extracellular vesicle miR-221-3p mediates vascular remodeling. FASEB J, 2019, 33 (11): 12704 – 12722.

[12] BUSSEY C E,WITHERS S B,ALDOUS R G,et al. Obesity-related perivascular adipose tissue damage is reversed by sustained weight loss in the rat. Arteriosclerosis,thrombosis, and vascular biology,2016,36(7):1377–1385.

[13] GREENSTEIN A S,KHAVANDI K,WITHERS S B,et al. Local inflammation and hypoxia abolish the protective anticontractile properties of perivascular fat in obese patients.

Circulation,2009,119(12):1661-1670.

[14] FITZGIBBONS T P,KOGAN S,AOUADI M,et al. Similarity of mouse perivascular and brown adipose tissues and their resistance to diet-induced inflammation. Am J Physiol Heart Circ Physiol,2011,301(4):H1425-H1437.

[15] HUANG CAO Z F,STOFFEL E,COHEN P. Role of perivascular adipose tissue in vascular physiology and pathology. Hypertension,2017,69(5):770-777.

[16] XIA N,HORKE S,HABERMEIER A,et al. Uncoupling of endothelial nitric oxide synthase in perivascular adipose tissue of diet-induced obese mice. Arteriosclerosis,thrombosis,and vascular biology,2016,36(1):78-85.

[17] GENG B,CAI B,LIAO F,et al. Increase or decrease hydrogen sulfide exert opposite lipolysis,but reduce global insulin resistance in high fatty diet induced obese mice. PloS one,2013,8(9):e73892.

[18] STEIN A,BAILEY S M. Redox biology of hydrogen sulfide:implications for physiology, pathophysiology,and pharmacology. Redox biology,2013,1(1):32-39.

[19] BOUSTANY C M,BHARADWAJ K,DAUGHERTY A,et al. Activation of the systemic and adipose renin-angiotensin system in rats with diet-induced obesity and hypertension. American journal of physiology Regulatory,integrative and comparative physiology,2004, 287(4):R943-R949.

[20] MUNIYAPPA R,YAVUZ S. Metabolic actions of angiotensin Ⅱ and insulin:a microvascular endothelial balancing act. Molecular and cellular endocrinology,2013,378 (1-2):59-69.

[21] WANG Z,LU H,GARCIA-BARRIO M,et al. RNA sequencing reveals perivascular adipose tissue plasticity in response to angiotensin Ⅱ. Pharmacol Res,2022,178:106183.

[22] ALMABROUK T A,WHITE A D,UGUSMAN A B,et al. High fat diet attenuates the anticontractile activity of aortic PVAT via a mechanism involving AMPK and reduced adiponectin secretion. Front Physiol,2018,9:51.

[23] JAMROZ-WIŚNIEWSKA A, GERTLER A, SOLOMON G, et al. Leptin-induced endothelium-dependent vasorelaxation of peripheral arteries in lean and obese rats:role of nitric oxide and hydrogen sulfide. PLoS One,2014,9(1):e86744.

[24] KORDA M,KUBANT R,PATTON S,et al. Leptin-induced endothelial dysfunction in obesity. Am J Physiol Heart Circ Physiol,2008,295(4):H1514-H1521.

[25] OMAR A,CHATTERJEE T K,TANG Y,et al. Proinflammatory phenotype of perivascular adipocytes. Arterioscler Thromb Vasc Biol,2014,34(8):1631-1636.

[26] GrEENSTEIN A S,KHAVANDI K,WITHERS S B,et al. Local inflammation and hypoxia abolish the protective anticontractile properties of perivascular fat in obese patients. Circulation,2009,119(12):1661-1670.

[27] KETONEN J, SHI J, MARTONEN E, et al. Periadventitial adipose tissue promotes endothelial dysfunction via oxidative stress in diet-induced obese C57Bl/6 mice. Circ J, 2010,74(7):1479-1487.

[28] MANKA D, CHATTERJEE T K, STOLL L L, et al. Transplanted perivascular adipose tissue accelerates injury-induced neointimal hyperplasia: role of monocyte chemoattractant protein-1. Arterioscler Thromb Vasc Biol,2014,34(8):1723-1730.

[29] ANDO S, KOYAMA T, KURIYAMA N, et al. The association of daily physical activity behaviors with visceral fat. Obes Res Clin Pract,2020,14(6):531-535.

[30] LIAO J,CAO C,HUR J,et al. Association of sedentary patterns with body fat distribution among US children and adolescents: a population-based study. Int J Obes (Lond),2021, 45(9):2048-2057.

[31] BOA B C S, YUDKIN J S, VAN HINSBERGH V W M, et al. Exercise effects on perivascular adipose tissue: endocrine and paracrine determinants of vascular function. Br J Pharmacol,2017,174(20):3466-3481.

[32] LIAO J,YIN H,HUANG J,et al. Dysfunction of perivascular adipose tissue in mesenteric artery is restored by aerobic exercise in high-fat diet induced obesity. Clin Exp Pharmacol Physiol,2021,48(5):697-703.

[33] KAWANISHI N,MIZOKAMI T,YANO H,et al. Exercise attenuates M1 macrophages and CD8+ T cells in the adipose tissue of obese mice. Med Sci Sports Exerc,2013,45(9): 1684-1693.

[34] DEVALLANCE E,BRANYAN K W,LEMASTER K C,et al. Exercise training prevents the perivascular adipose tissue-induced aortic dysfunction with metabolic syndrome. Redox Biol,2019,26:101285.

[35] SAXTON S N, TOMS L K, ALDOUS R G, et al. Restoring perivascular adipose tissue function in obesity using exercise. Cardiovasc Drugs Ther,2021,35(6):1291-1304.

[36] DEVALLANCE E R, BRANYAN K W, OLFERT I M, et al. Chronic stress induced perivascular adipose tissue impairment of aortic function and the therapeutic effect of exercise. Exp Physiol,2021,106(6):1343-1358.

[37] SOUSA A S,SPONTON A C S,TRIFONE C B,et al. Aerobic exercise training prevents perivascular adipose tissue-induced endothelial dysfunction in thoracic aorta of obese mice. Front Physiol,2019,10:1009.

[38] WANG J, POLAKI V, CHEN S, et al. Exercise improves endothelial function associated with alleviated inflammation and oxidative stress of perivascular adipose tissue in type 2 diabetic mice. Oxid Med Cell Longev,2020,8830537.

[39] LEOSCO D, PARISI V, FEMMINELLA G D, et al. Effects of exercise training on cardiovascular adrenergic system. Front Physiol,2013,4:348.

［40］ MONDA V,SESSA F,RUBERTO M,et al. Aerobic exercise and metabolic syndrome:the role of sympathetic activity and the redox system. Diabetes Metab Syndr Obes,2020,13: 2433-2442.

［41］ JENKINS N T,PADILLA J,RECTOR R S,et al. Influence of regular physical activity and caloric restriction on beta-adrenergic and natriuretic peptide receptor expression in retroperitoneal adipose tissue of OLETF rats. Exp Physiol,2013,98(11):1576-1584.

［42］ MERLIN J,SATO M,CHIA L Y,et al. Rosiglitazone and a beta3-adrenoceptor agonist are both required for functional browning of white adipocytes in culture. Front Endocrinol (Lausanne),2018,9:249.

［43］ ESTEBANEZ B,JIMENEZ-PAVON D,HUANG C J,et al. Effects of exercise on exosome release and cargo in in vivo and ex vivo models:a systematic review. J Cell Physiol,2021, 236(5):3336-3353.

［44］ ZHAO Q,YANG J,LIU B,et al. Exosomes derived from mangiferinstimulated perivascular adipose tissue ameliorate endothelial dysfunction. Mol Med Rep, 2019, 19 (6): 4797 - 4805.

［45］ LIU Y,SUN Y,LIN X,et al. Perivascular adipose-derived exosomes reduce macrophage foam cell formation through miR-382-5p and the BMP4-PPARgamma-ABCA1/ABCG1 pathways. Vascul Pharmacol,2022,143:106968.

［46］ HUANG M,LIU M,HUANG D,et al. Tumor perivascular cell-derived extracellular vesicles promote angiogenesis via the Gas6/Axl pathway. Cancer Lett,2022,524:131-143.

［47］ HUANG M,CHEN M,QI M,et al. Perivascular cell-derived extracellular vesicles stimulate colorectal cancer revascularization after withdrawal of antiangiogenic drugs. J Extracell Vesicles,2021,10(7):e12096.

第七章

运动改善肥胖相关心血管病变的作用机制

肥胖不但可导致胰岛素抵抗,而且可引起高血脂、高血压,通过低度炎症、氧化应激和机械效应等机制导致内皮功能障碍,最终促发心血管疾病。运动和饮食干预可助于减肥,改善低度炎症和内皮功能障碍。越来越多的研究证实,表观遗传调控和肌肉因子参与运动改善肥胖症及肥胖症引起的心血管功能障碍病理生理过程。本章将介绍 miRNA 和肌肉因子在正常生理状态及肥胖病理状态下发挥的作用和研究现状,并总结其在运动改善肥胖人群心血管功能中的作用。

第一节　miRNA 改善肥胖者心血管功能的作用机制

一、miRNA 概述

miRNA 是一类由约 22 个核苷酸组成的内源性非编码小分子单链 RNA,能够通过与靶标基因 mRNA 的 3′UTR(非翻译区)发生特异性的碱基互补配对,引起靶标基因的 mRNA 降解或者抑制其蛋白质的表达,从而在植物和动物体内的基因沉默中发挥作用。第一个 miRNA Lin-4 于 1993 年在线虫中被发现。2000 年之后,关于 miRNA 的研究取得了很大进展。目前 miRNA 数据库中已注释了超过 2 000 条人类成熟体 miRNA,这些 miRNA 参与多种生理病理过程。

根据 miRNA 在基因组中的位置,其可分布在基因内区和基因间区。基因内 miRNA 位于宿主基因的内含子或外显子内,内含子和外显子 miRNA 可能与其宿主基因共享启动子,或者可能有其独立的启动子。绝大多数 miRNA 基因被 RNA 聚合酶Ⅱ(Pol Ⅱ)转录为包含一个或多个茎环结构的初级 miRNA(pri-miRNA)。在细胞核中,初级 miRNA 被 Drosha 酶切割成为前体 miRNA(pre-miRNA)的茎环结构。在转运蛋白 Exportin-5 的作用下,前体 miRNA 运输到细胞质,然后在茎环结构附近被 Dicer 酶进一步切割,产生 19~23 核苷酸大小的成熟 miRNA。同时,成熟 miRNA 与 Argonaute 蛋白结合形成 RNA 诱导沉默复合物(RNA induced silencing complex, RISC),从而影响靶向 mRNA 稳定性或抑制其翻译(图 7-1)[1]。

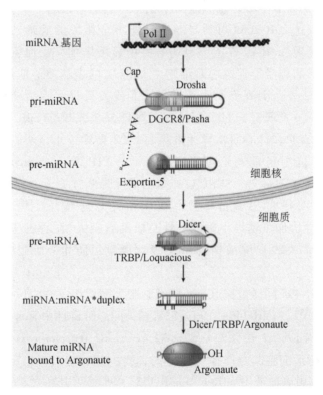

图 7-1　miRNA 的生物合成、加工、运输和作用原理[1]

miRNA 具有许多生物学功能,如调控胚胎发育、器官形成、代谢、细胞分化和细胞凋亡,并且有助于细胞间通讯。同时,miRNA 已被证实为多种疾病如心血管疾病、癌症、糖尿病、肥胖、哮喘等的治疗靶点。miRNA 在心肌肥厚、纤维化和心肌梗死等心血管疾病的发生发展中起到关键调控作用,主要包括如下 3 个方面。

（一）心肌细胞

单个 miRNA 可能具有数十到数百个靶基因，并且越来越多的证据表明 miRNA 在心脏发育、肥大和衰竭中起作用。有研究发现，在左心室压力超负荷或钙调磷酸酶 A（calcineurin A，CnA）过表达的转基因小鼠心脏中，有 33 个 miRNA 出现上调，其中有 5 个 miRNA（miR-24、miR-125b、miR-195、miR-199a、miR-214）在心力衰竭人群的心脏中也显著增加，并且 5 种 miRNA（miR-23a、miR-23b、miR-24、miR-195、miR-214）在体外可诱导原代心肌细胞肥大[2]。此外，心肌细胞过表达 miR-212/miR-132 可诱导小鼠病理性心脏肥大和心力衰竭；相反的是，由于压力过载导致的心脏肥大和心肌收缩功能障碍，在 miR-212/miR-132 转基因敲除小鼠中得到显著改善[3]。然而，心肌细胞特异性过表达 miR-208a 可诱导与心功能不全相关的病理性肥大[4]。另一项研究则发现，miR-22 在人体衰竭心脏中显著增加[5]。血管紧张素 Ⅱ 或去氧肾上腺素的刺激能促进心肌细胞中 miR-22 的表达及心肌细胞的肥大，而抑制 miR-22 表达则改善了血管紧张素 Ⅱ 或去氧肾上腺素诱导的心肌细胞肥大现象[6]。有研究通过分析小鼠的功能缺失来确定 miR-22 在心脏中的作用，结果表明在体心肌特异性敲除 miR-22 会导致小鼠心脏扩张和收缩功能障碍，其机制可能与心肌肌浆网 Ca^{2+} – ATP 酶 2a（sarco/endoplasmic reticulum Ca^{2+} –ATPase2a，SERCA2a）蛋白活性降低有关[7]。据报道，小鼠模型中 miR-143/145 的下调可导致高血压和心力衰竭[8]。体外研究表明，miR-29 的活性增加可诱导小鼠原发性心肌细胞肥大，在心脏压力超负荷的小鼠模型中，miR-29 敲除或拮抗 miR-29 阻断剂可防止心脏肥大，并改善小鼠心脏病表型[9]。

此外，miR-495 同样被报道与心肌细胞肥大密切相关，并且可以作为心力衰竭的标志物[10]。miR-146a 在与阿霉素相关的心脏毒性中起重要作用，其机制是通过下调 Erb-b2 受体酪氨酸激酶 4（Erb-b2 receptor tyrosine kinase 4，ErbB4）表达激活细胞凋亡途径[11]。同时，急性心肌梗死、不稳定型心绞痛或应激性心肌病患者血液中 miR-1 和 miR-133a 水平显著升高[12]。研究表明，在桥粒蛋白 2（plakophilin 2，PKP2）敲低的 HL-1 心肌细胞中，miR-184 的表达显著降低[13]。随后，进一步研究发现 miR-184 激活了经典的 Wnt 和 Hippo 信号通路，证实 miR-184 调控心律失常心肌病的发生发展[14-15]。另有研究发现，miR-30c 和 miR-181a 可协同调节糖尿病诱导心肌肥厚中的 p53-p21 通路[16]。

一些 miRNA 已被证实可调节心肌细胞凋亡、自噬和细胞焦亡，而这些都与糖尿病心肌病的发病机制有关。例如，miR-144、miR-195、miR-483-3p 和

miR-34a 的表达增加可促进糖尿病心肌病中的心肌细胞凋亡,而 miR-221、miR-30a、miR-133a 和 miR-212 与糖尿病心脏的自噬调节有关。细胞焦亡是一种促炎的程序性细胞死亡,有研究指出,miR-30d 可通过调节叉头框转录因子O3A(forkhead box O3A, FOXO3A)促进糖尿病心肌病心肌细胞焦亡[17]。综上所述,miRNA 参与到多种心血管疾病的调控中,可能是心脏病理发展重要的生物标志物。

(二)平滑肌细胞

血管平滑肌细胞(vascular smooth muscle cell, VSMC)是构成血管中膜的主要细胞成分,其结构和功能的改变会影响血管的正常功能,因此血管平滑肌细胞在各种心血管疾病发生过程中扮演着重要作用。现有研究表明,miRNA是血管平滑肌细胞重要的调节因子,调控新生内膜形成、细胞衰老和血管钙化。例如,miR-133 能促进成肌细胞生长,同时可抑制血管平滑肌细胞的增殖[18]。miR-145 是一种新型的平滑肌细胞表型标志物和调节因子,可调节血管平滑肌细胞表型转换[19]。后续进一步研究揭示了 miR-145 在动脉粥样硬化患者主动脉"正常区域"的血管平滑肌细胞表型转换中具有的重要调节作用[20]。临床研究报道,miR-124 在增生性主动脉的血管平滑肌细胞中显著降低,并且抑制特异性蛋白 1(specific protein 1, SP1)的表达。体内小鼠模型和体外分析发现,miR-22 在小鼠损伤动脉血管平滑肌细胞中的表达显著降低,指出 miR-22 是血管平滑肌细胞可塑性和新生内膜增生的新介质[21],这项研究进一步讨论了 miRNA 作为调节因子参与调节血管新生内膜形成的作用。

有研究证实,miRNA 也与血管平滑肌细胞的衰老有关,在复制性衰老的血管平滑肌细胞中,miR-34a 水平的增加导致 p21 表达增强,以及增加促炎性细胞因子(IL-1B、MCP-1、IL-6 和 IL-8)的表达[22]。此外,miR-143 和肌细胞增强因子 2A(myocyte enhancer factor 2A, MEF2A)之间存在协同作用,两者过度表达能促进血管平滑肌细胞衰老,而其中一种过表达则不会诱导衰老表型[23]。

血管钙化(vascular calcification)是最终导致血管闭塞的关键事件,是心血管相关疾病的最严重后果之一,通常会导致较高的发病率和死亡率。既往研究表明,miRNA 的表观遗传调控可能在血管平滑肌细胞钙化中发挥重要作用。miR-29b 水平的升高以及 miR-133b 和 miR-211 水平的降低,通过与 Runt 相关转录因子 2(runt related transcription factor 2, RUNX2)相互作用直接影响平滑肌细胞钙化[24]。随后有学者研究发现,在体外细胞模型中 miR-32 通过增强钙化标志物的表达,如骨形态发生蛋白 2(bone morphogenetic protein 2, BMP2)、成骨转录因子(如 RUNX2)等,进而促进血管平滑肌细胞的钙化[25]。此外,

miR-29a/b 的表达抑制能促进血小板反应蛋白提取整合素金属肽酶 7(a disintegrin-like and metallopeptidase with thrombospondin type 1 motif 7, ADAMTS-7)的表达介导血管钙化[26]。同时,在大鼠模型中发现,miR-29b-3p 通过靶向基质金属蛋白酶 2(matrix metallopeptidase 2, MMP2)进而参与动脉血管钙化[27]。

除了以上 3 方面调节作用,miRNA 也被证实参与血管平滑肌细胞的增殖与凋亡进程。据报道,miR-195 与细胞分裂控制蛋白 42(cell division cycle 42, CDC42)直接相互作用,能显著降低血管平滑肌细胞的增殖以及炎性细胞因子(即 IL-1β、IL-6 和 IL-8)的水平[28]。miR-26a 被发现亦能促进血管平滑肌细胞增殖,同时抑制细胞分化和凋亡,并影响 TGF-β-Smad 信号通路[25]。另一项动物研究显示,miR-26a 对 MAPK6 mRNA 的翻译抑制作用,可以减少大鼠静脉移植术后的血管平滑肌细胞增生[29]。

(三) 内皮细胞

内皮细胞(endothelial cell, EC)是单层扁平上皮细胞的一种,分布于血管内壁,从心脏到毛细血管,遍布全身循环系统。血管内皮细胞在血管和组织之间形成屏障,并控制物质和流体进出组织。有关阿尔茨海默病的研究表明,血脑屏障(blood brain barrier, BBB)的破坏和内皮细胞功能障碍与脑血管 β 淀粉样蛋白的沉积有关,而 miR-107 过表达在很大程度上抑制了这一不良影响[30]。研究人员发现,在创伤性脑损伤后脑组织中 miR-21 表达增加,并通过激活大脑微血管内皮细胞 Ang-1/Tie2 轴对血脑屏障发挥保护作用,指出 miR-21 可能是创伤性脑损伤后继发性血脑屏障损伤干预的潜在治疗靶点[31]。

值得关注的是,糖尿病患者血浆表现出参与血管生成、血管修复和内皮稳态的 miRNA 表达谱的改变。与健康人群相比,2 型糖尿病患者血浆中 miR-126 水平较低,并指出 miR-126 与血管修复密切相关[32]。动物实验表明,敲除 miR-195 能促进沉默信息调节因子 1(silent information regulator 1, SIRT1)的表达,并缓解小鼠糖尿病心肌病[33]。miR-200b 在高糖诱导的视网膜内皮细胞和心脏微血管内皮细胞中下调,但其过表达可降低血管内皮生长因子表达,改善糖尿病视网膜病变和心脏相关疾病[34-35]。另有研究发现,miR-200c 在 2 型糖尿病小鼠的主动脉和糖尿病患者的肾动脉中增加,而在非糖尿病小鼠的主动脉中过表达 miR-200c 则促进氧化应激并损害内皮细胞的舒张功能[36]。其他关于 miRNA 与氧化应激的研究表明,miR-146 家族参与氧化应激的调节和促炎症因子的产生。据报道,糖尿病患者循环血液中 miR-146a 水平降低,并且下调还原型辅酶 Ⅱ NADPH 的表达,抑制 NF-κB 信号传导;在巨噬细胞中,

miR-146b-3p 可以抑制腺苷脱氨酶 2 的表达,指出 miR-146a 或 miR-146b 的过表达可预防糖尿病模型动物的氧化应激并减少炎症因子的产生[37-38]。同时,敲除 miR-185 可上调谷胱甘肽过氧化物酶-1 蛋白的表达,并进一步增加内皮细胞中高糖诱导的氧化应激[39]。鉴于 miRNA 在降低糖尿病患者内皮功能障碍方面表现出巨大潜力,为未来的抗糖尿病治疗带来了希望,因此 miRNA 可以作为早期诊断糖尿病诱导的内皮功能障碍的生物标志物。

动脉粥样硬化是一种导致血管壁硬化和动脉狭窄的慢性炎症性疾病。既往研究发现,与健康动脉相比,临床动脉粥样硬化斑块样本中 miR-143 表达上调,并利用体外细胞实验证明,miR-143 在人脐静脉血管内皮细胞(human umbilical vein endothelial cell,HUVEC)中过表达,通过直接靶向己糖激酶 2 抑制糖酵解,糖酵解功能障碍导致脂质在动脉壁积累并形成动脉粥样硬化斑块,这项研究进一步揭示了 miRNA 导致动脉粥样硬化斑块形成的代谢机制[40]。此外,有研究报道,miR-181a 在人动脉粥样硬化斑块中表达上调,通过体外细胞实验发现过氧化氢诱导下人脐静脉血管内皮细胞中 miR-181a 水平升高,并下调 B 细胞淋巴瘤(B-cell leukemia-2,BCL-2)的蛋白和 mRNA 表达;而抑制 miR-181a 表达则可恢复 BCL-2 的表达,增加对过氧化氢的耐药性,提示 miR-181a 在氧化应激诱导的内皮细胞功能障碍中发挥作用[41]。同样,后续研究报道,miR-133a 可能是预防心血管疾病的另一个重要靶点。洛伐他汀通过靶向参与内皮型一氧化氮合酶解偶联的 GTP 环水解酶 1,抑制内皮细胞中由细胞因子和氧化剂诱导的 miR-133a 异常表达,进而发挥预防内皮功能出现障碍的作用[42]。此外,miR-92a 是缺血后内皮细胞增殖和血管生成的重要调节因子,在低剪切应力和氧化低密度脂蛋白(oxidized low density lipoprotein,OxLDL)的作用下表达增加,而体内抑制 miR-92a 表达可通过减少内皮炎症、改变动脉粥样硬化的发展、减少斑块大小对内皮细胞产生有益影响[43]。总之,以上研究证明了 miRNA 在动脉粥样硬化斑块形成过程中发挥重要作用,是预防和治疗动脉粥样硬化的潜在新靶点。

二、miRNA 在肥胖人群中的特征和作用

随着生活水平的提高,人们的饮食结构和生活方式逐渐发生改变,由此引发的肥胖问题已成为危害人类健康的重要因素。有研究团队评估了人类脂肪细胞分化过程中及来自非肥胖和肥胖人群的皮下脂肪标本中数百个 miRNA 的表达特征。研究者在肥胖和非肥胖人群之间鉴定了 50 个差异表达的 miRNA,而在成熟脂肪细胞和前脂肪细胞之间鉴定了 70 个差异表达的

miRNA。人类前脂肪细胞和成熟脂肪细胞之间 miRNA 谱的显著差异说明了 miRNA 在脂肪形成过程中的重要作用,这些 miRNA 已被认为是肥胖及其相关疾病的标志物和治疗靶点[44]。此外,有研究对肥胖受试者与健康个体的血清外泌体 miRNA 进行了测序,结果显示肥胖受试者与健康个体中有超过 70 个差异 miRNA。肥胖受试者在减肥手术 6 个月后,41 个 miRNA 的表达发生了改变[45]。这些研究均表明 miRNA 在肥胖机体内发生了明显的变化,提示 miRNA 或许在肥胖的形成过程中扮演着重要角色。近年来大量研究同样证实,miRNA 参与肥胖发生相关的多种生物过程,包括脂肪细胞分化和脂肪形成、脂质代谢、改变胰岛素敏感性等。

(一) 脂肪细胞分化和脂肪形成

哺乳动物体内的脂肪组织分为两种:以储存能量、控制能量平衡为主要功能的白色脂肪组织,以及主要负责产热和消耗能量的棕色脂肪组织。肥胖是机体能量失衡、以白色脂肪组织过度积聚为重要特征的代谢异常,细胞生物学方面主要表现为脂肪细胞在数量上的异常增加和体积上的异常增大。

脂肪细胞不仅是能量储存和利用的储库,还感知能量需求并分泌旁分泌因子来调节其他代谢组织活动。例如,在高能量状态下,脂肪细胞分泌瘦素,以减少食物摄入并增加能量消耗。然而,在肥胖人群中,白色脂肪组织可能会出现严重的功能失调,不能适当扩大以储存多余的能量,这会导致其他组织中出现异位脂肪沉积,这一过程通常被称为脂毒性积累。许多负面影响与之相关,包括炎症、纤维化、缺氧、脂肪因子分泌改变和线粒体功能障碍等。在肥胖症中,白色脂肪组织扩张是通过招募和分化脂肪前体细胞而不是将脂肪渗透到成熟的脂肪细胞中来实现的。当超过脂肪组织最大储存容量时,进一步的热量过载会导致异位组织(肝脏、骨骼肌和心脏)及内脏储存库中的脂肪积聚,所以说脂肪生成和脂质积累,与脂肪细胞的分化密切相关,但并不局限于该细胞或组织,因为肝细胞、肝组织、肌肉也可以积累脂质。目前,有关 miRNA 参与调节脂质积累的研究主要集中在白色脂肪组织和脂肪细胞、肝脏和肝细胞。

有研究报道,在白色脂肪组织中,miR-22 通过抑制参与脂肪酸合成相关的特异性基因表达来减少脂质和甘油三酯积累。并且,miR-24 过表达下调了脂肪生成相关基因[*FASN*、ATP 柠檬酸裂合酶(ATP - citrate lyase, *ACL*)、*SCD1*],并上调了一些参与胆固醇生物合成的基因[[(3 -羟基 - 3 -甲戊二酸单酰辅酶 A 还原酶(3-hydroxy-3-methylglutaryl coenzyme A reductase, HMGCR)、固醇调节元件结合蛋白-2(sterol regulatory element binding transcription factor-2, SREBP-2)][46],由此证明了 miRNA 调节脂质储存与肥胖之间的直接联系。在脂肪细胞分化过程中,miR-204-5p 的表达增加导致了油红 O 阳性细胞数量的增加(存在脂滴)、甘油三酯的积累和脂肪细胞分化标志物的表达,并证明了这是通过抑制转录因子 Kruppel 样因子 3(Kruppel like factor 3, KLF3)来介导的,提示 KLF3 是脂肪形成的负向调控因子[47]。在肝脏中,miR-7 敲除可导致脂质积累增加,指出 miR-7 可以改善肝脏脂肪变性[48]。另一项研究表明,miR-1224-5p 可作为肝脏中脂质积累的正向调节因子和肝脏脂肪生成的启动子,而抑制 miR-1224-5p 可以降低体外模型(HepG2 和原代肝细胞)中的细胞甘油三酯含量[49]。

其他一些 miRNA 同样被证明参与了脂肪形成的调控。例如,与脂肪细胞分化相关的 miR-143。研究人员发现在前体脂肪细胞中过表达 miR-143 后可以显著促进甘油三酯的积累;而抑制 miR-143 表达后,脂肪细胞分化受到抑制,其机制可能与影响成脂分化的关键基因 PPARγ 和转录激活蛋白 2(activator protein 2, AP2)的表达有关,说明 miR-143 能有效促进白色脂肪组织生成[50]。另有研究发现,Let-7、miR-27、miR-130 等 miRNA 具有负向调控成脂分化的作用,如过表达 Let-7 通过与靶标高迁移率族蛋白 A2(high mobility group AT-hook 2, HMGA2)的基因作用延长细胞周期,抑制克隆增殖和终末分化[51]。以上研究均证实,部分 miRNA 可以促进白色脂肪组织的形成,而部分可以抑制脂肪细胞分化阻碍白色脂肪组织的形成。

(二)脂质分解与脂代谢

脂质分解包括甘油三酯分解,以释放可作为能量底物的游离脂肪酸。肥胖人群的基础脂肪细胞脂质分解功能增加,而儿茶酚胺刺激的脂质分解功能受损。在这种情况下,肥胖人群中脂肪细胞脂质分解的改变也可能由特定的 miRNA 介导。研究发现,过表达 miR-30c、miR-652、miR-193b、miR-145 显著增加了基础脂代谢,而过表达 miR-26a 和 Let-7d 显著抑制了体外培养人脂肪细胞的脂代谢[52]。这一特征伴随着 TNF-α 分泌的实质性变化,从而将炎症与脂代谢联系起来;另外,阻断 miR-10b 也能抑制 β-肾上腺素诱导的脂肪细胞脂质分解[53]。

其他研究也通过实验手段探索了 miRNA 在体内脂质分解中的作用。例如,miR-378 转基因小鼠由于脂质分解能力提升和糖代谢受损而出现代谢紊乱;而 miR-378 过表达导致激素敏感脂肪酶(hormone-sensitive lipase, HSL)和脂肪组织三酰甘油脂肪酶(adipose triglyceride lipase, ATGL)表达的上调,表明该 miRNA 在脂肪细胞脂解调控中发挥作用[54-55]。此外，研究发现，miR-370 通过调节 miR-122 和肉毒碱棕榈酰基转移酶 1A（carnitine palmitoyltransferase 1A，CPT1A）的表达影响脂代谢。而将正义与反义 miR-370 或 miR-122 转染 HepG2 细胞能上调或下调固醇调节元件结合蛋白-1c（sterol regulatory element binding transcription factor 1c，SREBP-1c）、二酰甘油酰基转移酶 2（diacylglycerol o-acyltransferase 2，DGAT2）的水平，进而影响脂肪酸合成酶、乙酰辅酶 A 羧化酶的表达，调节脂肪酸和甘油三酯合成[56]。

（三）胰岛素抵抗

胰岛素抵抗（insulin resistance，IR）是多种肥胖相关并发症的共同病理基础。胰岛素抵抗程度由其主要靶器官脂肪组织、肝脏和肌肉对胰岛素的敏感性受损所决定。在功能正常的脂肪组织中，胰岛素减少，脂质分解，从而减少脂肪细胞的游离脂肪酸流出。然而，在功能障碍的脂肪组织中，胰岛素的作用受到干扰，导致循环游离脂肪酸浓度增加和异位脂肪积累。也有证据表明，miRNA 可以直接抑制脂肪组织中的胰岛素信号传导。miR-143 被报道是胰岛素抵抗的独立危险因素。miR-143 通过作用于胰岛素样生长因子-2 受体（insulin like growth factor-2 receptor，IGF-2R），进而破坏 3T3-L1 前脂肪细胞的胰岛素信号通路；然而，抑制 miR-143 表达可以避免高脂饮食诱导肥胖小鼠的胰岛素抵抗。同时发现，在患有代谢综合征的肥胖个体中，循环系统中 miR-143-3p 的水平显著升高[57]。

同样，另外两种脂肪细胞分化的调节因子 miR-103 和 miR-107，可以减少胰岛素受体的数量，影响下游的胰岛素信号通路[58]。此外，研究发现 miR-146 和 miR-30d 也通过靶向胰岛素信号通路调节胰岛素敏感性，这两种 miRNA 在人肥胖发生过程中加重胰岛素抵抗[59-60]。miRNA 调节脂肪组织中胰岛素敏感性的另一种方式是通过影响编码葡糖转运蛋白（glucose transporter，GLUT）的基因的表达。例如，在 miR-130a 在改变 3T3-L1 细胞及高脂饮食诱导肥胖小鼠的胰岛素敏感性这一过程中，GLUT4 信号通路的激活发挥了作用。

三、运动干预下 miRNA 对心血管病变的作用机制

生活方式的改变，尤其是以运动为主的非药物干预方法，可以有效改善肥胖人群身体成分，并缓解肥胖诱发的一系列慢性疾病发展。规律的运动锻炼对于体重的控制作用不仅通过提高能量消耗，还会影响机体的食欲。值得注意的是，WHO 发布的体力活动指南已明确要求，要保证足够的体力活动量以

减少人群慢性疾病的发生。从生物学机制的角度来看,运动带来的益处并不局限于产生肢体活动的运动器官系统,而是多系统共同作用的结果。miRNA作为重要的表观调控机制,可将机体病理表型(肥胖诱发的机体代谢和功能障碍)与后天因素(运动等)相结合。已有许多研究表明,miRNA 及其靶向调节的目的 mRNA 在运动干预肥胖机体中发挥了重要的作用(图 7-2),miRNA 被分泌进入血液循环后,以相对稳定的状态作为肥胖及心血管疾病的生物标志物,同时到达全身其他器官或组织发挥生物学功能[61]。

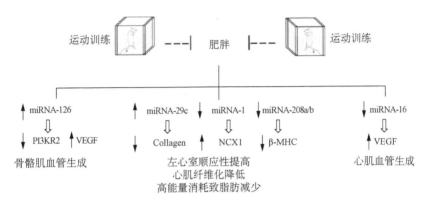

图 7-2　miRNA 参与长期运动干预肥胖机体各组织功能调节

(一)肥胖内皮功能相关研究

肥胖状态下血管稳态破坏并诱发血管病变,其中血管内皮功能紊乱可能是这些病理变化的起始步骤。有研究表明,运动联合饮食干预可以显著改善肥胖机体血管内皮功能。这种由于生活方式影响血管内皮功能的机制可能涉及关键调节因子在转录或转录后水平的调控,研究表明 1/3 以上的哺乳动物转录调节是由 miRNA 实现的,特别是在肥胖相关的血管病变中 miRNA 可能发挥了关键作用。有团队前期研究发现(图 7-3),miR-214 和 miR-126 可能参与了血管内皮细胞增殖、凋亡和炎症反应的病理过程,即长达 2 个月的运动结合饮食干预改善了肥胖受试者内皮依赖的血管舒张功能,同时循环血液中 miR-214 和 miR-126 水平均上调;其中 miR-214 与受试者内皮祖细胞数量呈显著相关,而 miR-126 与一氧化氮合酶呈显著相关[62]。miR-214 和 miR-126 在运动结合饮食干预肥胖血管功能改变深入探索已在团队的后续动物实验中进行。

(二)肥胖食欲相关研究

儿童肥胖也是运动结合饮食干预的研究热点问题,通常肥胖可能在生命

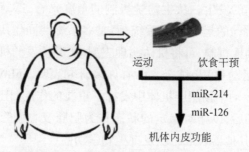

图 7-3　**miR-214 和 miR-126 参与运动结合饮食干预肥胖机体内皮功能**

早期便开始发展并对成年后的健康造成负面影响。对肥胖儿童的食欲干预及其与 miRNA 的关系也是重要研究内容,控制食欲并探索其相关机制是干预肥胖机体能量平衡的关键环节,运动锻炼本身即是一种影响食欲的生理刺激,另外饮食习惯的改变也可以影响食欲;miRNA 作为表观遗传调控的重要组成部分,可以为儿童生长发育期间生活习惯改变(运动结合饮食)提供有利的研究基础,其中 miR-200a-3p 和 miR-103a-3p 被证明参与了这个过程。6 周运动结合饮食干预使肥胖儿童循环血液中调节食欲的相关激素有显著变化并伴随着饮食习惯的改变,而 miR-200a-3p 和 miR-103a-3p 可以作为基本的食欲指标来评价运动结合饮食的生活习惯改变后肥胖机体能量平衡和干预效果[63]。

(三)其他相关研究

除上述研究涉及运动干预后 miRNA 参与血管调节外,miR-126、miR-21、miR-146a、miR-221 及 miR-223 也被报道在众多研究中参与了运动刺激下肥胖机体的生理反应[64];其中 miR-223 参与了运动干预下肥胖血管功能的改善,即 miR-223 在运动干预后上调,这一变化与肥胖机体形态学指标、代谢功能、炎症状态等密切相关[65-66]。

总之,肥胖作为广泛流行且威胁健康的疾病,其发生发展与个体生活习惯密切相关,位于细胞内或细胞外游离(循环血液中)的 miRNA 可能在肥胖诱发血管病理改变及运动适应过程中发挥了重要的作用。miRNA 在心血管系统中的生理作用已经得到广泛重视,各种心血管疾病的组织中均有 miRNA 的特异性表达。miRNA 作为重要的表观调控机制,可将机体病理表型(肥胖诱发的血管功能障碍)与后天因素(运动)相结合,故有必要对运动干预下,肥胖机体代谢紊乱过程中关键 miRNA 表达及其调节机制进行探索。为将研究结果应用于人群临床应用,未来研究应将动物实验结果与人体干预实验相互验证,并纳入更大的人群样本量且将全面的人群混杂因素纳入分析。同时,临床上应根据肥胖人群特征,将运动干预效果进行区分,即以 miRNA 和心血管健康作为个性化运动干预方案的评价标准。深入探究运动经 miRNA 改善肥胖机体血管功能的机制,将为相关疾病的靶向治疗策略提供研究基础。

第二节 肌肉因子改善肥胖者心血管功能的作用机制

一、肌肉因子概述

肌肉因子是骨骼肌细胞响应肌肉收缩而产生和释放的细胞因子,它们具有自分泌、旁分泌或内分泌作用。肌肉因子的受体存在于肌肉、脂肪、肝脏、胰腺、骨骼、心脏、免疫和脑细胞上,这些受体的不同位置反映了肌肉因子具有多种功能。肌肉因子参与运动相关及训练适应后的代谢变化,主要包括卵泡抑素样蛋白1(follistatin-like protein 1,FSTL1)、神经源性神经营养因子(Neuron-derived neurotrophic factor,NDNF)、肌肉素、肌联素、鸢尾素等。

卵泡抑素样蛋白1是一种分泌型糖蛋白,属于卵泡抑素蛋白家族。卵泡抑素样蛋白1被认为是在骨骼肌肥大过程中上调的因子之一。肌内注射卵泡抑素样蛋白1刺激了小鼠后肢缺血后的血管重建过程,其效应是通过激活内皮型一氧化氮合酶所介导的[67]。此外,肌肉中卵泡抑素样蛋白1的靶向消融可导致动脉损伤后新内膜形成增加,相反,卵泡抑素样蛋白1的肌肉特异性过表达会减少新内膜对动脉损伤的反应[68]。卵泡抑素样蛋白1还可通过激活 AMP 活化蛋白激酶减少血管平滑肌细胞的增殖。因此,卵泡抑素样蛋白1作为一种肌肉因子可以调节内皮细胞凋亡、血管平滑肌细胞增殖和新内膜形成。

神经源性神经营养因子是一种糖基化分泌蛋白,具有纤连蛋白III型结构域。神经源性神经营养因子最初被确定为一种在小鼠大脑和脊髓中表达的神经营养因子,能促进小鼠海马神经元的迁移和神经突生长。在筛选小鼠非缺血性和缺血性肌肉组织中的差异基因后发现,神经源性神经营养因子在缺血时会上调,且在骨骼肌组织中的内皮细胞中也观察到神经源性神经营养因子表达[69]。神经源性神经营养因子可通过激活 Akt/一氧化氮合酶信号通路刺激内皮细胞的形成和存活;相反,敲降内皮细胞神经源性神经营养因子表达可促进凋亡。此外,肌内注射神经源性神经营养因子可增强小鼠缺血肢体的血流恢复并促进毛细血管形成[69]。因此,神经源性神经营养因子作为一种骨骼肌分泌的内源性缺血诱导因子,可以增强内皮细胞功能和缺血诱导的血运重建。

肌肉素(musclin)是一种具有调节肌肉生长发育和代谢功能的生物活性因子,由 Nishizawa H 等在 2004 年用信号序列示踪的方法从小鼠骨骼肌首先提取并鉴定的一种生物活性因子。肌肉素可提高 C 型利钠肽的丰度,从而通过蛋白激酶 A 促进心肌细胞收缩,并通过蛋白激酶 G 信号传导抑制成纤维细胞活化,从而在病理性超负荷期间保护心脏。前人研究发现,肌肉素可以减轻心源性恶病质相关左心室功能障碍和心肌纤维化。同时,肌肉素给药可能对无法运动且恶病质风险较高的癌症患者有益[70]。肌联素是一种主要在骨骼肌中表达的新型肌肉因子,在运动个体的骨骼肌和血液中表达增加,可保护心脏免受缺血再灌注损伤[71]。肌联素与脂质代谢和营养状况相关,能够激活 Akt、胰岛素受体底物-1(insulin receptor substrate-1, IRS-1)和 mTOR 信号通路。此外,肌联素抑制自噬基因的转录,可以单独或协同激活 IGF-1/PI3K/Akt/mTOR 通路[72]。这表明肌肉因子可能在运动预防和治疗心血管疾病中发挥更长远的作用。

2012 年,发表于 *Nature* 的研究报道运动后肌肉组织能分泌过氧化物酶体增殖物激活受体辅激活因子-1α(peroxisome proliferator-activated receptor coactivator-1α, PGC-1α),PGC-1α 能促进骨骼肌细胞表达Ⅲ型纤连蛋白结构域结合蛋白 5(fibronectin type Ⅲ-domain containing protein 5, FNDC5),FNDC5 蛋白分子经蛋白酶水解加工后形成鸢尾素(irisin),并分泌进入血液循环[73]。鸢尾素不仅是一种肌肉因子,也是一种脂肪因子,具有重要的自分泌和旁分泌功能。在啮齿动物中,FNDC5/鸢尾素主要由皮下脂肪组织(subcutaneous fat tissue, SAT)脂肪细胞分泌,而从内脏脂肪组织(visceral adipose tissue, VAT)的脂肪细胞中分泌的量较少[74]。但在人类中,白色脂肪组织中的 FNDC5 表达比肌肉中低 100～200 倍,表明白色脂肪组织对循环鸢尾素水平的贡献很小[75]。尽管如此,脂肪组织对循环鸢尾素水平的贡献已通过动物分子研究证实[74]。

肥胖的特征在于细胞因子分泌的显著失调,这是发展为胰岛素抵抗和 2 型糖尿病的一个强有力的预测因素。众所周知,内脏肥胖堆积与 C 反应蛋白和 IL-6 的高表达相关,重要的是,LEUNG WKC 等在 C 反应蛋白、IL-6 高表达的个体中发现了低鸢尾素水平[76]。同时,鸢尾素可降低培养的脂肪细胞中

MCP-1 的表达,随后在鸢尾素存在的情况下减弱了巨噬细胞的迁移。此外,鸢尾素诱导脂肪组织巨噬细胞从 M1(促炎)状态到 M2(抗炎)状态的表型转换[77]。因此,FNDC5/鸢尾素的表达与一些抗炎标志物有关。

　　进一步研究显示,鸢尾素参与调控机体产热、脂肪转化及肥胖发生等过程的可能机制如下:鸢尾素通过诱导胞外信号调节激酶(extracellular signal-regulated kinase, ERK)和 p38 丝裂原活化蛋白激酶(p38 mitogen-activated protein kinase, p38 MAPK)信号通路,使白色脂肪组织棕色化,同时增加能量消耗、改善糖耐量异常及胰岛素敏感性。棕色脂肪组织可以通过解耦联蛋白-1 将机体氧化所产生的能量以热能的形式散发。PGC-1α/FNDC5/鸢尾素轴的发现为能量代谢机制的稳态研究奠定了理论依据(图 7-4)[78]。

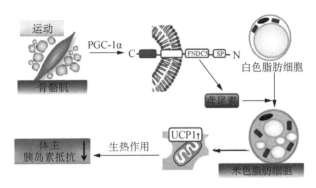

图 7-4　运动诱导鸢尾素的释放机制

二、运动干预下肌肉因子对心血管病变的作用机制

　　运动已被用作预防和管理肥胖症、2 型糖尿病、心血管疾病、代谢综合征及其并发症的有效工具。前人研究表明,运动的保护作用部分是由分泌增加介导的。大多数肌肉因子的分泌受肌肉收缩的影响,并被认为可以改善骨骼肌功能和能量平衡,改善高血压、高血糖和血脂异常等慢性疾病。同时,对其他器官如大脑、心脏、肝脏和肾脏也会产生系统性的影响。研究显示,体育锻炼通过降低脑卒中和冠心病的风险,对心血管健康具有保护作用。相反,久坐不动的生活方式具有更高的心血管疾病患病率。然而,我们对运动训练与肥胖患者心血管健康之间的联系机制知之甚少。因此,对肌肉因子的验证可以为预防或改善心血管疾病提供有效的方法。

　　IL-6 作为一种肌细胞因子,可通过 AMP 活化蛋白激酶调控葡糖转运蛋白 4(GLUT4)转运和脂肪酸氧化。此外,运动诱导的 IL-6 还可通过肝脏糖原分解、糖异生和葡萄糖释放维持肝脏葡萄糖稳态[79]。脑源性神经营养因子（brain-derived neurotrophic factor，BDNF）作为另一种肌肉因子，尽管肌肉收缩产生的 BDNF 不会释放到循环血液中，但是骨骼肌中产生的 BDNF 似乎增强了脂肪的氧化。通过运动激活骨骼肌也有助于大脑中 BDNF 分泌的增加，且多项研究已注意到 BDNF 对神经元功能的有益作用[80-81]。鸢尾素是一种新发现的运动反应性肌肉因子，因为可以增加产热和脂肪组织能量消耗、维持能量平衡并降低患心血管疾病的风险，目前已成为治疗肥胖和肥胖相关并发症的潜在靶点。

鸢尾素分子在不同物种之间高度保守，其在人类和啮齿动物之间的相似程度甚至可以高达100%，高于胰岛素、胰高血糖素及瘦素85%、90%和83%的相似度[73]。这表明将鸢尾素作为治疗的靶点来改善人类肥胖和胰岛素抵抗可能有积极的作用，而肥胖和糖尿病又是心血管疾病的危险因素，因此，鸢尾素是否在肥胖心血管疾病的预防和治疗方面起到积极的作用，是值得关注的问题。

目前研究中，运动对于鸢尾素的影响在不同的研究中存在着差异，如单次急性运动可以上调鸢尾素水平，而长期运动对鸢尾素的影响趋于稳定或有所上调[82-83]。有趣的是，鸢尾素水平与一些关键的骨骼肌代谢物（如 ATP）在长期运动后呈负相关，提示骨骼肌代谢的改变将引起鸢尾素的释放。运动后鸢尾素水平升高，且与小鼠脂肪褐色化和能量消耗增加相关，鸢尾素在这个过程也与血管功能改善和胰岛素敏感性提高有关[84]。然而，在肥胖或健康人机体中，鸢尾素的调节机制及其生理作用有待研究。

目前，研究团队对运动结合饮食干预对肥胖人群循环血液中鸢尾素的影响及其与心血管功能改善的研究已取得一定的结果，即长期运动结合饮食干预可能上调鸢尾素水平，这个过程与内皮祖细胞（endothelial progenitor cell，EPC）的数量、增殖和迁移功能密切相关（图 7-5）[85]。

为深入探索运动干预下肥胖机体内皮功能改善与鸢尾素的关系，研究发现鸢尾素对大鼠肠系膜动脉有扩张作用（图 7-6）。使用香草素受体 4 型瞬时感受器电位（TRPV4）通道抑制剂预处理完全消除了鸢尾素诱导的血管舒张，说明鸢尾素可能调节血管内皮细胞上关键钙离子通道（TRPV4）的功能[86]。如图 7-7 所示，HC 为 TRPV4 拮抗剂 HC067047。以上研究结果表明，鸢尾素诱导大鼠肠系膜动脉内皮依赖性血管舒张，其机制可能与 TRPV4 通道相关。

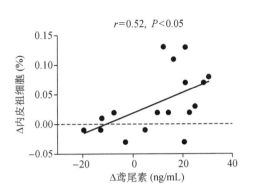

图 7-5　运动联合饮食干预后肥胖受试者循环鸢尾素水平
变化与内皮祖细胞数量变化的相关性

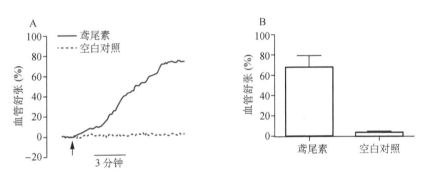

图 7-6　鸢尾素对大鼠肠系膜动脉的血管舒张作用

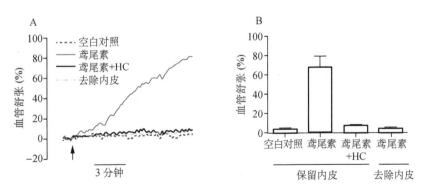

图 7-7　鸢尾素通过 TRPV4 通道诱导内皮依赖性血管舒张

　　总之，鸢尾素是一种运动诱导型的肌肉因子，运动可以促进其在骨骼肌和心肌细胞的大量表达，从而对心血管系统产生积极的影响。鸢尾素在有效减轻体重和抵制肥胖方面的作用得到普遍认可。鸢尾素不但可以改善糖脂代谢、清除心血管疾病的危险因素，而且其血清浓度可以作为诊断心肌梗死和慢性心力衰竭的标志性因子，是冠状动脉狭窄程度的独立危险因素，并且与动脉粥样硬化和血管内皮功能相关。未来的研究需要进一步阐明鸢尾素心血管保护作用的具体机制，并明确能够有效诱导鸢尾素表达的运动方式，以期为鸢尾素用于预防和治疗心血管疾病提供理论依据和实践指导。

（廖静雯，夏景波）

参考文献

［1］ BUSHATI N,COHEN S M. MicroRNA functions. Annu Rev Cell Dev Biol,2007,23:175-205.

［2］ VAN ROOIJ E,SUTHERLAND L B,LIU N,et al. A signature pattern of stress-responsive microRNAs that can evoke cardiac hypertrophy and heart failure. Proc Natl Acad Sci USA, 2006,103(48):18255-18260.

［3］ UCAR A, GUPTA S K, FIEDLER J, et al. The miRNA-212/132 family regulates both cardiac hypertrophy and cardiomyocyte autophagy. Nat Commun,2012,3:1078.

［4］ CALLIS T E, PANDYA K, SEOK H Y, et al. MicroRNA-208a is a regulator of cardiac hypertrophy and conduction in mice. J Clin Invest,2009,119(9):2772-2786.

［5］ MATKOVICH S J, VAN BOOVEN D J, YOUKER K A, et al. Reciprocal regulation of myocardial microRNAs and messenger RNA in human cardiomyopathy and reversal of the microRNA signature by biomechanical support. Circulation,2009,119(9):1263-1271.

［6］ XU X D, SONG X W, LI Q, et al. Attenuation of microRNA-22 derepressed PTEN to effectively protect rat cardiomyocytes from hypertrophy. J Cell Physiol, 2012, 227(4): 1391-1318.

［7］ GURHA P, ABREU-GOODGER C, WANG T, et al. Targeted deletion of microRNA-22 promotes stress-induced cardiac dilation and contractile dysfunction. Circulation,2012,125 (22):2751-2761.

［8］ ZHAO W, ZHAO S P, ZHAO Y H. MicroRNA-143/-145 in cardiovascular diseases. Biomed Res Int,2015,531740.

［9］ SASSI Y, AVRAMOPOULOS P, RAMANUJAM D, et al. Cardiac myocyte miR-29 promotes pathological remodeling of the heart by activating Wnt signaling. Nat Commun, 2017, 8 (1):1614.

[10] FU J, CHEN Y, LI F. Attenuation of microrna-495 derepressed PTEN to effectively protect rat cardiomyocytes from hypertrophy. Cardiology, 2018, 139(4):245-254.

[11] HORIE T, ONO K, NISHI H, et al. Acute doxorubicin cardiotoxicity is associated with miR-146a-induced inhibition of the neuregulin-ErbB pathway. Cardiovasc Res, 2010, 87 (4):656-664.

[12] KUWABARA Y, ONO K, HORIE T, et al. Increased microRNA-1 and microRNA-133a levels in serum of patients with cardiovascular disease indicate myocardial damage. Circ Cardiovasc Genet, 2011, 4(4):446-454.

[13] GURHA P, CHEN X, LOMBARDI R, et al. Knockdown of plakophilin 2 downregulates miR-184 through cpg hypermethylation and suppression of the E2F1 pathway and leads to enhanced adipogenesis in vitro. Circ Res, 2016, 119(6):731-750.

[14] GARCIA-GRAS E, LOMBARDI R, GIOCONDO M J, et al. Suppression of canonical Wnt/ beta-catenin signaling by nuclear plakoglobin recapitulates phenotype of arrhythmogenic right ventricular cardiomyopathy. J Clin Invest, 2006, 116(7):2012-2021.

[15] CHEN S N, GURHA P, LOMBARDI R, et al. The hippo pathway is activated and is a causal mechanism for adipogenesis in arrhythmogenic cardiomyopathy. Circ Res, 2014, 114 (3):454-468.

[16] RAUT S K, SINGH G B, RASTOGI B, et al. miR-30c and miR-181a synergistically modulate p53-p21 pathway in diabetes induced cardiac hypertrophy. Mol Cell Biochem, 2016, 417(1-2):191-203.

[17] LI X, DU N, ZHANG Q, et al. MicroRNA-30d regulates cardiomyocyte pyroptosis by directly targeting foxo3a in diabetic cardiomyopathy. Cell Death Dis, 2014, 5(10):e1479.

[18] LATRONICO M V, CATALUCCI D, CONDORELLI G. Emerging role of microRNAs in cardiovascular biology. Circ Res, 2007, 101(12):1225-1236.

[19] CHENG Y, LIU X, YANG J, et al. MicroRNA-145, a novel smooth muscle cell phenotypic marker and modulator, controls vascular neointimal lesion formation. Circ Res, 2009, 105 (2):158-166.

[20] ZHANG Y N, XIE B D, SUN L, et al. Phenotypic switching of vascular smooth muscle cells in the 'normal region' of aorta from atherosclerosis patients is regulated by miR-145. J Cell Mol Med, 2016, 20(6):1049-1061.

[21] YANG F, CHEN Q, HE S, et al. miR-22 Is a Novel mediator of vascular smooth muscle cell phenotypic modulation and neointima formation. Circulation, 2018, 137(17):1824-1841.

[22] BADI I, BURBA I, RUGGERI C, et al. MicroRNA-34a induces vascular smooth muscle cells senescence by SIRT1 downregulation and promotes the expression of age-associated pro-inflammatory secretory factors. J Gerontol A Biol Sci Med Sci, 2015, 70 (11): 1304-1311.

[23] ZHAO W,ZHENG X L,PENG D Q,et al. Myocyte enhancer factor 2A regulates hydrogen peroxide-induced senescence of vascular smooth muscle cells via microRNA-143. J Cell Physiol,2015,230(9):2202-2211.

[24] PANIZO S,NAVES-DIAZ M,CARRILLO-LOPEZ N,et al. MicroRNAs 29b,133b,and 211 regulate vascular smooth muscle calcification mediated by high phosphorus. J Am Soc Nephrol,2016,27(3):824-834.

[25] LIU J,XIAO X,SHEN Y,et al. MicroRNA-32 promotes calcification in vascular smooth muscle cells:Implications as a novel marker for coronary artery calcification. PLoS One, 2017,12(3):e0174138.

[26] DU Y,GAO C,LIU Z,et al. Upregulation of a disintegrin and metalloproteinase with thrombospondin motifs-7 by miR-29 repression mediates vascular smooth muscle calcification. Arterioscler Thromb Vasc Biol,2012,32(11):2580-2588.

[27] JIANG W,ZHANG Z,YANG H,et al. The involvement of miR-29b-3p in arterial calcification by targeting matrix metalloproteinase-2. Biomed Res Int,2017,6713606.

[28] WANG Y S,WANG H Y,LIAO Y C,et al. MicroRNA-195 regulates vascular smooth muscle cell phenotype and prevents neointimal formation. Cardiovasc Res,2012,95(4): 517-526.

[29] TAN J,YANG L,LIU C,et al. MicroRNA-26a targets MAPK6 to inhibit smooth muscle cell proliferation and vein graft neointimal hyperplasia. Sci Rep,2017,7:46602.

[30] LIU W,CAI H,LIN M,et al. MicroRNA-107 prevents amyloid-beta induced blood-brain barrier disruption and endothelial cell dysfunction by targeting Endophilin-1. Exp Cell Res,2016,343(2):248-257.

[31] GE X,HAN Z,CHEN F,et al. MiR-21 alleviates secondary blood-brain barrier damage after traumatic brain injury in rats. Brain Res,2015,1603:150-157.

[32] WITKOWSKI M,WEITHAUSER A,TABARAIE T,et al. Micro-RNA-126 reduces the blood thrombogenicity in diabetes mellitus via targeting of tissue factor. Arterioscler Thromb Vasc Biol,2016,36(6):1263-1271.

[33] ZHENG D,MA J,YU Y,et al. Silencing of miR-195 reduces diabetic cardiomyopathy in C57BL/6 mice. Diabetologia,2015,58(8):1949-1958.

[34] FENG B,CAO Y,CHEN S,et al. miR-200b Mediates endothelial-to-mesenchymal transition in diabetic cardiomyopathy. Diabetes,2016,65(3):768-779.

[35] MCARTHUR K,FENG B,WU Y,et al. MicroRNA-200b regulates vascular endothelial growth factor-mediated alterations in diabetic retinopathy. Diabetes, 2011, 60 (4): 1314-1323.

[36] ZHANG H,LIU J,QU D,et al. Inhibition of miR-200c restores endothelial function in diabetic mice through suppression of COX-2. Diabetes,2016,65(5):1196-1207.

［37］ WANG H J,HUANG Y L,SHIH Y Y,et al. MicroRNA-146a decreases high glucose/ thrombin-induced endothelial inflammation by inhibiting NAPDH oxidase 4 expression. Mediators Inflamm,2014:379537.

［38］ FULZELE S,EL-SHERBINI A,AHMAD S,et al. MicroRNA-146b-3p regulates retinal inflammation by suppressing adenosine deaminase-2 in diabetes. Biomed Res Int, 2015:846501.

［39］ LA SALA L,CATTANEO M,DE NIGRIS V,et al. Oscillating glucose induces microRNA-185 and impairs an efficient antioxidant response in human endothelial cells. Cardiovasc Diabetol,2016,15:71.

［40］ XU R H,LIU B,WU J D,et al. miR-143 is involved in endothelial cell dysfunction through suppression of glycolysis and correlated with atherosclerotic plaques formation. Eur Rev Med Pharmacol Sci,2016,20(19):4063-4071.

［41］ LIU G,LI Y,GAO X G. microRNA-181a is upregulated in human atherosclerosis plaques and involves in the oxidative stress-induced endothelial cell dysfunction through direct targeting Bcl-2. Eur Rev Med Pharmacol Sci,2016,20(14):3092-3100.

［42］ LI P,YIN Y L,GUO T,et al. Inhibition of Aberrant microRNA-133a expression in endothelial cells by statin prevents endothelial dysfunction by targeting GTP cyclohydrolase 1 in vivo. Circulation,2016,134(22):1752-1765.

［43］ LOYER X,POTTEAUX S,VION A C,et al. Inhibition of microRNA-92a prevents endothelial dysfunction and atherosclerosis in mice. Circ Res,2014,114(3):434-43.

［44］ ORTEGA F J,MORENO-NAVARRETE J M,PARDO G,et al. MiRNA expression profile of human subcutaneous adipose and during adipocyte differentiation. PLoS One,2010,5 (2):e9022.

［45］ BAE Y U,KIM Y,LEE H,et al. Bariatric surgery alters microRNA content of circulating exosomes in patients with obesity. Obesity (Silver Spring),2019,27(2):264-271.

［46］ WANG M,LI L,LIU R,et al. Obesity-induced overexpression of miRNA-24 regulates cholesterol uptake and lipid metabolism by targeting SR-B1. Gene,2018,668:196-203.

［47］ DU J,ZHANG P,GAN M,et al. MicroRNA-204-5p regulates 3T3-L1 preadipocyte proliferation,apoptosis and differentiation. Gene,2018,668:1-7.

［48］ LAI C Y,LIN C Y,HSU C C,et al. Liver-directed microRNA-7a depletion induces nonalcoholic fatty liver disease by stabilizing YY1-mediated lipogenic pathways in zebrafish. Biochim Biophys Acta Mol Cell Biol Lipids,2018,1863(8):844-856.

［49］ CHEN T,YAN D,CHENG X,et al. MiR-1224-5p enhances hepatic lipogenesis by targeting adenosine monophosphate-activated protein kinase alpha1 in male mice. Endocrinology,2018,159(5):2008-2021.

［50］ TAKANABE R,ONO K,ABE Y,et al. Up-regulated expression of microRNA-143 in association with obesity in adipose tissue of mice fed high-fat diet. Biochem Biophys Res Commun,2008,376(4):728-732.

[51] SUN T,FU M,BOOKOUT A L,et al. MicroRNA let-7 regulates 3T3-L1 adipogenesis. Mol Endocrinol,2009,23(6):925-931.

[52] LORENTE-CEBRIAN S, MEJHERT N, KULYTE A, et al. MicroRNAs regulate human adipocyte lipolysis:effects of miR-145 are linked to TNF-alpha. PLoS One, 2014, 9 (1):e86800.

[53] TSILOULIS T, PIKE J, POWELL D, et al. Impact of endurance exercise training on adipocyte microRNA expression in overweight men. FASEB J,2017,31(1):161-171.

[54] KULYTE A,LORENTE-CEBRIAN S,GAO H,et al. MicroRNA profiling links miR-378 to enhanced adipocyte lipolysis in human cancer cachexia. Am J Physiol Endocrinol Metab, 2014,306(3):E267-E274.

[55] ZHANG Y, LI C, LI H, et al. MiR-378 activates the pyruvate-PEP futile cycle and enhances lipolysis to ameliorate obesity in mice. EBioMedicine,2016,5:93-104.

[56] ILIOPOULOS D,DROSATOS K,HIYAMA Y,et al. MicroRNA-370 controls the expression of microRNA-122 and Cpt1alpha and affects lipid metabolism. J Lipid Res,2010,51(6): 1513-1523.

[57] XIHUA L,SHENGJIE T,WEIWEI G,et al. Circulating miR-143-3p inhibition protects against insulin resistance in Metabolic syndrome via targeting of the insulin-like growth factor 2 receptor. Transl Res,2019,205:33-43.

[58] TRAJKOVSKI M,HAUSSER J,SOUTSCHEK J,et al. MicroRNAs 103 and 107 regulate insulin sensitivity. Nature,2011,474(7353):649-653.

[59] WU G,ZHANG X,GAO F. The epigenetic landscape of exercise in cardiac health and disease. J Sport Health Sci,2020,10(6):648-659.

[60] NUNEZ LOPEZ Y O, GARUFI G, PASARICA M, et al. Elevated and correlated expressions of miR-24, miR-30d, miR-146a, and SFRP-4 in human abdominal adipose tissue play a role in adiposity and insulin resistance. Int J Endocrinol,2018:7351902.

[61] SILVEIRA A,GOMES J,ROQUE F,et al. MicroRNAs in obesity-associated disorders:the role of exercise training. Obes Facts,2022,15(2):105-117.

[62] WANG S,LIAO J,HUANG J,et al. miR-214 and miR-126 were associated with restoration of endothelial function in obesity after exercise and dietary intervention. J Appl Biomed, 2018,16(1):34-39.

[63] LIAO J,HUANG J,WANG S,et al. Effects of exercise and diet intervention on appetite-regulating hormones associated with miRNAs in obese children. Eat Weight Disord,2021, 26(2):457-465.

[64] EHTESHAM N, SHAHRBANIAN S, VALADIATHAR M, et al. Modulations of obesity-

related microRNAs after exercise intervention: a systematic review and bioinformatics analysis. Mol Biol Rep,2021,48(3):2817-2831.

[65] PARR E B,CAMERA D M,BURKE L M,et al. Circulating microrna responses between 'high' and 'low' responders to a 16-wk diet and exercise weight loss intervention. PLoS One,2016,11(4):e0152545.

[66] DIMASSI S,KARKENI E,LAURANT P,et al. microparticle mirnas as biomarkers of vascular function and inflammation response to aerobic exercise in obesity? Obesity (Silver Spring),2018,26(10):1584-1593.

[67] OUCHI N,OSHIMA Y,OHASHI K,et al. Follistatin-like 1,a secreted muscle protein, promotes endothelial cell function and revascularization in ischemic tissue through a nitric-oxide synthase-dependent mechanism. The Journal of biological chemistry, 2008, 283 (47):32802-32811.

[68] MIYABE M,OHASHI K,SHIBATA R,et al. Muscle-derived follistatin-like 1 functions to reduce neointimal formation after vascular injury. Cardiovasc Res, 2014, 103 (1): 111-120.

[69] OHASHI K,ENOMOTO T,JOKI Y,et al. Neuron-derived neurotrophic factor functions as a novel modulator that enhances endothelial cell function and revascularization processes. The Journal of biological chemistry,2014,289(20):14132-14144.

[70] RE CECCONI A D,FORTI M,CHIAPPA M,et al. Musclin,a myokine induced by aerobic exercise,retards muscle atrophy during cancer cachexia in mice. Cancers, 2019, 11 (10):1541.

[71] OTAKA N,SHIBATA R,OHASHI K,et al. Myonectin is an exercise-induced myokine that protects the heart from ischemia-reperfusion injury. Circulation research,2018,123(12): 1326-1338.

[72] PICCA A, CALVANI R, LEEUWENBURGH C, et al. Targeting mitochondrial quality control for treating sarcopenia: lessons from physical exercise. Expert opinion on therapeutic targets,2019,23(2):153-160.

[73] BOSTROM P,WU J,JEDRYCHOWSKI M P,et al. A PGC1-alpha-dependent myokine that drives brown-fat-like development of white fat and thermogenesis. Nature, 2012, 481 (7382):463-468.

[74] ROCA-RIVADA A,CASTELAO C,SENIN L L,et al. FNDC5/irisin is not only a myokine but also an adipokine. PLoS One,2013,8(4):e60563.

[75] PERAKAKIS N,TRIANTAFYLLOU G A,FERNÁNDEZ-REAL J M,et al. Physiology and role of irisin in glucose homeostasis. Nature reviews Endocrinology, 2017, 13 (6): 324-337.

[76] LEUNG W K C,YU A P,LAI C W K,et al. Association of markers of proinflammatory

phenotype and beige adipogenesis with metabolic syndrome in chinese centrally obese adults. Journal of diabetes research,2018:8956509.

[77] DONG J,DONG Y,DONG Y,et al. Inhibition of myostatin in mice improves insulin sensitivity via irisin-mediated cross talk between muscle and adipose tissues. International Journal of Obesity (2005),2016,40(3):434-442.

[78] 王坤,廖静雯,尹洪刚,等. 鸢尾素的心血管保护作用及其在运动领域的研究进展. 生理学报,2019,71(3):478-484.

[79] GLEESON M. Interleukins and exercise. The Journal of physiology,2000,529 (Pt 1):1.

[80] PEDERSEN B K. Muscles and their myokines. The Journal of Experimental Biology, 2011,214(Pt 2):337-346.

[81] ERICKSON K I,VOSS M W,PRAKASH R S,et al. Exercise training increases size of hippocampus and improves memory. Proceedings of the National Academy of Sciences of the United States of America,2011,108(7):3017-3022.

[82] ALBRECHT E,NORHEIM F,THIEDE B,et al. Irisin—a myth rather than an exercise-inducible myokine. Sci Rep,2015,5:8889.

[83] KIM H J,LEE H J,SO B,et al. Effect of aerobic training and resistance training on circulating irisin level and their association with change of body composition in overweight/obese adults:a pilot study. Physiol Res,2016,65(2):271-279.

[84] HUH J Y,PANAGIOTOU G,MOUGIOS V,et al. FNDC5 and irisin in humans:Ⅰ. predictors of circulating concentrations in serum and plasma and Ⅱ. mRNA expression and circulating concentrations in response to weight loss and exercise. Metabolism,2012,61 (12):1725-1738.

[85] HUANG J,WANG S,XU F,et al. Exercise training with dietary restriction enhances circulating irisin level associated with increasing endothelial progenitor cell number in obese adults:an intervention study. PeerJ,2017,5:e3669.

[86] YE L,XU M,HU M,et al. TRPV4 is involved in irisin-induced endothelium-dependent vasodilation. Biochem Biophys Res Commun,2018,495(1):41-45.

第八章

运动干预改善肥胖诱导的
生殖功能紊乱的作用机制

目前,肥胖对生殖功能的损害日益受到国内重视。相关数据显示我国育龄夫妇不孕不育发生率高达 15%,而肥胖导致的生殖功能紊乱是不孕不育症的主要诱因之一。与此同时,大量的研究显示改变饮食模式以及适度的运动能够提升肥胖个体的生殖能力。通过改变肥胖个体的生活方式进行减重已被证明可以提升肥胖男性精子质量、勃起功能等;恢复肥胖女性月经周期性、提升卵子质量以及子宫内膜容受性以提高受孕的可能性。本章以目前的研究为基础,针对肥胖对两性生殖健康的影响以及运动干预改善肥胖个体生殖功能的机制进行介绍。

第一节　肥胖对男性生殖功能的影响及其机制

一、肥胖对男性生殖功能的影响

肥胖或超重已成为影响人类健康的重要公共卫生问题,按照 WHO 标准,我国有 1/3 以上的成年人以及 1/5 左右的未成年人存在超重或肥胖问题[1-2]。男性生殖功能障碍是肥胖的诸多并发症之一。尽管并非所有肥胖男性个体的生殖能力必然会受损,但相关研究数据表明,近 80% 存在生殖功能障碍的男性患者存在超重或肥胖的问题[3]。与非肥胖者相比,无精子症和少精子症在肥胖男性中更为高发。相关流行病学研究显示,精液质量差的男性肥胖率是精液质量正常男性的 3 倍[4]。在动物研究层面,肥胖大鼠睾丸和附睾的绝对和相对重量均出现显著下降[5],表明肥胖对精子的发生和成熟过程均存在负面的影响。重度肥胖(BMI≥35 kg/m²)对男性精液质量造成的负面影响包括精子浓度低于平均水平、运动精子百分率和精子正常形态率下降、精子 DNA 结构完整性下降、DNA 碎片化指数(DNA fragmentation index, DFI)升高等方面。此外,肥胖会抑制精子细胞染色质凝聚、导致 DNA 断裂、增加细胞凋亡以及让精子基因发生可以传递给下一代的表观遗传变化[6]。肥胖与男性勃起功能障碍(erectile dysfunction, ED)、亚临床前列腺炎等疾病也存在密切的联系。肥胖患者实施减重手术后可以在一定程度上恢复其勃起功能。如图 8-1 所示,肥胖对男性生殖系统的损伤可归结为男性阴囊温度异常升高、勃起功能障碍、生精细胞凋亡、精子 DNA 碎片化及精液质量降低,最终导致男性的生殖功能受损。

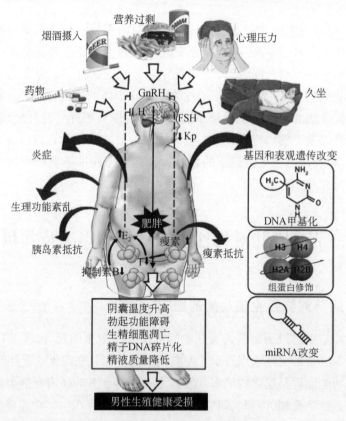

图 8-1 肥胖对男性生殖功能的影响[7]

GnRH:促性腺激素释放激素;LH:黄体生成素;FSH:卵泡刺激素

二、肥胖损伤男性生殖功能的机制

（一）肥胖导致男性下丘脑-垂体-睾丸（hypothalamic-pituitary-testicular，HPT）轴功能失调

肥胖可通过影响 HPT 轴功能诱发男性生殖激素水平紊乱,进而导致男性生殖能力下降(图 8-2)。男性的生殖功能与新陈代谢依赖 HPT 轴的结构及功能完整。下丘脑神经元释放的促性腺激素释放激素(gonadotropin-releasing hormone，GnRH)可刺激腺垂体分泌黄体生成素(luteinizing hormone，LH)和卵泡刺激素(follicle-stimulating hormone，FSH)两种促性腺激素,促性腺激素进而作用于睾丸调节类固醇激素的生成,影响精子的发生与成熟过程。当机体处于肥胖或超重状态时,促性腺激素释放激素脉冲分泌节律会出现紊乱,导致黄体生成素、卵泡刺激素水平异常,从而对男性生殖功能产生不利的影响。此外,过多的雄激素转化为雌激素可能是肥胖患者勃起功能障碍的原因。在机体组织中芳香化酶负责这种转化,而芳香化酶主要表达于脂肪组织[8]。随着脂肪组织的增加,肥胖个体更多的芳香化酶作用于雄激素的转化,导致其血清

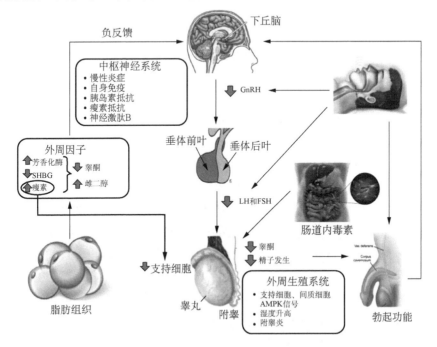

图 8-2 肥胖个体 HPT 轴对男性生殖功能的影响[10]

GnRH:促性腺激素释放激素;LH:黄体生成素;FSH:卵泡刺激素;SHBG:性激素结合球蛋白

雌二醇水平升高[6, 8]。机体内雌激素水平的异常升高,使得高浓度雌二醇对 HPT 轴产生负反馈抑制作用,导致 HPT 轴对生殖内分泌的调节失常,影响睾丸生精功能。此外,肥胖还可影响性激素结合球蛋白和抑制素 B 的水平。相关研究显示,性激素结合球蛋白浓度与 BMI 呈负相关[9],患有胰岛素抵抗、高胰岛素血症的肥胖男性性激素结合球蛋白浓度往往较低。性激素结合球蛋白水平降低会导致游离睾酮水平增加,进一步促进雌二醇的转化。抑制素 B 是睾丸曲细精管功能的主要标志物之一,其水平随着体重的增加而减少,且抑制素 B 的异常降低可导致精子的产生减少。

(二) 瘦素抵抗对肥胖男性生殖功能的影响

瘦素是一种与肥胖密切相关的激素,其由脂肪细胞分泌而来,参与食欲调节、胰岛素分泌和炎症等生理与病理过程。相关研究表明,瘦素分泌过多可能是引起肥胖男性雄激素不足和生殖功能下降的重要原因之一[11]。而瘦素浓度升高是肥胖个体内分泌紊乱的常见表现,高水平瘦素对大脑瘦素感受器的长期刺激将诱发瘦素抵抗。瘦素受体表达的下调从而降低了机体对瘦素的利用度是瘦素抵抗表现之一。肥胖个体瘦素抵抗会对 HPT 轴产生抑制作用,表现为调控促性腺激素释放激素分泌的活性降低,黄体生成素和卵泡刺激素的释放减少,最终损伤性腺功能。在睾丸组织中,瘦素可通过血-睾屏障抑制睾丸间质细胞的功能,导致睾丸间质细胞促凋亡基因上调。此外,瘦素还可调节睾丸中类固醇的合成而影响睾丸生精功能。近期的一些研究显示,肥胖鼠睾丸及附睾组织中瘦素受体出现显著下调,表明在外周生殖系统中瘦素抵抗可能发挥了一定负面的作用,从而影响精子在睾丸中的发生以及在附睾中的成熟。

(三) 氧化应激及局部炎症对肥胖男性生殖功能的影响

机体中的活性氧通常是细胞呼吸作用的产物,其对于某些生殖活动是必要的,如精子获能等。然而,当活性氧的水平超过了抗氧化系统的清除能力,就会导致氧化应激。氧化应激在超重或肥胖导致的男性不育中发挥重要的病理作用。肥胖可通过能量代谢、线粒体电子传递链、还原型辅酶Ⅱ等多种途径影响机体氧化应激水平。相关研究显示,BMI 和精液氧化应激水平之间存在正相关[12]。过多的活性氧会干扰精子的发生与成熟导致精子功能损伤。精子细胞和成熟精子对活性氧非常敏感,因为它们的细胞膜富含多不饱和脂肪酸(polyunsaturated fatty acid, PUFA),在氧化应激的条件下多不饱和脂肪酸易发生脂质过氧化,产生具有破坏性的反应性羰基化合物,导致精子细胞膜的完整性受损。在精子的发生与成熟过程中,若曲细精管与附睾管腔微环境中活性氧水平异常升高,则会导致精子脂质过氧化损害、线粒体功能障碍、DNA 损伤等,从而引起精子功能和受精能力异常。

肥胖个体生殖功能的损伤还与局部炎症相关。肥胖男性血清、睾丸组织、附睾组织和精浆中炎症因子,如 TNF-α、IL-1、IL-6、IL-18 等出现显著的上调,对 HPT 轴的平衡调节及外周生殖器官的功能均有一定的负面影响。垂体的炎症可能通过自身免疫途径导致性腺功能减退。在睾丸与附睾中,炎症因子可直接损害生精上皮与附睾上皮功能,影响支持细胞之间连接蛋白的表达和装配,进而导致血-睾屏障损伤;肥胖诱导的炎症还可影响附睾管腔液体微环境的稳态,导致精子成熟和生殖能力受损[10]。

(四)肠道菌群紊乱对肥胖男性生殖功能的影响

高脂肪和高热量饮食等导致肥胖的饮食方式还可扰乱肠道菌群的稳态。肠道菌群作为人体最庞大的微生态系统,对维持身体健康、保障人体正常生命活动意义重大。值得注意的是,近年越来越多的研究表明肠道菌群参与了多种肥胖相关生殖系统疾病的发生发展。肥胖诱发的肠道菌群稳态失衡会导致精子数量和活力显著下降,其原因可归结于失衡的肠道微生物不仅会增加附睾炎症水平进而影响精子的运动能力,还会导致睾丸中细胞的线粒体功能相关基因、减数分裂相关基因的表达水平下调进而影响精子的发生[13]。

(五)肥胖对附睾管腔精子成熟微环境的影响

以往的研究中,肥胖通过影响睾丸的功能进而损伤精子的发生过程获得了较多的关注。然而,值得注意的是肥胖个体精子的运动活力及受精能力往往偏低,这涉及精子在附睾管腔中的成熟过程。附睾管腔液体微环境的相对稳定是精子获得运动及受精能力的物质基础。通过对精浆 α-葡萄糖苷酶水平的分析,Martini A C 等提出肥胖个体精子活力降低是由附睾功能的改变而引起[14]。

近期,我们的研究表明肥胖会导致大鼠附睾管腔 K^+、Cl^- 浓度的异常降低,伴随精子运动功能受损。运动能力的获得是精子在附睾中成熟的标志事件,精子在附睾管腔程序化成熟的过程中,其基因转录与蛋白翻译均处于静默的状态。精子一系列的成熟事件主要依赖其与附睾管腔中液体微环境的相互作用。附睾各部分管腔微环境处于相对稳定的状态,如 Cl^-、Na^+、K^+、Ca^{2+}、HCO_3^- 等无机离子的浓度(图 8-3)。Cl^- 的稳态对于精子的成熟至关重要。附睾管腔的离子稳态依赖于上皮活跃的分泌与吸收功能。附睾上皮 Cl^- 分泌由其顶膜面的 Cl^- 通道介导,囊性纤维化穿膜传导调节蛋白(cystic fibrosis transmembrane conductance regulator,CFTR)以及 Ca^{2+} 激活 Cl^- 通道(calcium-activated chloride

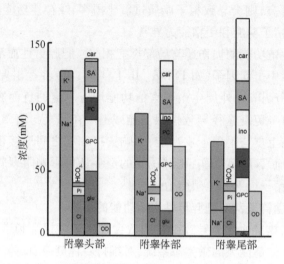

图 8-3　大鼠附睾管腔离子以及有机溶质的浓度统计图[15]

channel，CaCC）在附睾上皮细胞全细胞电流的形成中发挥重要作用[16]。*CFTR* 基因突变通常导致先天性双侧输精管缺失或附睾形态缺陷[17]。然而，近期研究表明 *CFTR* 的 T5 等位基因和 TG12-T5-V470 基因型的多变异突变与非梗阻性弱精症相关[18]。使用无 Cl⁻ 溶液孵育细胞，精子酪氨酸的磷酸化及精子膜电位的超极化都会受到抑制[19]。其机制可能是精子胞内 Cl⁻ 浓度受到外界 Cl⁻ 浓度影响，低 Cl⁻ 浓度抑制环腺苷酸（cyclic adenosine monophosphate，cAMP）相关信号通路的激活。我们针对肥胖大鼠附睾的转录组测序结果显示，肥胖可导致大鼠附睾尾部组织 Cl⁻ 转运相关基因表达异常（图 8-4），但其中差异表达基因并不包含 CFTR 等 Cl⁻ 通道。可见，肥胖导致的大鼠附睾管腔 Cl⁻ 浓度异常降低的机制是一个值得深入探究的问题。

　　附睾管腔 K⁺ 的稳态对于成熟的精子在附睾尾部管腔以静息状态储存至关重要。附睾头部到尾部其管腔溶液中 K⁺/Na⁺ 比率逐渐上升，附睾尾部的管腔液中 K⁺ 浓度可高达 50 mmol/L 左右，几乎是血浆中 K⁺ 浓度的 10 倍。Wong P Y 等观察到高浓度 K⁺ 液体微环境能够显著抑制精子的运动能力，在 50 mmol/L K⁺ 的环境中大鼠的精子活力被抑制高达 80% 左右[20]。相关研究表明，精子在运动激活的过程中往往伴随着 K⁺ 的外流和细胞膜的超极化，而附睾管腔高浓度 K⁺ 的液体微环境则会使精子细胞膜处于去极化的状态，这可能是高浓度 K⁺ 微环境抑制精子运动从而使其以静息状态储存，进而维持其运动功能不受损伤的机制之一。此外，我们先前的研究发现高浓度 K⁺ 的液体微

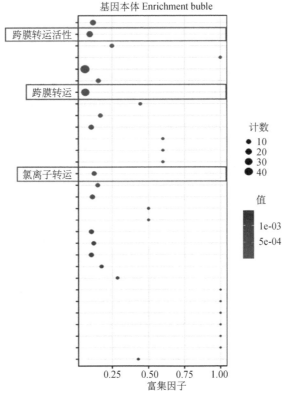

图 8-4 基于基因本体的差异表达基因富集分析图谱

肥胖组大鼠与正常对照组大鼠附睾组织差异表达基因
的基因本体(gene ontology, GO)富集分析(*n*=6),将所有 GO
富集结果,按照 P 值从小到大排序,取前 30 个 GO 富集功能
绘制气泡图

环境对精子运动的抑制作用可能与 cAMP 相关信号通路有关。可见,附睾管
腔 K^+ 的稳态具有重要的生理意义,肥胖个体 K^+ 稳态失衡将对精子的成熟产生
负面影响。值得注意的是,近期我们的研究表明气体信号分子硫化氢、机械敏
感的 Piezo1 通道参与附睾管腔高浓度 K^+ 的液体微环境形成的调控(图 8-5)。
与此同时,我们发现肥胖大鼠附睾中内源性硫化氢水平以及 Piezo1 通道的表
达水平异常降低,表明两者或许在肥胖个体附睾管腔 K^+ 稳态的失衡中扮演一
定的角色。

此外,相对低温的环境在精子发生与成熟的过程中同样发挥重要的作用。
阴囊温度通常低于体表温度 1~2 ℃,阴囊温度与精子数量呈负相关。而肥胖
个体由于附睾脂肪过度的积累,往往会导致阴囊的温度偏高[22],从而影响精
子在睾丸中的发生及在附睾的成熟过程。相关研究还表明,肥胖与 Zn 元素缺

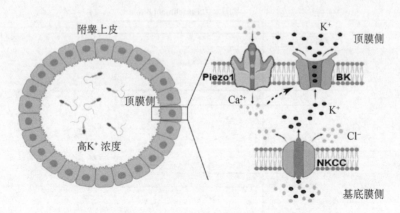

图 8-5   Piezo1 调控大鼠附睾管腔 K⁺ 稳态的机制图[21]

乏密切相关,而目前研究认为 Zn 在精子的生成、成熟过程扮演着重要的角色,机体缺 Zn 可导致精子的发生与成熟过程受损,造成精液质量的下降。

综上,肥胖对于男性生殖系统的影响涉及精子在睾丸中的发生过程以及后续在附睾中的成熟过程,导致精子浓度低于平均水平、精子正常形态率及 DNA 结构完整性下降、碎片化水平升高、精子活力降低及勃起功能障碍等。其机制可能涉及肥胖男性 HPT 轴功能失调导致生殖内分泌紊乱、糖脂代谢紊乱、氧化应激水平异常升高、胰岛素抵抗、瘦素抵抗及炎症导致的睾丸和附睾上皮细胞结构/功能损伤进而引起生殖道管腔微环境稳态失衡。此外,肠道菌群的紊乱或许也参与了肥胖对男性生殖功能的损害。

第二节   肥胖对女性生殖功能的影响及其机制

一、肥胖对女性生殖功能的影响

肥胖和超重可导致女性月经不调、子宫内膜容受性降低、卵子质量下降、排卵功能障碍等多种生殖功能的损伤,是影响女性生殖健康的主要原因之一。月经周期紊乱是肥胖女性最为常见的生殖内分泌失调疾病。此外,肥胖女性可发生蜕膜化异常及着床窗口期子宫内膜容受性降低等生殖问题,诱发流产、反复着床失败、不孕等并发症。肥胖还可能直接影响卵母细胞质量,导致卵子质量低下。事实上,肥胖小鼠的卵泡凋亡增加,卵母细胞更小,减数分裂成熟延迟,并存在明显的梭形或染色体错位等缺陷[23]。这些缺陷很可能产生大量的非整倍体胚胎,从而导致自然流产。对来自严重肥胖患者与正常体重女性受精失败卵细胞的比较表明,肥胖女性的卵细胞具有更高的减数分裂纺锤体紊乱和染色体错位的发生率。此外,多囊卵巢综合征也是肥胖女性的常见并发症。尽管多囊卵巢综合征患者并不总是明显超重,但多囊卵巢综合征与肥胖和胰岛素抵抗密切相关。肥胖会加剧多囊卵巢综合征的临床特征,肥胖型多囊卵巢综合征女性患不孕症的风险往往也更高。肥胖对女性生殖健康的阻碍作用可能是由于过多的脂肪组织会释放大量的脂肪因子,它们可能与内分泌失调、胰岛素抵抗、炎症、瘦素抵抗、氧化应激等多种分子途径的紊乱相关。

二、肥胖损伤女性生殖功能的机制

(一)肥胖导致女性下丘脑-垂体-卵巢(hypothalamic-pituitary-ovarian,HPO)轴功能失调

HPO轴是维持女性生殖健康最为主要的内分泌途径。肥胖可通过中枢和外周机制影响HPO轴的功能,适当的体重和体脂水平是保障青春期女性正常性发育的必要条件。过度消瘦会导致青春期的延迟,而过高的BMI往往会导致青春期女孩性发育及初潮年龄相对提前,女性肥胖的发病与月经紊乱的发病显著相关。脂肪细胞因子,特别是瘦素对HPO轴的功能具有显著的调控作用。瘦素可通过调控促性腺激素释放激素的合成与分泌影响HPO轴的功能[24]。众所周知,机体瘦素的水平与体脂量呈显著正相关。超重或者肥胖会导致瘦素分泌增加,进而诱发瘦素抵抗,引起瘦素受体表达的下调,降低机体对瘦素的利用度,最终通过影响生殖内分泌导致肥胖女性的生殖功能受损。此外,肥胖可通过胰岛素抵抗对生殖内分泌造成不良影响,导致黄体生成素脉冲式分泌的失衡,从而引起月经紊乱、排卵障碍等问题。随着体重的增加,机体类固醇激素的水平也会发生一些变化。肥胖与雌激素[雌酮(E1)、17β-雌二醇(E2)]和雄激素(睾酮、双氢睾酮、雄烯二酮和脱氢表雄酮)水平的增加有关,因为脂肪组织可直接合成雄激素并将雄激素转化为雌激素。在女性个体中,肥胖同样与性激素结合球蛋白在循环系统中含量的降低有关,相关研究表明肥胖程度与女性性激素结合球蛋白水平呈负相关,进一步导致外周组织中可利用雄激素和雌激素水平的异常提升[25]。同时,脂肪组织还能够储存性激素,导致肥胖女性的类固醇激素库膨胀,进一步提升循环中性激素的水平,从而引起子宫内膜厚度异常和排卵的异常,导致受孕困难。

(二)氧化应激对肥胖女性生殖功能的影响

肥胖女性卵母细胞质量可能与线粒体活性改变相关[26]。事实上,线粒体

在卵母细胞成熟、卵子受精、胚胎着床和正常胚胎发育等过程中发挥着多种调节作用。肥胖小鼠卵母细胞中的线粒体呈现异常分布，氧化应激程度更高，活性氧产生率异常升高，谷胱甘肽水平减少。与此同时，肥胖小鼠的卵母细胞线粒体 DNA 拷贝数显著增加，这可能是氧化应激诱导线粒体损伤的补偿机制。脂肪毒性也可能直接改变卵母细胞质量，从而导致肥胖女性不孕。相关研究表明，卵巢内游离脂肪酸的积累与内质网应激、卵母细胞线粒体功能障碍及卵丘卵母细胞复合物的凋亡有关[27]，这可能诱发排卵障碍、卵母细胞质量下降，从而导致肥胖女性受孕困难。

（三）肥胖导致子宫内膜功能损伤

子宫内膜是肥胖导致女性生殖功能障碍的另一个靶标。肥胖小鼠的子宫内膜蜕膜功能受损[28]，在肥胖的女性中同样观察到基质蜕膜化存在障碍。其发病机制可能与肥胖个体炎症因子水平升高和活性氧诱导内皮功能损伤有关。此外，肥胖引起的子宫内膜容受性降低还可能与高雌激素血症、高胰岛素血症、胰岛素抵抗、人胰岛素样生长因子结合蛋白 1（insulin-like growth factor-binding protein-1，IGFBP-1）水平的降低及瘦素通路的失调等多种因素相关。最近的一项研究显示，肥胖女性子宫内膜 MAPK/ERK 信号下调，而该 MAPK/ERK 信号通路与胚胎着床密切相关[29]，这可能是肥胖女性胚胎着床减少和高流产率发生的潜在诱因。

（四）肥胖与多囊卵巢综合征及其对女性生殖功能的影响

肥胖在多囊卵巢综合征患者中加重不孕病理的过程已经得到了较多研究的支持。多囊卵巢综合征是女性无排卵性不孕最常见的诱因之一，大约有一半的多囊卵巢综合征女性患有肥胖症。与非肥胖多囊卵巢综合征患者相比，肥胖多囊卵巢综合征患者对诱导排卵的药物治疗反应更为迟钝，在辅助生殖治疗过程中需要更高的促性腺激素刺激。肥胖对多囊卵巢综合征患者生育能力的负面影响的病理生理机制是复杂的，目前尚未完全阐明。但毫无疑问的是，肥胖，尤其是腹部肥胖会加重高雄激素血症和胰岛素抵抗，加重多囊卵巢综合征患者的病理表现。

（五）肥胖导致的肠道菌群紊乱及其对女性生殖功能的影响

基于肠道菌群对肠道环境产生各种影响及其调控远端器官的作用，肠道被认为是成熟的内分泌器官。肠道微生物的代谢产物可以通过循环系统影响女性的生殖道、卵巢功能。母体的肠道微生物群可调控卵子的发生，以及胚胎、胎盘和胎儿的发育过程，进而影响到妊娠的活产率和新生儿的健康发育（图 8-6）。肠道菌群组成的失衡会导致多种疾病的发生，如妊娠并发症、不良妊娠结局、多囊卵巢综合征、子宫内膜异位症等。肠道菌群失调还可导致卵巢功能障碍,包括卵母细胞发育失调、发情周期紊乱和排卵异常等。来自健康大鼠的乳杆菌和粪便菌群治疗多囊卵巢综合征大鼠会恢复其发情周期,减少雄激素生物合成,恢复卵巢正常形态,这些改善可能是由于肠道微生物组成的变化。此外,肥胖小鼠的卵母细胞特异性转录本的相对卵巢丰度与盲肠微生物群组成之间存在正相关,这表明肥胖小鼠中的肠道微生物组可能与卵母细胞质量的降低相关。目前,尽管已有较多研究表明肠道菌群在女性生殖内分泌系统中起着至关重要的作用,但其机制仍需要进一步的深入探究。

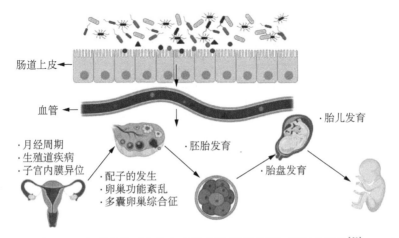

图 8-6　肠道菌群对女性生殖道功能、胚胎发育和妊娠的影响[30]

如图 8-7 所示,肥胖通过多种复杂的机制影响女性的生殖功能,其可归结为肥胖可诱发 HPO 轴功能的紊乱,引起生殖内分泌失调,导致女性生殖系统损伤。由于脂肪组织能够产生瘦素等脂肪因子,导致肥胖患者高血清瘦素水平,诱发瘦素抵抗。肥胖并发的中枢系统瘦素抵抗会降低促性腺激素释放激素刺激,干扰卵泡的发育和卵母细胞的分化进而影响卵子的成熟,其还可降低子宫内膜的容受性,即子宫内膜接受胚胎的能力。肥胖,尤其是向心性肥胖患者,由于脂肪组织的合成与储存激素功能紊乱,还会导致雌激素和雄激素水平的增加,以及性激素结合球蛋白循环水平降低。卵巢处于高雄激素水平的刺激下会导致卵泡过早闭锁,从而导致无排卵。高雌激素血症、高炎症因子水平如 IL-6 和 TNF-α、胰岛素抵抗和高胰岛素血症、高游离脂肪酸水平可能对子宫内膜容受性产生不利影响,从而导致不孕。肥胖个体卵巢内游离脂肪酸的积累也与内质网应激、卵母细胞的线粒体功能障碍和卵丘-卵母细胞复合物的凋亡有关,导致非整倍体和滤泡凋亡增加。此外,肠道菌群在女性生殖内分泌系统中亦起着至关重要的作用,肥胖导致的肠道菌群失调对女性的生殖功能具有显著负面的影响。

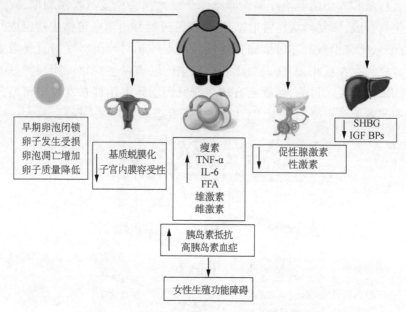

早期卵泡闭锁
卵子发生受损
卵泡凋亡增加
卵子质量降低

↓基质蜕膜化
子宫内膜容受性

瘦素
TNF-α
IL-6
FFA
雄激素
雌激素
↑

促性腺激素
性激素

↓SHBG
↓IGF BPs

↑胰岛素抵抗
高胰岛素血症

女性生殖功能障碍

图 8-7　肥胖影响女性生殖系统的潜在机制[27]

第三节　运动干预改善肥胖个体生殖功能的作用机制

一、运动干预对肥胖个体生殖功能的影响

肥胖受到遗传、表观遗传及社会环境等因素的影响,严重危害生殖健康,其机制主要涉及肥胖会导致下丘脑-垂体-性腺轴的功能受损、生殖内分泌失调、氧化应激及炎症水平增加、瘦素抵抗、胰岛素抵抗等多方面。而肥胖个体体重的减轻会改善其代谢紊乱和生殖参数,进而影响生殖细胞与胚胎质量,减少对后代健康的负面影响。有研究表明,腹部脂肪的减少,即使在 BMI 无显著变化的状况下,即可减少精液氧化应激水平和精子 DNA 的碎片化[31]。肥胖不孕女性减重对恢复排卵、提高自然妊娠率、降低流产率极为有效。相关研究表明,仅减少 6.9%的初始体重就足以提高肥胖女性妊娠的概率[32]。可见改变生

活方式,通过减轻体重进而改善生殖功能对于肥胖个体的生殖健康至关重要。

一个人的体重通常与他的饮食习惯密切相关,健康和多样化的饮食对于机体健康的维持至关重要。其中,某些食物组合可能对生殖健康有更显著的正面影响。食用富含纤维、叶酸和番茄红素的饮食,增加水果和蔬菜的摄入量与精液质量的改善有关,摄入较少的脂肪对生殖功能更加有益。现代肥胖或"西化饮食"的特点是高能量的精制糖类、总脂肪和水解脂肪酸的比例较高,水果、蔬菜、纤维和有益脂肪酸的占比较低,这种饮食模式通常与较差的生殖参数相关。过多摄入反式脂肪已被证明会大大增加不孕症的风险。目前公认的最佳饮食,如地中海饮食以及类似的饮食模式,被证明可以改善肥胖相关的代谢紊乱和男性精液参数如精子浓度、活力和形态。该饮食模式的特点为增加水果、蔬菜、有益脂肪酸(不饱和、多不饱和脂肪酸如 ω-3 脂肪酸等)、全谷物、纤维及富含抗氧化剂、微量元素食物的摄入量。已有研究表明,补充 ω-3 脂肪酸能显著改善睾丸的生精功能[33]。饮食对女性生育能力的影响同样显著,特别是对排卵有显著的影响。总体来说,过多地摄入脂肪与精制糖类被证明对排卵能力有害,而以植物蛋白替代糖类有益于女性生殖健康。增加铁和多种维生素的摄入量会降低不孕的概率,增加蛋白质或低糖指数糖类的摄入,可以改善肥胖个体排卵障碍和女性生育的能力[34]。值得注意的是,即使在体重没有减轻的情况下,改善饮食模式也能在一定程度上对生殖系统产生有益的影响,优化的饮食模式可以显著改善肥胖个体精子 DNA 的碎片化,对卵子、胚胎、胎儿和后代发育也有正面的影响。

与此同时,适度增强锻炼和体育活动,作为一种重要的生活方式因素,已被认为可以延缓/改善多种疾病的病理过程。人们也已普遍接受生活方式干预及增强体育锻炼是迈向全面健康的第一步这一观念。大量研究显示,适度的运动干预能够改善肥胖个体的生殖能力,提升肥胖症男性精子质量及恢复肥胖症女性月经周期和排卵,进而能提高受孕的可能性[35-36]。通过比较有运动习惯的男性和久坐男性的精子参数,研究者证实了积极的生活方式对精子发生的正面影响。此外,中低强度的运动干预可减轻肥胖大鼠中表观遗传对后代的负面影响[37]。在针对接受辅助生殖的不孕女性的研究中,系统的锻炼能有效地改善月经周期和生育能力[34]。肥胖男性进行适度的耐力运动可改善生育参数,包括改善氧化应激对精子的损伤。值得注意的是,不同的体育活动以不同的运动负荷为特征,对生殖功能有不同的影响。与那些没有运动习惯或者参加更频繁、更严格运动的男性相比,每周至少运动 3 次、每次 1 h 的男性在几乎所有精子参数上的得分都更高[38-39]。过度的锻炼会消极地改变体内的能量平衡,并影响生殖系统。当能量需求超过饮食能量摄入时,可能会出现负能量平衡,导致下丘脑功能障碍和促性腺激素释放激素节律的改变,尤其在女性运动员中这一点较为常见,过度训练会导致其月经周期异常。相对于参与竞技运动的男性或精英运动员,适度运动的男性精子形态明显更好。其他精液参数包括总精子数、浓度和精子运动活力也显示了类似的趋势,但在适度运动群体与竞技运动员群体之间没有显著的差异。针对女性的研究发现,运动频率、强度和持续时间的增加与女性生育能力的下降显著相关。剧烈运动与妊娠时间之间存在显著的正剂量反应关系。可见,适当强度的体育活动能对两性的性健康和生殖健康产生积极影响,那么无论是运动训练的强度过大还是时间过长都可能对生殖有害。

近年来,改善饮食结构并辅以适度的体育锻炼已被证实是肥胖及其相关疾病治疗的有效方式。肥胖雄性大鼠的饮食结合运动干预已被证明能更显著地提高精子活力和精子形态,并减少精子 DNA 损伤[35]。对于肥胖女性来说,体育锻炼与饮食相结合对生育能力有更加明显的保护作用。可见,改善饮食模式并辅以适度的运动训练干预对于肥胖引起的生殖功能障碍具有更加显著的正面影响。

二、运动干预改善肥胖个体生殖功能的机制

(一) 运动与饮食干预可改善肥胖个体内分泌功能失调

运动与饮食干预对于肥胖个体生殖功能的影响可能与其对机体内激素水平的调控有关。减少热量摄入、增加体力活动、适度减重,对肥胖勃起功能障碍患者的勃起功能有显著的改善作用,其可能与血浆睾酮的水平相关。与久坐不动的人相比,运动活跃度较高的人体内的卵泡刺激素、黄体生成素和睾酮水平更高。有研究显示,有氧运动干预能有效地降低肥胖雄性大鼠体重和脂体比,缓解机体性激素水平紊乱,上调血清睾酮、黄体生成素与卵泡刺激素的水平,下调雌二醇水平,逆转肥胖对雄性大鼠生殖功能的负面影响,改善精子的质量参数[40],且 P38-MAPK-NF-κB 信号通路在其中或许发挥了关键的调控作用。改变生活方式的个体化方案可以对肥胖个体的生殖功能产生长期的有益效果。此外,通过饮食控制和运动干预可在短时间内使得能量消耗超过能量摄入,进而通过改善胰岛素抵抗,对生殖系统的功能产生正面影响[41]。针对肥胖型多囊卵巢综合征患者进行饮食与运动干预,可有效帮助患者降低体脂含量,提高基础代谢,有效调节患者机体内的脂肪因子分泌,改善患者内分泌,进而改善其生殖功能,其潜在机制似乎与机体对胰岛素敏感性增强有关。可见,生活方式对生殖内分泌具有显著的影响,适度的运动和更为健康的饮食

可通过调控激素的水平改善肥胖个体的生殖功能。

（二）运动与饮食干预改善可改善肥胖个体生殖系统中的炎症和氧化应激

活性氧是自由基和氧的非自由基衍生物的集合,包括超氧阴离子(O_2^-)、过氧化氢、羟基自由基($\cdot OH$)。活性氧的范畴还包括来自氮的自由基,如一氧化氮、二氧化氮、过氧亚硝酸盐。针对地中海饮食模式对生殖系统的有益影响,一些研究推测其可能由于该饮食模式中富含抗氧化剂的食物可以改善生殖系统中的炎症和氧化应激水平。抗氧化剂的摄入有助于消除生殖道中过多的活性氧,并将活性氧转化为对细胞危害较小的化合物。目前,常用于改善生殖功能的抗氧化剂包括维生素 A(β-胡萝卜素)、B 族维生素、维生素 C(抗坏血酸)和维生素 E、辅酶 Q10、左旋肉碱、α-硫辛酸、谷胱甘肽、N-乙酰半胱氨酸、硒、锌和铜等。抗氧化治疗可减少肥胖个体生殖细胞的 DNA 损伤,进而改善生育能力,并降低妊娠并发症和自然流产的风险。抗氧化治疗还可以通过改善内分泌调节、免疫调节和氧化还原平衡来改善肥胖个体的生殖功能。除了饮食干预外,相关研究亦表明运动可通过改变 miR-34a/SIRT1/p53 通路,在一定程度上降低睾丸氧化应激状态和细胞凋亡,从而促进精子发生[42]。适度的训练可以改善肥胖个体精子 DNA 完整性和精液质量,降低精液炎症和氧化应激标志物的表达。此外,有氧运动还被证实可通过降低炎症因子 TNF-α 及其受体表达进而改善肥胖大鼠生殖细胞凋亡[43]。可见,运动干预与饮食控制对肥胖个体生殖功能的改善与内源性/外源性抗氧化剂的增加有关。通过饮食与锻炼降低机体内的活性氧水平对提升肥胖个体的生殖能力具有显著的正面影响。

（三）运动与饮食干预可通过肠道菌群改善肥胖个体生殖功能

如上所述,肥胖引起的肠道菌群组成的失衡可能与多种生殖功能障碍相关,如男性精子质量降低、女性妊娠并发症、不良妊娠结局、多囊卵巢综合征、子宫内膜异位症等。失衡的肠道微生物不仅会增加生殖系统的炎症水平,还会导致生殖细胞的线粒体功能相关基因,以及减数分裂相关基因的表达显著下降(影响生殖细胞的形成)。而目前已有大量研究显示,饮食及运动干预是改善肥胖个体肠道菌群紊乱的有效方式[44-46]。可见,肠道菌群可能是饮食及运动干预改善肥胖个体生殖功能的关键靶点之一,但其潜在机制仍需进一步的深入探究。

（四）运动干预改善肥胖个体生殖道管腔离子微环境——瘦素抵抗与硫化氢

瘦素抵抗在肥胖引起的生殖功能障碍中发挥重要的病理作用。中枢系统瘦素抵抗与生殖内分泌的失调密切相关。外周瘦素抵抗，尤其是生殖系统中的瘦素抵抗对于生殖功能的影响目前尚未被阐明，近年也越来越受到关注。关于瘦素抵抗的机制有较多的假说，其中之一是肥胖个体瘦素受体（leptin receptor，LEPR）表达下调，降低组织对瘦素的敏感度和利用度。运动可显著降低中枢与外周系统中瘦素抵抗的水平，这或许是其改善肥胖个体生殖功能的原因之一。相关研究表明，高脂饮食诱导的肥胖可导致大鼠瘦素受体 b（Leptin receptor b，LepRb）表达水平的显著下调[47]，而运动干预可提升 LepRb 的表达水平。我们近期的研究亦表明，运动干预可显著逆转肥胖大鼠附睾上皮中 LepRb 表达水平的下调（图 8-8），且瘦素/LepRb 信号与附睾管腔 Cl⁻ 的稳态调控相关。

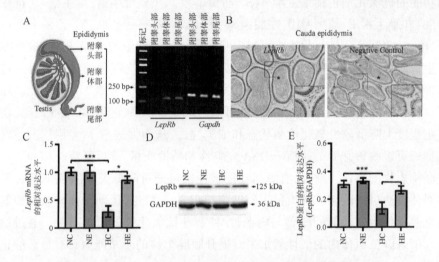

图 8-8 运动干预对肥胖大鼠附睾上皮 LepRb 表达状况的影响

A. LepRb mRNA 在大鼠附睾头部、体部及尾部的表达状况。B. LepRb 的免疫标记（棕色区域）表明 LepRb 主要定位于上皮细胞，磷酸盐缓冲液替换一抗孵育处理作为阴性对照。*标注区域为附睾管腔；比例尺为 100 μm，黑色框中部分被进一步放大 4 倍并呈现于右下角区域。C. 统计数据显示 LepRb mRNA 在各组大鼠［正常饮食安静组（NC 组），正常饮食运动组（NE 组），HFD 安静组（HC 组），HFD 运动组（HE 组）］附睾尾部的相对表达存在差异（n=6），NC 组大鼠附睾尾部 LepRb 的表达状况为对照。D. LepRb 蛋白在各组大鼠附睾组织中表达的代表图例（E）统计数据显示 LepRb 蛋白在各组大鼠附睾组织中的表达状况（n=6）。*表示 P<0.05，***表示 P<0.001；柱状条与误差线表示平均值±标准差。Gapdh 为内参基因

值得注意的是，近期一项研究表明瘦素/LepRb 信号在 HT-22 细胞中的表达水平受到硫化氢的调控[48]。硫化氢是目前公认的除一氧化氮和一氧化碳外的第三种气体信号分子，因其多样的生理效应而受到广泛关注。催化内源性硫化氢生成的酶包括胱硫醚-β-合成酶（cystathionine-β-synthetase，CBS）、胱硫醚-γ-解酶与 3-巯基丙酮酸硫转移酶（3-mercaptopyruvate sulfurtransferase，

3-MST)。附睾中表达有胱硫醚-β-合成酶与胱硫醚-γ-裂解酶,其中胱硫醚-β-合成酶分布于附睾上皮细胞,而胱硫醚-γ-裂解酶则表达于平滑肌层[49],且硫化氢参与附睾管腔高浓度 K^+ 微环境的形成。我们近期的研究表明,运动干预可提升肥胖大鼠附睾上皮胱硫醚-β-合成酶的表达水平,且硫化氢可上调附睾上皮细胞 LepRb 的表达,表明在肥胖大鼠附睾中硫化氢极可能是运动干预上调上皮细胞 LepRb 表达的靶点。此外,在雌性生殖系统中我们的前期研究亦显示,硫化氢可抑制阴道上皮与子宫内膜的 Cl^- 分泌,促进阴道上皮的 K^+ 分泌。而且,有氧运动及肥胖对于内源性硫化氢生成的调控作用已被广泛证实。高脂可导致小鼠肾脏和肝脏内源性硫化氢产生减少,肥胖小鼠肾脏中内源性硫化氢生成量降低与胱硫醚-β-合成酶基因表达水平的显著下调相关[50]。在高脂饮食诱导的肥胖大鼠中,有氧运动亦被证实可通过上调胱硫醚-β-合成酶基因以及胱硫醚-γ-裂解酶基因的表达水平促进心脏组织内源性硫化氢的生成[51]。可见胱硫醚-β-合成酶-硫化氢信号通路在运动干预介导的肥胖个体生殖道管腔离子微环境稳态的调控中或许扮演着重要的角色。

综上,改善饮食模式、适度的运动训练等能改变个体生活方式的因素可通过影响对生殖至关重要的内分泌和代谢等途径改善肥胖个体的生殖功能,其机制可归结为:①通过降低机体脂肪含量进而改善由脂肪因子诱发的下丘脑-垂体-性腺轴功能的紊乱,改善内分泌失调使得性激素回归至正常水平;②提升机体对活性氧的清理能力,降低机体氧化应激水平从而提升生殖细胞的质量;③有效地改善机体胰岛素抵抗、瘦素抵抗等代谢综合征表型;④改善生殖道上皮的功能,保证生殖道管腔微环境的稳态;⑤改善肠道菌群的失调进而影响生殖功能;⑥降低生殖系统炎症水平等多方面。值得注意的是,尽管较多的研究已经证实通过运动及饮食干预减轻体重是改善生殖功能的有效方式,然而目前我们对其潜在机制依然未有一个全面的认知。对于通过生活方式改变提升肥胖个体生殖功能的临床应用,目前还没有针对各种 BMI 范围内的最佳营养建议或运动处方指南,这是在未来的研究中亟须加强的地方。

(高东东)

参考文献

[1] ZHANG L, WANG Z, WANG X, et al. Prevalence of overweight and obesity in China: results from a cross-sectional study of 441 thousand adults, 2012-2015. Obes Res Clin Pract, 2020, 14(2):119-126.

［ 2 ］ WANG Y,ZHAO L,GAO L,et al. Health policy and public health implications of obesity in China. Lancet Diabetes Endocrinol,2021,9(7):446-461.

［ 3 ］ PALMER N O,BAKOS H W,OWENS J A,et al. Diet and exercise in an obese mouse fed a high-fat diet improve metabolic health and reverse perturbed sperm function. Am J Physiol Endocrinol Metab,2012,302(7):E768-E780.

［ 4 ］ MAGNUSDOTTIR E V,THORSTEINSSON T,THORSTEINSDOTTIR S,et al. Persistent organochlorines,sedentary occupation,obesity and human male subfertility. Hum Reprod, 2005,20(1):208-215.

［ 5 ］ TATARA K,SATO K. Aerobic exercise training and dehydroepiandrosterone administration increase testicular sex steroid hormones and enhance reproductive function in high-sucrose-induced obese rats. J Steroid Biochem Mol Biol,2019,190:37-43.

［ 6 ］ CHAVARRO J E,TOTH T L,WRIGHT D L,et al. Body mass index in relation to semen quality,sperm DNA integrity,and serum reproductive hormone levels among men attending an infertility clinic. Fertil Steril,2010,93(7):2222-2231.

［ 7 ］ LEISEGANG K,SENGUPTA P,AGARWAL A et al. Henkel,obesity and male infertility: mechanisms and management. Andrologia,2021,53(1):e13617.

［ 8 ］ MAKHSIDA N,SHAH J,YAN G,et al. Shabsigh,hypogonadism and metabolic syndrome: implications for testosterone therapy. J Urol,2005,174(3):827-834.

［ 9 ］ SAEZ-LOPEZ C, VILLENA J A, SIMÓ R, et al. Sex hormone-binding globulin overexpression protects against high-fat diet-induced obesity in transgenic male mice. J Nutr Biochem,2020,85:108480.

［10］ BELLASTELLA G,MENAFRA D,PULIANI G,et al. Savastano,how much does obesity affect the male reproductive function? Int J Obes Suppl,2019,9(1):50-64.

［11］ KHODAMORADI K,PARMAR M,KHOSRAVIZADEH Z,et al. The role of leptin and obesity on male infertility. Curr Opin Urol,2020,30(3):334-339.

［12］ HAN R Y,MA J,MA J,et al. Correlation of reproductive hormone levels and seminal plasma oxidative stress with semen quality in obese males. Zhonghua Nan Ke Xue,2018, 24(5):419-424.

［13］ DING N,ZHANG X,ZHANG X D,et al. Impairment of spermatogenesis and sperm motility by the high-fat diet-induced dysbiosis of gut microbes. Gut,2020,69(9):1608-1619.

［14］ MARTINI A C,TISSERA A,ESTOFÁN D,et al. Overweight and seminal quality:a study of 794 patients. Fertil Steril,2010,94(5):1739-1743.

［15］ HINTON B T,PALLADINO M A. Epididymal epithelium:its contribution to the formation of a luminal fluid microenvironment. Microsc Res Tech,1995,30(1):67-81.

［16］ GAO D Y,ZHANG B L,LEUNG M C,et al. Coupling of TRPV6 and TMEM16A in epithelial principal cells of the rat epididymis. J Gen Physiol,2016,148(2):161-182.

［17］ CHAN H C, RUAN Y C, HE Q, et al. The cystic fibrosis transmembrane conductance regulator in reproductive health and disease. J Physiol, 2009, 587(Pt 10): 2187−2195.

［18］ JIANG L, JIN J, WANG S, et al. CFTR gene mutations and polymorphism are associated with non-obstructive azoospermia: From case-control study. Gene, 2017, 626: 282−289.

［19］ SANTI C M, ORTA G, SALKOFF L, et al. K^+ and Cl^- channels and transporters in sperm function. Curr Top Dev Biol, 2013, 102: 385−421.

［20］ WONG P Y, LEE W M. Potassium movement during sodium-induced motility initiation in the rat caudal epididymal spermatozoa. Biol Reprod, 1983, 28(1): 206−212.

［21］ GAO D D, HUANG J, DING N, et al. Mechanosensitive Piezo1 channel in rat epididymal epithelial cells promotes transepithelial K (+) secretion. Cell Calcium, 2022, 104: 102571.

［22］ JO J, KIM H. The relationship between body mass index and scrotal temperature among male partners of subfertile couples. J Therm Biol, 2016, 56: 55−38.

［23］ SMITS A, MAREI W F A, DE NEUBOURG D, et al. Diet normalization or caloric restriction as a preconception care strategy to improve metabolic health and oocyte quality in obese outbred mice. Reprod Biol Endocrinol, 2021, 19(1): 166.

［24］ CHILDS G V, ODLE A K, MACNICOL M C, et al. The Importance of Leptin to Reproduction. Endocrinology, 2021, 162(2): bqaa204.

［25］ AHMADI S, PISHVA H, ESHRAGHIAN M R, et al. UCP2, SHBG, leptin, and T3 levels are associated with resting energy expenditure in obese women. Endocr Metab Immune Disord Drug Targets, 2020, 20(2): 234−241.

［26］ GRINDLER N M, MOLEY K H. Maternal obesity, infertility and mitochondrial dysfunction: potential mechanisms emerging from mouse model systems. Mol Hum Reprod, 2013, 19(8): 486−494.

［27］ GAMBINERI A, LAUDISIO D, MAROCCO C, et al. Female infertility: which role for obesity? Int J Obes Suppl, 2019, 9(1): 65−72.

［28］ RHEE J S, SABEN J L, MAYER A L, et al. Diet-induced obesity impairs endometrial stromal cell decidualization: a potential role for impaired autophagy. Hum Reprod, 2016, 31(6): 1315−1326.

［29］ QIU Q, YANG M, TSANG B K, et al. Both mitogen-activated protein kinase and phosphatidylinositol 3-kinase signalling are required in epidermal growth factor-induced human trophoblast migration. Mol Hum Reprod, 2004, 10(9): 677−684.

［30］ QI X, YUN C, PANG Y, et al. The impact of the gut microbiota on the reproductive and metabolic endocrine system. Gut Microbes, 2021, 13(1): 1−21.

［31］ HÅKONSEN L B, THULSTRUP A M, AGGERHOLM A S, et al. Does weight loss improve semen quality and reproductive hormones? Results from a cohort of severely obese men. Reprod Health,2011,8:24.

[32] SIM K A,DEZARNAULDS G M,DENYER G S,et al. Weight loss improves reproductive outcomes in obese women undergoing fertility treatment:a randomized controlled trial. Clin Obes,2014,4(2):61-68.

[33] JENSEN T K,PRISKORN L,HOLMBOE S A,et al. Associations of fish oil supplement use with testicular function in young men. JAMA Netw Open,2020,3(1):e1919462.

[34] GARRUTI G,DEPALO R,DE ANGELIS M. Weighing the impact of diet and lifestyle on female reproductive function. Curr Med Chem,2019,26(19):3584-3592.

[35] NEMATOLLAHI A,KAZEMINASAB F,TAVALAEE M,et al. Effect of aerobic exercise, low-fat and high-fat diet on the testis tissue and sperm parameters in obese and nonobese mice model. Andrologia,2019,51(6):e13273.

[36] ORIO F,MUSCOGIURI G,ASCIONE A,et al. Effects of physical exercise on the female reproductive system. Minerva Endocrinol,2013,38(3):305-319.

[37] LANE M,ZANDER-FOX D L,ROBKER R L,et al. Peri-conception parental obesity, reproductive health,and transgenerational impacts. Trends Endocrinol Metab,2015,26(2):84-90.

[38] HAJIZADEH MALEKI B,TARTIBIAN B. Long-term low-to-intensive cycling training: impact on semen parameters and seminal cytokines. Clin J Sport Med,2015,25(6):535-540.

[39] VAAMONDE D,DA SILVA-GRIGOLETTO M E,GARCÍA-MANSO J M,et al. Oehninger, response of semen parameters to three training modalities. Fertil Steril,2009,92(6):1941-1946.

[40] 常波,赵大林,康媛,等.8周跑台运动干预对雄性肥胖大鼠生殖功能的影响.广州体育学院学报,2016,36(6):89-92.

[41] NORMAN R J,NOAKES M,WU R,et al. Improving reproductive performance in overweight/obese women with effective weight management. Hum Reprod Update,2004,10(3):267-280.

[42] HEYDARI H,GHIASI R,HAMIDIAN G,et al. Voluntary exercise improves sperm parameters in high fat diet receiving rats through alteration in testicular oxidative stress, mir-34a/SIRT1/p53 and apoptosis. Horm Mol Biol Clin Investig,2021,42(3):253-263.

[43] 侯幸.有氧运动干预高脂膳食诱导大鼠生殖细胞凋亡与 TNF-α、IL-6 的相关性研究.扬州:扬州大学,2015.

[44] ALLEN J M,MAILING L J,NIEMIRO G M,et al. Exercise alters gut microbiota composition and function in lean and obese humans. Med Sci Sports Exerc,2018,50(4):747-757.

[45] MESLIER V,LAIOLA M,ROAGER H M,et al. Mediterranean diet intervention in

overweight and obese subjects lowers plasma cholesterol and causes changes in the gut microbiome and metabolome independently of energy intake. Gut, 2020, 69 (7) : 1258−1268.

[46] SONG M, CHAN A T, SUN J. Influence of the gut microbiome, diet, and environment on risk of colorectal cancer. Gastroenterology, 2020, 158(2) : 322−340.

[47] YANG J L, LIU X, JIANG H, et al. The effects of high-fat-diet combined with chronic unpredictable mild stress on depression-like behavior and Leptin/LepRb in male rats. Sci Rep, 2016, 6: 35239.

[48] ZHU W W, NING M, PENG Y Z, et al. Hydrogen sulfide inhibits formaldehyde-induced senescence in HT-22 cells via upregulation of leptin signaling. Neuromolecular Med, 2019, 21(2) : 192−203.

[49] GAO D D, XU J W, QIN W B, et al. Cellular mechanism underlying hydrogen sulfide mediated epithelial K(+) secretion in rat epididymis. Front Physiol, 2018, 9: 1886.

[50] LIU M, DENG M, SU J, et al. Specific downregulation of cystathionine β-synthase expression in the kidney during obesity. Physiol Rep, 2018, 6(13) : e13630.

[51] KAR S, SHAHSHAHAN H R, HACKFORT B T, et al. Exercise training promotes cardiac hydrogen sulfide biosynthesis and mitigates pyroptosis to prevent high-fat diet-induced diabetic cardiomyopathy. Antioxidants (Basel), 2019, 8(12) : 638.

第九章

肠道菌群在运动干预
肥胖中的作用

　　近来,肠道菌群与肥胖的关系已成为研究热点。越来越多研究证实,肠道菌群与肥胖及其相关心血管疾病密切相关,然而运动是否通过肠道菌群改善肥胖以及肥胖引起的心血管功能障碍,还有待阐明。本章拟探讨肠道菌群在运动干预改善肥胖及其相关心血管功能障碍中的作用。

第一节　肠道菌群与肥胖

一、肠道菌群

　　肠道微生物是指长期寄居在人体胃肠道内的正常微生物,由多种细菌、古菌、病毒、真菌和原生生物组成,且有规律地附着于宿主的不同部位[1]。以正常成人为例,人体内肠道菌群总量有 1~2 kg,每个人都携带着 500~1 000 种不同的细菌,总共约有 60 万种不同基因,是人体自身基因数量的 30 倍。目前认为,大肠中微生物的含量最高,每克大肠内容物中约含 $1×10^{11}$ 个细菌,主要以专性厌氧菌为主;其次是口腔中的细菌数约为 $1×10^{12}$;回肠末端的细菌数为 $1×10^{8}$~$1×10^{9}$;空肠的细菌数为 $1×10^{5}$~$1×10^{6}$;胃中菌群数量最少,为 $1×10^{3}$~$1×10^{4}$。肠道微生物数量庞大、种类繁多,在我们身体系统中仍有很多未被确认的细菌微生物。

　　正常情况下,肠道菌群与宿主、环境及其他肠道菌群处于动态平衡中,形成一个相互依存、相互制约的系统,与宿主形成互惠共生关系。肠道菌栖居于宿主体内,结肠中菌群的能量来源于小肠中未消化吸收的糖类,肠道菌通过糖分解和蛋白质分解途径,最终将上述物质分解为小分子物质。例如,短链脂肪酸(short chain fatty acid, SCFA)、胆汁酸等物质在获取能量的同时,也为宿主提供能量摄入,维持能量平衡,同时,代谢产物又可影响肠道菌群。肠道菌群在帮助人体消化、吸收营养的同时,自身产生的生物活性成分及代谢产物也会影响宿主免疫系统发育,调节免疫介质,维持正常的肠道屏障,防止致病菌的侵害,保持共生关系。因此,肠道菌被认为是一个"隐藏的"代谢器官。

二、肠道菌群在肥胖领域研究进展

早在 2005 年发表于《美国科学院院报》(*Proceedings of the National Academy of Sciences of the United States of America*, PNAS)的研究发现肥胖影响肠道菌群的多样性,而这种菌群结构的改变可能有助于调节肥胖者能量平衡[2]。紧接着 2006 年 *Nature* 就报道肠道菌群与肥胖密切相关[3],同时,肥胖者体内的肠道菌群可以增加体内的能量储存,进一步促进肥胖[4]。由此,研究者推测肠道菌群可能是调控肥胖的重要媒介,肠道菌群和肥胖之间的关系在接下来十多年中逐渐成为研究热点。众所周知,一个健康动态平衡的肠道菌群在体内扮演重要角色。菌群异常,如多样性降低、特定物种或功能改变等,可能参与了肥胖、2 型糖尿病、心血管代谢性疾病、代谢性肝病等代谢性疾病的发生发展[5-6]。

(一)肠道菌群与肥胖的相关人体实验研究

早期研究认为,拟杆菌门(Bacteroidetes)及厚壁菌门(Firmicutes)的比值(F/B)是肥胖者的生物标志物,但随着研究深入,现在还很难将 F/B 与健康联系起来,也不能将其作为肥胖者的标签[7]。可能是由于肠道菌群的组成不均一,而且个体之间显示出很大的异质性,仅仅关注菌群的门水平在肥胖领域的研究是远远不够的,还需要深入属以下进行研究。多组学联合分析发现,中国汉族肥胖人群肠道菌群基因数目减少,菌群多样性显著降低,同时还发现拟杆菌属(*Bacteroides*)、阿克曼菌属(*Akkermansia*)丰度减少与血清氨基酸[如谷氨酸、支链氨基酸(branched chain aminoacid, BCAA)]水平升高显著相关[8]。

众多研究结果表明,某些特殊菌群种类与人体肥胖密切相关,但一项 Meta 分析结果发现,在肥胖人群中很难发现菌群种类一致性研究结果[9],可能受实验对象选取或实验方法不同的影响。Nirmlkar K 等[10] LEfSe 结果发现,在肥胖儿童中乳杆菌属(*Lactobacillus*)和红蝽菌科(Coriobacteriaceae)丰度较高,在肥胖成年人中柯林斯菌属(*Collinsella*)和普雷沃菌属(*Prevotella*)丰度较高。管慧慧等[11]研究表明,拟杆菌属和普通拟杆菌(*Bacteroides vulgatus*)的相对丰度与躯干脂肪含量及全身脂肪含量显著正相关,普氏菌属和人体普氏杆菌的相对丰度与躯干脂肪含量、腹部脂肪含量、髋部脂肪含量及全身脂肪含量显著负相关。Palmas V 等[12]发现,在意大利肥胖成年人群中,拟杆菌门与体脂、腰围显著负相关,厚壁菌门与体脂正相关,与肌肉质量、体力活动水平显著负相关。Vazquez-Moreno M 等[13]发现,在墨西哥肥胖儿童中,纺锤链杆菌属(Fusicatenibacter)、罗姆布茨菌(Romboutsia)、瘤胃球菌科(Ruminococcaceae)、瘤胃梭菌属(Ruminiclostridium)、布劳特菌属(Blautia)、梭菌属(Clostridium)、厌氧棒杆(Anaerostipes)和肠杆菌属(Intestinibacter)与肥胖和空腹胰岛素密切相关。这些结果提示我们,微生物与肥胖的小效应量的临床变量之间的相关性可能需要不同的队列选择和分析策略[9]。

(二)肠道菌群与肥胖的相关动物实验研究

2004 年,Gordon J 教授[14]团队将肠道菌群植入无菌小鼠体内,发现肠道菌群可以通过促进单糖在肠道内的吸收,显著增加小鼠全身脂肪含量和胰岛素抵抗的发生,揭示肠道菌群是促进能量摄取和脂肪储存的重要因素,由此拉开了肠道菌群研究与肥胖症相关性研究的序幕。

2013 年,赵立平(Zhao L P)教授团队发现阴沟肠杆菌是一种与肥胖息息相关的致病菌,在后来的 3 个月内,研究人员将该致病菌每天定量移植到无菌小鼠体内,同时,小鼠保持高脂肪低膳食纤维喂养,与基线相比,3 个月后,本来摄入高脂饮食不会发胖的小鼠体重快速增加,并发展成为严重的肥胖症,同时,引起了小鼠胰岛素抵抗和低度慢性炎症[15]。

大量研究表明,肥胖与肠道菌群的改变密切相关,但是在高脂诱导肥胖动物模型中,肠道微生物的组成变化的结果并不一致。Jiao N 等[16]利用微生物生态学的定量研究(quantitative insights into microbial ecology, QIIME)对高脂诱导的肥胖啮齿动物模型的 9 项研究的原始测序数据进行处理,获得肠道菌群组成,利用重建未观测状态对群落系统发育的研究(phylogenetie investigation of communities by reconstruction of unobserved states, PICRUSt)和京都基因与基因组百科全书(Kyoto Encyclopedia of Genes and Genomes, KEGG)通路预测和注释生物功能,发现肥胖啮齿动物和正常啮齿动物的 α 多样性以 F/B 无显著差异,拟杆菌纲(Bacteroidia)、梭状芽孢杆菌(Clostridia)、杆菌(Bacilli)和丹毒杆菌(Erysipelotrichi)是优势菌群,但不同研究的肠道菌群组成不同;对 9 个微生物组数据集进行 Meta 分析,确定了肥胖啮齿动物和正常啮齿动物之间的 15 个差异类群和 57 个差异通路。在肥胖的啮齿动物模型中,观察到多尔菌属(Dorea)、颤螺旋菌属(Oscillospira)和瘤胃球菌属丰度的增加,同时这些菌群可以将多糖发酵产生短链脂肪酸,同时,在肥胖状态下,苏黎世杆菌属(*Turicibacter*)的减少和乳酸球菌属(*Lactococcus*)的增加与炎症升高一致。肥胖啮齿动物肠道微生物的功能途径包括丙酮酸代谢、丁酸代谢、丙酸代谢、戊糖磷酸代谢、脂肪酸生物合成和甘油酯代谢途径,这些途径集中于糖代谢、短链脂肪酸代谢和酯类生物合成的功能。总之,高脂诱导的啮齿动物肥胖导致肠道菌群结构和功能失调,诱发改变的肠道微生物群可能通过增加胰岛素抵抗和全身性炎症促进肥胖的发展。

三、肠道菌群与肥胖相关心血管疾病

随着肠道菌群的研究深入,研究者发现肠道菌群种类的改变可能是将肥胖与心血管疾病联系起来的一个重要因素[17]。Trikha S R J 等[18]研究表明,将肥胖相关的人类肠道菌群移植到小鼠体内会引起小鼠血管功能障碍和葡萄糖耐受不良。该研究还发现,尽管喂食了标准的维持饲料,但接受与肥胖相关肠道菌群的动物仍然出现血管功能障碍和输尿管功能障碍。以上观察结果表明,肥胖相关的个体肠道菌群促使了血管功能障碍的发展,这项研究也直接证明了肥胖诱导的肠道菌群失调在血管功能障碍和相关心血管疾病风险发展中的潜在致病作用。

(一)肠道菌群与肥胖症血管功能

肠道菌群与血管内皮功能之间的关系已有一些研究。例如,Battson M L 等[19]研究发现,12 个月高脂饮食导致 C57BL/6J 小鼠血管僵硬度增加和内皮功能障碍,同时,循环血中脂多糖结合蛋白(LPS-binding protein, LBP)显著增加,经 L-NAME 处理后血管内皮舒张功能进一步减弱;抗生素治疗改变了肠道菌群的组成,改善了高脂饮食诱导的血管僵硬度和内皮功能障碍,这些功能的改善同时伴有脂多糖结合蛋白、IL-6、p-NF-κB 及晚期糖基化终末产物(advanced glycation end product, AGE)的降低。Rustia A J 等[20]发现,通过不可吸收的广谱抗生素处理 3 周可诱发肠道菌群紊乱,促使大脑血管内皮功能障碍,前体内皮型-氧化氮合酶/总内皮型-氧化氮合酶值显著降低,自发性张力显著增加,L-NAME 诱导的血管收缩能力显著降低。此外,该研究还发现,肠道菌群紊乱的大鼠盲肠质量百分比显著增加。在对去氧皮质酮乙酸酯诱导的高血压大鼠模型,多西环素(一种广谱四环素抗生素)直接作用于肠道微生物及其非微生物作用(抗炎和免疫调节),降低高血压大鼠血管内皮功能障碍和血压升高[21]。在 Toll 样受体 7(Toll-like receptor 7,TLR7)诱导的狼疮自身免疫性疾病中,肠道菌群在高血压和血管功能障碍的发展中具有关键作

用[22]。Tsutsumi R 等[23]一项双盲、随机、安慰剂对照、平行组、多中心研究发现，长链单不饱和脂肪酸（碳链长度超过 18 个单位的长链单不饱和脂肪酸）通过改变肠道菌群组成改善血管内皮功能，二十碳烯酸和二十二碳烯酸长链单不饱和脂肪酸显著改善动脉粥样硬化病变和血浆中几种炎性细胞因子如 IL-6 和 TNF-α 的水平；厚壁菌门和（或）拟杆菌门的比例降低，阿克曼菌属相对丰度增加，短链脂肪酸诱导的胰高血糖素样肽-1 表达和血清胰高血糖素样肽-1 水平上调。

在肥胖人群实验中，发现了一些菌种与血管功能及其相关指标存在一定的相关性，然而大部分研究并没有进一步验证菌群与血管功能的因果关系，机制研究则更少。Nirmalkar K 等[10]多变量分析结果显示，在肥胖儿童中，血管细胞黏附分子-1（vascular cell adhesion molecule-1, VCAM-1）与韦荣球菌科呈显著正相关，细胞间黏附分子-1（intercellular adhesion molecule-1, ICAM-1）与瘤胃球菌属呈显著正相关；在肥胖成年人群中，发现总胆固醇与瘤胃球菌属呈显著正相关，ICAM-1 与拟杆菌属呈显著正相关。Menni C 等[24]研究表明，肠道微生物多样性与中年妇女的血管僵硬度呈显著负相关，其中，瘤胃球菌科相对丰度与动脉僵硬度呈显著负相关。综上可知，某些菌群的丰度可能与血管功能或血管内皮功能存在紧密联系。我们研究团队也发现，对肥胖青少年进行 6 周的运动结合饮食干预后，厌氧棒杆菌、罗斯菌属与脉搏波传导速度（pulse wave velocity, PWV）显著相关，另外，阿克曼菌属、毛螺菌属、普雷沃菌属 2（Prevotella-2）、瘤胃球菌 UCG-014（Ruminococcaceae-UCG-014）与心内膜下心肌存活率（subendocardial-viability ratio, SEVR）呈显著相关[25]。

事实上，据报道，肠道微生态失调是一系列不同病理的基础，包括心血管系统的病理，这种关系背后的机制可能是肠道细菌相关的一系列代谢物的改变，这些代谢物对血管系统的所有组成部分产生不同的影响，尤其是血管内皮细胞[26]。肠道菌群相关的代谢物可影响血管内皮功能，包括氧化三甲胺（trimethylamine oxide, TMAO）、尿毒素、多肽类、短链脂肪酸、气体代谢物（硫化氢、一氧化氮、一氧化碳）以及外源性代谢产物（花色素苷、植物雌激素）等[26]。此外，Matsumoto M 等[27]研究发现，肠道微生物诱导代谢产物多胺产生也可以改善内皮功能。

（二）肠道菌群"信使"调控宿主代谢

肠道菌群在影响宿主能量稳态、身体肥胖、糖耐量、胰岛素敏感性、炎症和内分泌调节等过程中具有广泛作用，这些因素的改变可能是高脂饮食诱导肥胖发生的机制。肠道菌群及其相关的代谢产物，如短链脂肪酸、脂多糖、次级胆汁酸、三甲胺、咪唑丙酸、支链氨基酸、吲哚及其衍生物等物质可作为菌群的"信使",通过多种途径影响宿主代谢,是营养物质与肥胖相关代谢性疾病间的桥梁[28]。

如图9-1所示,肠内厚壁菌门或拟杆菌门对膳食纤维发酵产生了短链脂肪酸,主要包括乙酸、丙酸和丁酸,它们作用于肠内分泌细胞表达的G蛋白偶联受体(G-protein coupled receptor, GPCR)以多种方式影响宿主代谢。乙酸盐和丁酸盐刺激胰高血糖素样肽-1和肽YY释放,对胰腺(胰高血糖素样肽-1诱导胰岛素生物合成)和大脑(肽YY诱导机体产生饱腹感)产生影响。而乙酸盐还可以通过诱导生长素释放肽的分泌加强脂肪储存,微生物衍生的琥珀酸酯诱导解偶联蛋白-1的表达,从而增加脂肪组织的产热。但是,琥珀酸酯对脂多糖激活的巨噬细胞具有促炎作用,因此,可能导致脂肪组织炎症和胰岛素抵抗,脂多糖是一种从促进炎症的革兰氏阴性细菌膜中提取的促炎化合物。肠道菌群将初级胆汁酸转化为次级胆汁酸,次级胆汁酸通过受体TGR5促进胰高血糖素样肽-1的释放,促进脂肪组织产热。咪唑丙酸是一种来源于组氨酸的细菌代谢产物,可导致胰岛素抵抗。

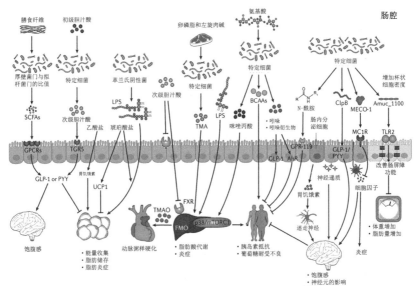

图9-1　肠道菌群"信使"调控宿主代谢[29]

注:→表示促进,⊣表示抑制

在高脂饮食状态下,肠道菌群衍生的支链氨基酸与人类和啮齿类动物胰岛素抵抗有关;其他代谢物(如吲哚及其衍生物)与芳烃受体(AhR)结合可抑制胰岛素抵抗或导致葡萄糖不耐受;吲哚丙酸与改善胰岛素分泌和胰岛素敏感性及降低患 2 型糖尿病的风险有关。

肠道菌群相关的代谢产物三甲胺同样作为"信使"调控心血管疾病[30]。肠道菌群通过代谢饮食中胆碱、磷脂酰胆碱、左旋肉碱等物质来产生三甲胺，三甲胺在肝脏中被含有黄素的单加氧酶氧化成氧化三甲胺，氧化三甲胺已被公认为心血管疾病的独立危险因子，以多种机制诱发动脉粥样硬化的发生发展，高氧化三甲胺水平也预示着未来高心血管疾病的风险。在慢性肾脏疾病的大鼠模型中，循环氧化三甲胺含量的增加会导致内皮功能障碍[31]。近期研究表明，氧化三甲胺可以通过氧化应激促进血管内皮功能障碍[32-33]。Chen H 等[34]研究发现，循环中氧化三甲胺的增加显著降低 IL-10 水平，促进血管炎症和氧化应激，进而导致内皮功能障碍和高血压。另一项研究发现，氧化三甲胺通过激活 ROS-TXNIP-NLRP3 炎性体诱导人脐静脉内皮细胞的炎症和内皮功能障碍[35]。Ma G 等[36]发现，氧化三甲胺通过加速内皮功能障碍，促进动脉粥样硬化的早期病理过程，包括减少内皮自我修复和增加单核细胞黏附，此外，氧化三甲胺诱导的单核细胞黏附部分归因于 PCK/NF-κB/VCAM-1 通路的激活。

第二节　运动对肥胖人群肠道菌群的影响

当前研究表明，缺乏运动是引起慢性疾病的主要原因[37]。适度的运动对我们肠道健康有积极益处，如改善肠道通透性和体成分，减少炎症。李小英教授[38]认为，肠道菌群结构差异引起营养物质在肠内代谢通路及其代谢产物的改变，在运动获益中具有重要作用；运动后肠道菌群产生的乙酸、丙酮酸等其他代谢产物会促进脂肪分解、脂肪细胞分化，通过产热促进骨骼肌能量消耗、调节食欲。

中等强度有氧运动被认为是运动促进健康最有益的运动方式，中等强度有氧运动可显著改善肥胖者血管内皮功能[39]。已有研究发现，中等强度运动显著改变肠道菌群的组成，例如，Yang W 等[40]研究发现，14 周中等强度的跑台训练显著提高小鼠的运动能力，显著改变核心菌群的组成及菌群的代谢活性；运动干预后，双歧杆菌、粪球菌属和梭菌目的相对丰度显著增加，且运动表现与考拉杆菌属显著正相关。LiK 等[41]研究发现，4 周的中等强度运动通过降低肠道菌群来源的脂多糖改善高脂诱导的骨性关节炎，同时，EVANS C C 等[42]研究表明，自主转轮运动可以减轻高脂诱导肥胖小鼠的体重，同时改变肠道菌群的组成。一次性中等强度有氧运动显著改变越野非职业运动员肠道菌群丰度、血清及粪便代谢组学,这些变化可能对身体健康有影响[43]。我们研究团队也发现,8周中等强度有氧运动干预显著改善肥胖大鼠血管内皮功能以及改变肠道微生物组成。

如图9-2所示,血管内皮功能指标内皮型一氧化氮合酶结果显示,普通饲料运动组显著高于普通饲料对照组($P<0.01$)和高脂饲料运动组($P<0.05$),高脂饲料运动组血管内皮生长因子浓度显著高于高脂饲料对照组($P<0.01$),炎性因子指标C反应蛋白结果显示,高脂饲料对照组显著高于普通饲料对照组($P<0.01$)和高脂饲料运动组($P<0.05$),TNF-α 在4组之间并未有显著性差异。这些结果表明,高脂饮食可以增加肥胖大鼠炎性因子水平,而运动干预可降低肥胖大鼠炎性因子水平,增加血管内皮功能因子水平。

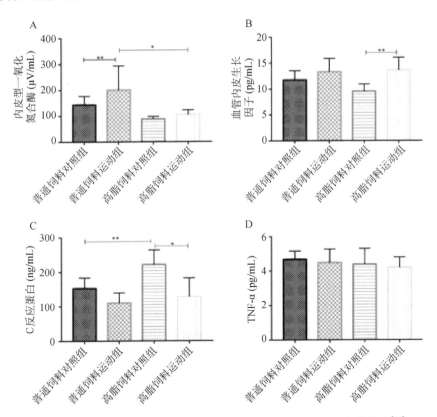

图9-2 有氧运动干预对各组大鼠血管内皮功能和炎性因子指标的影响[44]

*$P<0.05$,**$P<0.01$

如图9-3所示,与普通饲料组相比,高脂饲料组乙酰胆碱介导的大鼠血管内皮依赖性舒张功能显著下降($P<0.05$),该效应被有氧运动显著逆转($P<0.05$)。

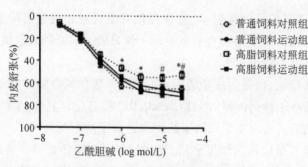

图 9-3　有氧运动干预对各组大鼠肠系膜二级动脉血管内皮
舒张功能的影响（平均值±标准误）。

*P<0.05 与普通饲料对照组比较；#P<0.05 与高脂饲料运动组比较[44]

如表 9-1 所示，在科的水平上，与高脂饲料对照组相比，微球菌科的相对
丰度在高脂饲料运动组显著上调，消化链球菌科与梭菌科 1 的相对丰度在高
脂饲料运动组显著下调。

表 9-1　在科水平上高脂饲料运动组与高脂饲料对照组组间差异 Meta 分析[44]

科	高脂饲料对照组	高脂饲料运动组	P 值	错误发现率
上调				
微球菌科	0.005	0.012	0.02	0.384
下调				
消化链球菌科	2.349	1.161	0.02	0.370
梭菌科	1.339	0.080	0.008	0.227

如表 9-2 所示，在属的水平上，与高脂饲料对照组相比，瘤胃梭菌属 5、艾
森伯格菌属的相对丰度在高脂饲料运动组显著上调，罗姆布茨菌、严格梭菌
属、副拟杆菌属与瘤胃梭菌属 1 的相对丰度在高脂饲料运动组显著下调。

表 9-2　在属水平上高脂饲料运动组与高脂饲料对照组组间差异 Meta 分析[44]

属	高脂饲料对照组	高脂饲料运动组	P 值	错误发现率
上调				
瘤胃梭菌属 5	0.045	0.137	0.04	0.634
艾森伯格菌属	0.002	0.018	0.04	0.634
下调				
罗姆布茨菌	2.423	1.245	0.04	0.634
狭义梭菌属	1.574	0.086	0.007	0.393

（续表）

属	高脂饲料对照组	高脂饲料运动组	P 值	错误发现率
副拟杆菌属	1.354	0.796	0.01	0.620
瘤胃梭菌属 1	0.027	0.003	0.006	0.393

如图 9-4 所示,肠道菌群与血管内皮功能指标相关分析发现,颤螺旋菌属 (*Oscillibacter*)、罗姆布茨菌、真杆菌属(*Eubacterium_coprostanoligenes_group*)与乙酰胆碱引起血管内皮舒张的半最大效应浓度(EC_{50})显著正相关($P<0.05$)。厌氧棒杆菌、类球菌属 2、普雷沃菌科 NK3B31 群(*Prevotellaceae_NK3B31_group*)与血管内皮生长因子显著正相关($P<0.05$),罗姆布茨菌与血管内皮生长因子显著负相关($P<0.05$);*Alistipes*、埃希志贺菌属、摩根菌属、变形杆菌属、瘤胃球菌属 2 与内皮型一氧化氮合酶显著正相关($P<0.05$);埃希-志贺菌属、毛螺菌科 UCG-010(*Lachnospiraceae_UCG-010*)、摩根菌属与 C 反应蛋白显著正相关($P<0.05$),颤螺旋菌科(*Intestinimonas*)与 C 反应蛋白显著负相关($P<0.05$);拟普雷沃菌属(*Alloprevotella*)、毛螺菌科 UCG-001 (*Lachnospiraceae_UCG-001*)、帕匹杆菌属(*Papillibacter*)、瘤胃梭菌属 6 与 TNF-α 显著正相关($P<0.05$)。

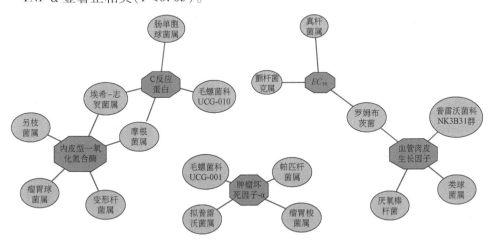

图 9-4 肠道微生物与生理生化指标之间网络互作模型图[44]

运动导致菌群变化的机制还不完全清楚,可能涉及一系列相互关联的途径。例如,运动导致胆汁酸组成的改变,短链脂肪酸的增加,诱导脂多糖激活肌肉中的类 Toll 样受体(Toll-like receptor, TLR),促进肌纤维中肌肉因子的释放,葡萄糖稳态的维持,能量消耗引起的体重减轻,运动引起的热应激,下丘脑-垂体-肾上腺轴激活等通路[45]。

此外,肠道菌群在节食后的体重反弹中同样起着重要的作用,研究者使用了反复肥胖的小鼠模型进行研究,通过饲喂大量脂肪,然后正常饮食,并重复上述过程来引起小鼠体重减轻与增加。在评估小鼠肠道菌群时,研究人员确定了肠道菌群对高脂肪饮食的特定变化,而且这些改变甚至可持续到小鼠正常饮食体重降低后。有趣的是,当老鼠重新摄入高脂饮食时,研究人员发现改变的肠道菌群加速了它们体重的反弹[46]。为了进一步检验其研究结果,研究人员将已经改变了的肠道菌群转移至没有实行"溜溜饮食"的小鼠体内,随后对这些老鼠进行高脂肪饮食。结果,同对照组相比,携带改变了的肠道菌群的小鼠体重增长更快更多。在进一步研究中,研究人员发现改变了的肠道菌群可减少对节食反应的两种黄酮类化合物(芹黄素和柚皮素)的水平,而这两种黄酮类化合物是对健康大有益处的植物化合物。另外,研究人员发现黄酮类化合物的减少干扰 UCP-1α 基因的表达,而这种基因在能量消耗或热量大量燃烧中发挥着作用。研究者猜测,这个过程可能导致体重反复增加。

综上所述,肠道菌群在肥胖或心血管疾病的发生发展过程中起到了重要作用,运动干预改变肥胖者肠道菌群的组成和功能,肠道菌群及其代谢产物的改变进而影响宿主代谢。然而,肠道菌群组成和影响因素的复杂性,导致运动对肠道菌群影响结果的不统一,如基础生理状态、年龄或 BMI 等因素皆可影响,甚至运动强度、运动类型、运动持续时间或剂量仍是有争议的问题。例如,根据运动目的的不同,运动或结合能量限制减肥和高强度训练的高水平运动员之间的肠道菌群组成是不一样的,代谢途径也是不一样的,因此,运动诱导的肠道菌群的改变宿主代谢的机制可能存在差异,对心血管功能的影响也就不同。此外,将肠道菌群的分类学研究与宏基因组学、转录组学、蛋白质组学和代谢组学相结合分析,可进一步阐明运动对肠道菌群影响的潜在机制,同时,将多组学数据与可解释机器学习相结合分析,可能在揭示菌群如何相互作用以及菌群与宿主相互作用的因果关系探讨中发挥关键作用,为进一步揭示菌群与表型和疾病关系以及潜在干预方法,提供新的证据和假说。

(黄俊豪,尹洪刚)

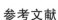
参考文献

[1] 潘杰,刘来浩,牟建伟. 肠道菌群与人类健康研究进展. 山东师范大学学报(自然科学版),2021,36(4):337−365.

[2] LEY R, BÄCKHED F, TURNBAUGH P, et al. Obesity alters gut microbial ecology. Proceedings of the National Academy of Sciences of the United States of America,2005, 102(31):11070−11075.

[3] LEY R, TURNBAUGH P, KLEIN S, et al. Microbial ecology: human gut microbes associated with obesity. Nature,2006,444(7122):1022−1023.

[4] TURNBAUGH P J, LEY R E, MAHOWALD M A, et al. An obesity-associated gut microbiome with increased capacity for energy harvest. Nature, 2006, 444 (7122): 1027−1031.

[5] JANSEN V,GERDES V,MIDDELDORP S,et al. Gut microbiota and their metabolites in cardiovascular disease. Best practice & research Clinical endocrinology & metabolism, 2021,35(3):101492.

[6] WITKOWSKI M, WEEKS T L, HAZEN S L. Gut microbiota and cardiovascular disease. Circ Res,2020,127(4):553−570.

[7] MAGNE F,GOTTELAND M,GAUTHIER L,et al. The Firmicutes/Bacteroidetes ratio:a relevant marker of gut dysbiosis in obese patients? Nutrients,2020,12(5):1474.

[8] 王卫庆. 肠道菌群与肥胖症. 上海医学,2021,44(10):711−713.

[9] WALTERS W A,XU Z,KNIGHT R. Meta-analyses of human gut microbes associated with obesity and IBD. FEBS Lett,2014,588(22):4223−4233.

[10] NIRMALKAR K, MURUGESAN S, PIZANO-ZARATE M L, et al. Gut microbiota and endothelial dysfunction markers in obese mexican children and adolescents. Nutrients, 2018,10(12):2009.

[11] 管慧慧,刘成林,蒲彦霓,等. 肠道菌群介导饮食对于肥胖表型的作用. 复旦学报(医学版),2021,48(6):721−729.

[12] PALMAS V, PISANU S, MADAU V, et al. Gut microbiota markers associated with obesity and overweight in Italian adults. Sci Rep,2021,11(1):5532.

[13] VAZQUEZ-MORENO M,PEREZ-HERRERA A,LOCIA-MORALES D,et al. Association of gut microbiome with fasting triglycerides,fasting insulin and obesity status in Mexican children. Pediatric obesity,2020,16(5):e12748.

[14] GORDON J. The gut microbiota as an environmental factor that regulates fat storage. Proc Natl Acad Sci USA,2004,101:1518−1523.

[15] FEI N, ZHAO L P. An opportunistic pathogen isolated from the gut of an obese human causes obesity in germfree mice. ISME J,2013,7(4):880−884.

[16] JIAO N, BAKER S S, NUGENT C A, et al. Gut microbiome may contribute to insulin

resistance and systemic inflammation in obese rodents：a meta-analysis. Physiol Genomics，2018，50(4)：244-254.

[17] ROVELLA V，RODIA G，DI DANIELE F，et al. Association of gut hormones and microbiota with vascular dysfunction in obesity. Nutrients，2021，13(2)：613.

[18] TRIKHA S R J，LEE D M，ECTON K E，et al. Transplantation of an obesity-associated human gut microbiota to mice induces vascular dysfunction and glucose intolerance. Gut Microbes，2021，13(1)：1940791.

[19] BATTSON M L，LEE D M，JARRELL D K，et al. Suppression of gut dysbiosis reverses Western diet-induced vascular dysfunction. Am J Physiol Endocrinol Metab，2018，314(5)：E468-E77.

[20] RUSTIA A J，PATERSON J S，BEST G，et al. Microbial disruption in the gut promotes cerebral endothelial dysfunction. Physiol Rep，2021，9(21)：e15100.

[21] ROBLES-VERA I，DE LA VISITACIÓN N，TORAL M，et al. Changes in gut microbiota induced by doxycycline influence in vascular function and development of hypertension in DOCA-salt rats. Nutrients，2021，13(9)：2971.

[22] DE LA VISITACION N，ROBLES-VERA I，MOLEON J，et al. Gut microbiota has a crucial role in the development of hypertension and vascular dysfunction in toll-like receptor 7-driven lupus autoimmunity. Antioxidants (Basel)，2021，10(9)：1426.

[23] TSUTSUMI R，YAMASAKI Y，TAKEO J，et al. Long-chain monounsaturated fatty acids improve endothelial function with altering microbial flora. Translational research：the journal of laboratory and clinical medicine，2021，237：16-30.

[24] MENNI C，LIN C，CECELJA M，et al. Gut microbial diversity is associated with lower arterial stiffness in women. Eur Heart J，2018，39(25)：2390-2397.

[25] HUANG J，LIAO J，FANG Y，et al. Six-week exercise training with dietary restriction improves central hemodynamics associated with altered gut microbiota in adolescents with obesity. Front Endocrinol (Lausanne)，2020，11：569085.

[26] AMEDEI A，MORBIDELLI L. Circulating metabolites originating from gut microbiota control endothelial cell function. Molecules，2019，24(21)：3992.

[27] MATSUMOTO M，KITADA Y，NAITO Y. Endothelial function is improved by inducing microbial polyamine production in the gut：a randomized placebo-controlled trial. Nutrients，2019，11(5)：1188.

[28] ZHOU M，JOHNSTON L，WU C，et al. Gut microbiota and its metabolites：bridge of dietary nutrients and obesity-related diseases. Critical reviews in food science and nutrition，2021：1-18.

[29] FAN Y，PEDERSEN O. Gut microbiota in human metabolic health and disease. Nat Rev Microbiol，2021，19(1)：55-71.

[30] LIU Y,DAI M. Trimethylamine N-Oxide generated by the gut microbiota is associated with vascular inflammation:new insights into atherosclerosis. Mediators Inflamm,2020,4634172.

[31] LI T,GUA C,WU B,et al. Increased circulating trimethylamine N-oxide contributes to endothelial dysfunction in a rat model of chronic kidney disease. Biochem Biophys Res Commun,2018,495(2):2071-2077.

[32] BRUNT V E,GIOSCIA-RYAN R A,CASSO A G,et al. Trimethylamine-N-oxide promotes age-related vascular oxidative stress and endothelial dysfunction in mice and healthy humans. Hypertension,2020,76(1):101-112.

[33] KE Y,LI D,ZHAO M,et al. Gut flora-dependent metabolite Trimethylamine-N-oxide accelerates endothelial cell senescence and vascular aging through oxidative stress. Free Radic Biol Med,2018,116:88-100.

[34] CHEN H,LI J,LI N,et al. Increased circulating trimethylamine N-oxide plays a contributory role in the development of endothelial dysfunction and hypertension in the RUPP rat model of preeclampsia. Hypertens Pregnancy,2019,38(2):96-104.

[35] SUN X,JIAO X,MA Y,et al. Trimethylamine N-oxide induces inflammation and endothelial dysfunction in human umbilical vein endothelial cells via activating ROS-TXNIP-NLRP3 inflammasome. Biochem Biophys Res Commun,2016,481(1-2):63-70.

[36] MA G,PAN B,CHEN Y,et al. Trimethylamine N-oxide in atherogenesis:impairing endothelial self-repair capacity and enhancing monocyte adhesion. Biosci Rep,2017,37(2):BSR20160244.

[37] BOOTH F W,ROBERTS C K,LAYE M J. Lack of exercise is a major cause of chronic diseases. Compr Physiol,2012,2(2):1143-1211.

[38] 李小英,唐齐,陈颖.肠道菌群与运动后的代谢获益.上海医学,2021,44(10):717-721.

[39] ZHANG Y,ZHANG Y J,ZHANG H W,et al. Low-to-moderate-intensity resistance exercise is more effective than high-intensity at improving endothelial function in adults:A systematic review and meta-analysis. Int J Environ Res Public Health,2021,18(13):6723.

[40] YANG W,LIU Y,YANG G,et al. Moderate-intensity physical exercise affects the exercise performance and gut microbiota of mice. Front Cell Infect Microbiol,2021,11:712381.

[41] LI K,LIU A,ZONG W,et al. Moderate exercise ameliorates osteoarthritis by reducing lipopolysaccharides from gut microbiota in mice. Saudi J Biol Sci,2021,28(1):40-49.

[42] EVANS C C,LEPARD K J,KWAK J W,et al. Exercise prevents weight gain and alters the gut microbiota in a mouse model of high fat diet-induced obesity. PLoS One,2014,9(3):e92193.

[43] TABONE M,BRESSA C,GARCÍA-MERINO J,et al. The effect of acute moderate-intensity exercise on the serum and fecal metabolomes and the gut microbiota of cross-country endurance athletes. Scientific reports,2021,11(1):3558.

[44] YIN H,HUANG J,HU M. Moderate-Intensity Exercise Improves Endothelial Function by Altering Gut Microbiome Composition in Rats Fed a High-Fat Diet. J Nippon Med Sch, 2022,89(3):316-327.

[45] CELLA V,BIMONTE V M,SABATO C,et al. Nutrition and physical activity-induced changes in gut microbiota: Possible implications for human health and athletic performance. Foods,2021,10(12):3075.

[46] THAISS C A, ITAV S, ROTHSCHILD D, et al. Persistent microbiome alterations modulate the rate of post-dieting weight regain. Nature,2016,540(7634):544-551.

第十章

低氧环境下运动干预肥胖症的
效应及作用机制

氧气是人类赖以生存的重要外界环境条件之一,是人体生命活动的必需物质,常压下空气中氧的含量约为 20.9%。研究表明,一定浓度的低氧应激可以促进身体机能。因此,早期常利用高原或低氧环境进行运动训练以提高运动员在缺氧条件下 ATP 的再合成能力。近年来,利用低氧条件训练还应用于健身与某些疾病的治疗。有关低氧环境下运动促进健康的研究报道不断,特别是在减体重和促进肥胖人群健康方面有很多研究成果。

第一节　低氧环境与低氧运动模式

一、低氧与低氧环境

(一) 低氧

低氧也可以说是缺氧,通常指机体生命活动所需的氧不能得到充足供给的现象。人体低氧(缺氧)的形成可来自以下 3 种情况,一是外界环境空气中氧含量的降低,使组织器官得不到足够氧的供应;二是机体活动所需的氧消耗量,超过了生理动员能力,造成相对氧供给不足,常见于剧烈运动和超量工作;三是因疾病导致供应组织的氧不足或组织利用氧障碍,继而组织器官缺氧。严重缺氧可危及人体生命,然而适当控制好低氧影响程度,则可使机体产生适应或代偿性反应,从而产生有利的效应[1]。本章探讨的是第一种低氧情况。在人类生活的环境中,高原、高空和深海都涉及大气性缺氧问题,如生活在高原、高原旅行或热气球高空飞行等均是常见的低氧环境状态。根据物理学的原理,随着海拔的升高,大气压下降,氧分压下降,从而使单位体积氧含量减少,如在海拔 5 000 m 时,大气压约为 54.02 kPa,仅为海平面的大气压的 55%,空气含氧量仅为 12.95%,为海平面氧含量的 61.8%。

(二) 低氧环境

低氧环境是指相对于海平面高度常氧环境[大气压为 1 个标准大气压即 760 mmHg(相当于 101.325 kPa),氧含量为 20.9%,氧分压为 160 mmHg (21.177 kPa)]而言氧分压较低的一种环境,包括自然高海拔低氧环境和人工低氧环境。自然高海拔低氧环境为一种低压低氧环境,其大气中氧含量与常氧环境下相同,但大气压力随海拔高度上升而下降,其氧分压也随海拔高度上升而下降,高原环境是一种高海拔自然环境条件,是常见低氧环境之一。人工低氧环境则指模拟高海拔的低压低氧环境或常压低氧环境。20 世纪 50 年代起,就有运动员利用高原环境低氧条件进行高原训练,以提高机体的有氧耐力。目前,高原训练作为提高运动员运动成绩的一种有效途径,已得到体育科学界广泛关注并取得令人瞩目的发展。

在地理学上,一般把略高于海平面的大面积平地称为平原;海拔数百米的起伏地带称为丘陵,而海拔较高、起伏较小的大片完整高地称作高原。体育运动中所指的高原环境,一方面考虑到地理学上的分类法,另一方面亦从运动训练的角度出发,习惯上把海拔 1 000 ~ 3 000 m 的大片高地称为高原[2]。

1963 年,国际奥林匹克委员会确定 1968 年第 19 届奥运会首次在高原城市——墨西哥举办。墨西哥海拔为 2 240 m,考虑高原气候影响,不少国家在 20 世纪 60 年代初期就事先到高原环境进行训练,以届时适应高原比赛。从此次奥运会成绩分析,长距离耐力项目的优胜者大都来自高原地区的运动员,而来自平原的运动员的成绩都退步。此后,随着训练科学的不断发展,高原训练的优越性进一步得到体现。目前国际上采用高原训练的项目已发展到涵盖了几乎所有奥运项目。

除了利用高原环境开展高原低氧训练外,随着低氧技术的研发与应用,平原条件下也可以利用人工低氧技术来获得低氧环境。人工低氧技术的应用不仅可免除寻求适宜高原环境的困难,而且可减少旅途跋涉,节省时间。因此,利用人工低氧技术建设低氧舱或低氧房模拟高原训练和健身运动也得到广泛应用。目前,根据人工低氧技术特点,可将人工低氧环境分为常压低氧环境和低压低氧环境。以下是常压常氧环境与两种人工低氧环境的特征比较(图 10-1)。

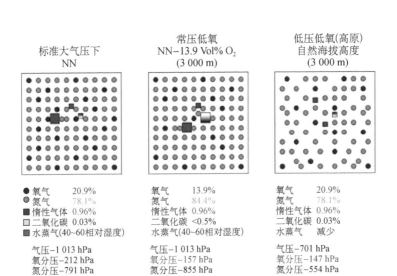

图 10-1　常压常氧环境与两种人工低氧环境的特征比较

常压低氧环境是利用氧气发生器把一定量的氮气冲入封闭环境来达到低氧效果,而大气压不变。低压低氧环境则是通过降低气压的同时氧分压也降低的原理来达到低氧目的,这种技术尽管其效果更接近高原环境,但对建造条件要求较高,造价高,同时低压氧舱的空间大小也受到一定的限制。因此,在目前使用的人工低氧环境主要是常压低氧环境。

二、低氧适应与低氧运动模式、特点

(一) 低氧适应

低氧是一种特殊的环境应激因素。机体处于低氧环境下,产生一系列有利于提高机体抗缺氧的生理反应及适应,调动体内的机能潜力,进而达到适应缺氧或耐受缺氧能力,这就是所谓的低氧适应。从整体来看,低氧适应不外乎围绕着体内氧的摄取和利用的两种调节机制,一是在低氧环境下争取获得更多的氧,以保证使机体最大工作负荷时供氧量维持和氧利用率的提高;二是适应在低氧环境下氧消耗量的减少,耐受缺氧能力的提高。

(二) 低氧运动模式及特点

低氧运动的理念来源于高原训练,是高原训练方法的延伸。低氧运动是指在高原自然低氧或人工低氧环境下进行运动训练的一种运动方法。因此,相对于低氧环境而言,由于机体承受一定的运动负荷,低氧运动更能增加机体的缺氧程度,从而强化大脑、心肺、血管功能和组织细胞对缺氧的耐受能力,达到提升身体机能和运动能力的目的。

低氧运动理念的提出不仅打破单一依赖高原环境开展低氧训练的地域限制,实现了人工低氧技术低海拔平原开展低氧训练、运动健身应用,而且开启低氧运动模式的研究与应用。目前,实践中已形成了高原训练(altitude training, AT)、高住低练(living high, training low, HiLo)、低住高练(living low, training high, LoHi)、高住高练低训(living high, training high, training low, HiHiLo)和间歇低氧暴露(intermitten normobaric hypoxic exposure, INHE)等5种有效的低氧运动模式。

高原训练是指运动者选择一定适宜海拔的高原环境进行运动训练的方法。国际上采用的高原训练高度一般在 1 400~2 700 m。我国云南昆明海拔1 893 m、新疆天池海拔 1 942 m、青海西宁海拔 2 261 m 都具备较佳高原环境特征,是比较理想的高原训练场所。HiLo 指让运动者居住在相当于 2 500 m左右高度的缺氧环境中,训练则安排在正常氧浓度环境下进行。LoHi 是指让运动者在相当于 2 500 m 左右高度的模拟缺氧环境中训练数小时,而在常氧条件下恢复,如此连续进行数周训练,可发挥缺氧和运动双重刺激,对机体产生有益影响,还能避免低氧不利于身体恢复的缺点。HiHiLo 是让运动者居住在人工低氧环境中采用以常氧训练为主、低氧运动为辅的方式交替进行,HiHiLo是目前最被推崇的一种低氧运动方法。INHE 则是利用低氧仪或人工低氧环境在平原条件下模拟不同海拔高度的高原低氧环境,对运动者进行间歇性(脉冲式)的低氧刺激,INHE 可以是无运动负荷也可以是运动负荷状态下进行,以提高机体有氧代谢能力和抗缺氧能力的一种新的科学方法。由于低氧刺激呈现间歇性或脉冲性,所以称为间歇低氧暴露。INHE 通常作为一种辅助训练手段,与正常训练交替进行。

上述几种低氧运动模式均是围绕低氧条件的不同运用展开,与传统高原训练相比各有特点(表 10-1),因此,在实际运动训练中,应根据个人情况、条件和时间合理安排,以求获得理想的训练效果。

表 10-1　5 种低氧运动模式特点比较

要素	AT	HiLo	LoHi	HiHiLo	INHE
训练条件	高原训练基地		低氧舱		低氧舱或低氧仪
负荷强度	小于平原	维持平原	小于平原	大于或小于平原	
缺氧方式	连续性		间歇性		

（续表）

要素	AT	HiLo	LoHi	HiHiLo	INHE
缺氧时间	全天	多为 6~16 h/d	60~120 min/d	因人而异，不宜过长	30~60 min/d
缺氧程度	与高原高度相关	低氧舱可控氧浓度，相对稳定			
负荷类型	高原缺氧和运动缺氧	两种负荷交替作用			
脱水速率	较快	变化不大			
血容量	减少到 25%，血液变稠	增加，氧气可更好地供应外周			
肌纤维	变细，肌肉质量下降	肌肉组织增长，毛细血管增加			
往返迁移	需要	不需要			

第二节　低氧环境下运动对肥胖人群体重和体成分的影响

在过去的 50 年中，低氧对人体的生理效应已被广泛研究，但对于低氧环境下运动对健康影响的相关研究仍在不断进行中[3]。有关低氧环境对体重的影响，研究者们在 20 世纪 60 年代就已发现长期高原低氧暴露会导致人体体重下降；而运动也可通过增加能量消耗达到减体重、改善血脂代谢和提高心肺功能等作用，于是将低氧和运动结合起来，提出低氧运动减体重理念。已有大量研究显示，低氧运动可以减体重，改善身体成分。现在低氧运动已作为一种减体重有效方法应用于肥胖人群的减体重中。

一、低氧环境对体重的影响

体重是反映人体形态的重要指标之一。影响体重的两个基本要素是热能摄入量和消耗量。体重变化所反映的是机体能量代谢的平衡状况，即个体从食物摄取中所获能量的数量及质量与维持各种生命活动所支出能量的综合平衡状况。例如，当机体维持相对的能量摄入与消耗平衡时，体重保持不变；当能量代谢呈正平衡即摄入大于消耗时，体重增加；当能量代谢呈负平衡即消耗大于摄入时，体重则减轻。低氧环境对体重的影响同样是通过低氧调控机体能量摄入和(或)能量消耗起作用的。除此之外,体重的减少还与低氧环境下脱水状态有关(图 10-2)[4]。

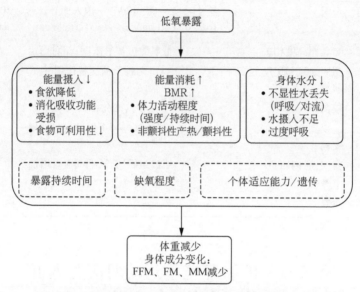

图 10-2　低氧环境下体重和身体成分变化的潜在因素[4]

低氧环境下引起体重变化的相关报道早期来源于世居和移居高原居民体重的降低,后期人工低氧实验也发现,在人工低氧环境暴露时出现体重降低现象。

(一) 高原低氧环境对体重的影响

长期居住高原自然环境的居民体重状况是高原低氧减体重最好的案例。一项调查显示[5],西藏地区 1 626 名成年男性藏族牧民体重平均为 66.9 kg,BMI 平均为 21.8 kg/m²,1 374 名女性藏族牧民体重平均为 56.6 kg,BMI 平均为 22.6 kg/m²。国民体质调查数据显示,西藏地区居民超重率和肥胖率全国最低。此外,我国一项调查数据也显示,世居平原的人移居至海拔 4 600 m 的高原环境居住,在没有特意增加活动量、减少进食量的情况下,30 天内体重平均下降 10.2%,最多下降 29%。

短期的高原居住也同样具有降低体重的效应,Boyer S J 等报道[6],在海拔 5 400 m 高原环境居住 7 天,体重平均下降 1.9 kg,其中脂肪占 70.5%。Westerterp K R 等研究发现[7],在同样饮食的前提下,受试者在 2 300 m 高原居住 3 周,体重平均减少 2.1 kg。Tanner D A 等发现[8],5 名男性受试者在海拔 2 200~4 300 m 的高原居住 21 天,体重每天平均下降 220 g,21 天后体重平均下降 4.2 kg,其中体脂下降 15%。Fulco C S 等发现 16 名男性受试者在 4 300 m 高原居住 21 天,体重平均减少了 4.6 kg,其中脂肪减少占 59%[9]。此外,妊娠期高原低氧暴露亦会使胎儿出生时体重较轻[10]。而对于高原低氧环境下多长时间后体重趋于适应还没有明确的结论,但可以肯定的是从平原到高原或居住在高原的人群其体重相对于平原较低。

由此可知,不管是人体长期还是短期处于高原低氧环境均可使体重减轻。这提示低氧环境具有很好的减体重效果。当然,在高原低氧环境中体重降低的幅度由海拔高度及逗留时间决定,即随海拔高度升高及逗留时间越长,体重降低越明显。

(二) 人工低氧环境对体重的影响

在目前报道的人工低氧运动研究中,可以肯定的是,低氧环境下暴露使人体及动物体重均降低,如 Westerterp-Plantenga M S[11] 等将 6 名男性受试者在低压舱中暴露 40 天后,发现体重降低 7.4 kg。

从动物实验的结果来看,动物在人工低氧环境下无论是持续暴露还是间歇性暴露均可出现体重降低或生长停滞现象,对胚胎发育期和出生后体重亦受影响,且动物周龄越低影响越大;同时,持续低氧暴露对动物体重的影响具有时间依从性,即低氧暴露时间越长影响越大。Mortola J P 和 Naso L 的研究显示[12],胎鼠在母体妊娠期一直暴露于 440 mmHg 的低压低氧环境时,其出生后第 2 天体重较常氧对照鼠低,妊娠期短期低氧暴露(48 h 含氧 10.5%环境)也会使胎鼠体重下降。长期低氧暴露导致动物生长速率降低,新生鼠在人工低氧环境暴露 7 天后体重显著下降,且在返回常氧环境 5 周后仍保持较低水平,即在低氧暴露后一段时间内机体生长速率仍保持在较低水平。此外,即使采用间歇低氧暴露亦可引起动物体重降低或生长停滞。例如,大鼠在模拟海拔 20 000 英尺(1 英尺=0.3 米)的低氧环境中,间歇暴露 6 天(8 h/d)后体重较常氧对照鼠低。而白化雄性鼠间歇暴露于模拟海拔 7 620 m 的低氧环境 21 天(6 h/d)后体重则较低氧暴露前降低。研究也发现[13],普通饮食和高脂饮食大鼠每天进行 10 h 持续 6 周间歇低氧暴露(15.4%O_2),相对于对应常氧组,其体重和 Lee 指数均显著下降。但是,在另一项实验中[14],肥胖普通饮食大鼠每天进行 4 h 间歇低氧暴露(前 2 周为 15.4%O_2,后 2 周为 14.5%O_2),4 周后,间歇低氧暴露组大鼠的体重和 Lee 指数比常氧安静组低,但不存在显著差异。在另一实验中[15],肥胖普通饮食大鼠在 13.3%低氧浓度进行 8 周暴露比 16.3%低氧浓度的体重减少得多,但没有显著差异。因此,在低氧暴露时体重变化一方面与人工低氧环境的氧含量有关,另一方面也与低氧暴露时间的长短有关。

二、低氧环境下运动对体重的影响

(一) 高原低氧运动对体重的影响

高原低氧运动影响体重的效果最早来自高原探险队员的研究[16]。1977 年,伯明翰大学医学研究探险队在珠穆朗玛峰(珠峰)跋涉过程中发现 17 名成员体重逐渐降低。1980 年 4 名高原登山者在对海拔 7 102 m 的 Pabil 山的探险中,体重亦日益下降。1981 年,美国珠峰探险医学调查中发现,随着攀登高度的上升,探险队员的体重降低幅度逐渐增加,在接近中等海拔高度时探险队员体重平均降低 1.9 kg,而在海拔 5 400 m 以上高度居留时,其体重平均降低 4 kg。1988 年 Férézou J 等报道,8 名登山运动员在 12 天跋涉后到达海拔 4 800 m 高山营地并居留 3 周,尽管运动员在此期间进行了中等强度的体力活动,但其体重降低的幅度较跋涉期间更明显[17]。1996 年 Fusch C 等报道,13 名健康受试者参加为期 62 天的海拔 8 047 m 高山探险活动,受试者在向营地攀登过程中体重由平均 73.2 kg 降至 71.7 kg,在营地居住时体重继续下降至 66.7 kg[18]。1998 年 Reynolds R D 等报道[19],在 15 名珠峰探险受试者中,5 人居留在海拔 5 300 m 营地,其余 10 人攀向顶峰,3 周后除 1 人外其余受试者体重均降低,平均降低 6.5 kg,最多达 10.8 kg,且攀向顶峰者体重降低幅度更大。

来自高原训练的运动员在高原训练期间体重下降进一步验证了高原低氧运动对减体重的效应。有资料显示[20],游泳运动员在昆明高原训练 3 周后,体重下降 2 kg 左右;男子自行车运动员在青海多巴高原训练基地进行 3~4 周训练期间体重平均下降 3.44 kg,柔道运动员体重下降 3.88 kg。八一现代五项队在昆明进行为期 8 周的高原训练期间,4 名女运动员体重平均下降 2.75 kg。

(二) 人工低氧环境下运动对体重的影响

由于人工低氧技术的支撑,人工低氧环境在任何地域环境建造成为可能,因此,人工低氧环境下运动相关的研究得到广泛开展,其中有关体重影响的研究显示,人工低氧环境下运动也可引起体重的降低。

研究团队以普通饮食大鼠为研究对象,在高脂饲料饲养 6 周建立肥胖模型的基础上,将肥胖模型大鼠分为常氧对照组、间歇低氧对照组、常氧运动组和间歇低氧运动组,采用美国 Hypoxico 公司生产的低氧训练系统(hypoxic training system, HTS)营造人工低氧环境进行每周 5 天、每天 4 h 间歇低氧运动干预,前 2 周低氧浓度为 15.4%,后 2 周为 14.5%,常氧环境下运动强度为

25 m/min,低氧环境下为 20 m/min,每天运动 1 h,4 周持续干预,结果显示,大鼠体重和 Lee 指数大小依次为常氧对照组、间歇低氧对照组、常氧运动组和间歇低氧运动组,且间歇低氧运动组大鼠体重和 Lee 指数相对比常氧运动组均显著降低,分别减少了 7.87% 和 2.50%[21]。也有研究显示,大鼠在含氧 12% 的低氧环境下持续耐力运动 8 周,其体重增加幅度较常氧对照组大鼠减少。但也有研究报告,没有观察到间歇低氧运动组大鼠的体重、Lee 指数显著低于常氧运动组,而只有体脂百分比显著低于常氧运动组。从以上结果看,间歇低氧运动具有减体重降脂作用,并且与常氧运动结果比较,间歇低氧运动的作用效果更好。苏青青和樊蓉芸[22]模拟海拔 2 200 m、2 200 m+3 500 m、3 500 m 下运动对大鼠体重的影响,6 周后大鼠体重分别下降了 3.4%、6.2%、6.7%。以上不同研究中报道的人工低氧环境运动对体重的影响程度不一致,应该与不同研究中低氧暴露或低氧训练时低氧浓度、持续时间有关,而在同样运动方案的前提下,氧浓度越低和持续时间越长越容易引起体重下降。

在人体实验方面,Netzer N C 等[23]将 20 名肥胖者(女性 16 名,男性 4 名)随机分成低氧组(15%, 2 500 m)和假低氧对照组(20%, 450 m),采用 60% $VO_{2_{max}}$ 对应心率进行运动,运动方式包括台阶、跑台、功率自行车,每周运动 3 次,每次 90 min,为期 8 周,不控制饮食。结果发现肥胖者每周 3 次、每次 90 min 的低强度低氧运动较常氧训练体重降低更多。王茹等[24]将 37 名肥胖青少年(男性 21 名,女性 16 名)分为常氧组(19 名)和低氧组(18 名),低氧组受试者初次入住低氧实验室先预适应 1 天,从入住第 2 天开始受试者于每晚 9 点进入低氧实验室,每天干预 10 h,低氧实验氧浓度对应模拟海拔 2 700 m 高度(O_2 浓度为 14.7%),期间须进行每天 2 h、每周 6 天的运动,运动形式包括游泳[强度为 6 代谢当量(metabolic equivalent, MET)]、有氧操(强度为 7.5 MET)、篮球(强度为 6 MET),每周 7 天,4 周后发现常氧组和低氧组均可非常明显降低肥胖青少年的体重和 BMI,同时,低氧组的体重和 BMI 比常氧组下降得更加明显。王宁琦[25]将 18 名肥胖青年分为常氧组(7 名)和低氧组(11 名),进行为期 4 周的减体重训练,每周训练 6 天。低氧组每周进行 3 次低氧训练,隔天 3 次,其他为常氧训练,与常氧组相同。低氧训练环境为模拟海拔高度 2 500~2 800 m。4 周后发现低氧运动明显降低了肥胖青年体重和体脂,减体重效果优于常氧运动。冯连世等[26]也对超重和肥胖青少年进行了常氧、低氧和高原 3 种环境对体重影响的研究,结果发现,在实施 4 周相同低强度有氧耐力运动方案的前提下,三种环境下运动均可有效降低超重和肥胖青少年的体重,且减重幅度为低氧组>常氧组>高原组,体重下降幅度低氧组和常氧组均显著高于高原组,但低氧组和常氧组间差异不显著。苏志超[27]以 10 名肥胖青年女性为对象进行人工低氧环境(氧浓度为 14%)下的运动减体重实验,结果 10 周后,受试者平均体重由干预前的 91.7 kg 降低到结束时的 75.7 kg。

由于人工低氧环境在实际应用中可以根据个体具体情况调节氧浓度,也可随着适应程度渐进地降低氧浓度,此外,运动方式和运动强度也可灵活组合和控制,因此,人工低氧运动是一种适用于肥胖人群且具有应用前景,并且较为安全的减体重方式,当然,对于体重较重不适宜运动或不喜欢运动的肥胖者来说,单纯待在低氧环境也不失为是一种行之有效的减体重行为。

而在高原环境和人工低氧环境运动减体重效果上,冯连世等的研究指出,高原环境下有氧运动在减重效果上不如模拟人工低氧环境和常氧环境下的有氧运动,但其所减体重中脂肪占绝大部分(<80%),并且有更利于动员躯干部位脂肪的趋势。

三、低氧环境下运动对体成分的影响

体重由体脂(脂肪重)和去脂体重(fat free mass, FFM)(瘦体重)两部分组成,去脂体重包括肌肉、骨骼、器官、体液及皮肤等非脂肪组织。因此,对于低氧和低氧运动的减体重效应,到底是减了身体的哪些成分? 探讨这个问题有一定的实际意义,也是说明评估低氧运动减体重效应好坏的关键。

(一) 低氧环境对体成分的影响

迄今,对于低氧(包括高原)暴露对体成分的影响结果较多倾向于体脂的减少,但同时也可能出现瘦体重特别是骨骼肌减少的情况。

Raff H 等用双能 X 线测量低氧暴露 7 天对新生大鼠体成分的影响[28],发现新生大鼠骨密度、脂肪量和去脂体重均显著低于对照组,但是脂肪百分比高于对照组;恢复常氧 14 天后,骨密度和脂肪百分比与对照组无显著性差异,体重、脂肪量、去脂体重依然低于对照组。研究团队对肥胖大鼠进行前 2 周氧浓度为 15.4%,后 2 周氧浓度为 14.5%每天 4 h 低氧暴露,实验结束时发现与常氧下比较,肾周和附睾脂肪均减少,体脂率下降,同时发现腓肠肌质量/体重值也下降,而股四头肌质量/体重值增加,但均无显著性差异[14]。而对 4 周氧浓度为 14.5%每天 4 h 低氧暴露后,大鼠肾周脂肪、附睾脂肪重量出现显著性下降,而股四头肌及腓肠肌质量虽有下降但未见显著性变化,进一步分析脂肪重量(肾周+附睾)/肌肉(股四头肌+腓肠肌)比值发现其显著下降,说明脂肪减少是主要的[13]。但是,也有研究指出,低氧通过影响蛋白质合成和分解的平

衡使骨骼肌萎缩,瘦体重下降。例如,唐舒宁等的研究发现[29],暴露于12.4%的低氧环境中4周,大鼠瘦体重明显下降,且腓肠肌肌纤维横截面积也显著减少,说明低氧暴露可引起骨骼肌萎缩。

人体研究表明,在低氧暴露时体脂及肌肉重量均降低。Kayser B等认为[30],高原低氧暴露时体重降低首先是体内水分降低,随后是体脂及肌肉重量的降低,即在低氧暴露时体脂与去脂体重均降低。世居平原的人移居至海拔4 600 m的高原环境居住,在没有特意增加活动量、减少进食量的情况下,30天内体重减轻以脂肪为主,占体重减轻量的70%以上。Rose M S等将6名男性受试者在逐渐减压至240 Torr(相对于8 848 m)的低压舱中暴露40天后发现体重降低7.4 kg,其中,体脂为2.5 kg,说明体重降低大部分来自去脂体重[31]。但Fulco C S等观察8名男性白人在4 300 m高原居留18天后去脂体重下降2.06 kg,体脂增加0.58 kg,体脂百分比从16.6%增至17.7%[32]。

以上动物和人体实验低氧暴露下体成分变化差异原因首先可能是低氧的方式的差别,即高海拔高原低氧和人工低氧,其次是与高原海拔高度或低氧浓度及暴露持续时间有关,而高原环境下出现体脂没有减少反而稍有增加的情况则可能与饮食量及饮食成分和高原温度较低引起皮下脂肪增加有关。

(二)低氧环境下运动对体成分的影响

低氧环境下运动对体成分的影响早期主要来自高山跋涉和高原训练的报道。高山跋涉过程中体重降低主要由体脂降低所致,也有报道高山跋涉或高原训练中体重降低除了体脂外,去脂体重也同步降低。例如,Westerterp K R等报道[33],2名受试者在7~10天珠峰攀登期间,体脂降低1.4 kg,占体重降低的2/3。健康受试者在16天高原跋涉期间体脂平均降低约2.2 kg,去脂体重约1.1 kg[34]。另外,有研究表明,运动员高原训练期间体脂百分比降低。例如,马福海等的研究报道[35],平原运动员上高原后体重、体脂均下降,体重下降主要是脂肪和水分的丢失,脂肪厚度变薄,从而使瘦体重增加。日本竞走运动员在青海多巴训练基地进行为期26天的训练期间,体重下降主要为体脂减少,而其去脂体重增加。当然也有体脂没有变化的报道,如15名古典式摔跤运动员在海拔1 650 m亚高原进行为期4周半的训练,体脂没有明显变化。

近20年来,有关人工低氧环境下运动对体成分的研究报道不断。来自动物实验的结果显示,人工低氧环境下运动体脂减少,不同肌肉组织变化不一致。研究团队的研究显示[13],间歇低氧环境(15.4%)下运动(20 m/min,60 min/d×6 d/w)4周后,与常氧运动组比较,其肾周和附睾脂肪明显减少,而腓肠肌质量没有明显变化;对于肥胖大鼠采用4周中不同的低氧浓度暴露模式(前 2 周氧浓度为 15.4%,后 2 周氧浓度为 14.5%),在运动强度和持续时间相同情况下,结果与以上实验相同外,也未发现股四头肌重量没有减少的情况[14]。无独有偶,苏青青等[22]也采用海拔 0 m(氧浓度 20.89%)、2 200 m(氧浓度 16.02%)、2 200 m+3 500 m(氧浓度前 3 周 16.02%,后 3 周 13.59%)、3 500 m(氧浓度 13.59%)4 个组别每天以 20~22 m/min 的速度跑台运动 90 min,每周 5 次,持续时间共 6 周探讨对大鼠体成分的影响,结果显示,4 个模拟海拔高度下运动均可明显使脂肪量下降,比目鱼肌重量分别在模拟海拔 2 200 m、2 200 m+3 500 m,3 500 m 时显著增加,分别增加 7.8%、11.9%、7.9%,而趾长伸肌重量在模拟海拔 2 200 m、2 200 m+3 500 m 时没有显著变化,而在模拟海拔 3 500 m 时显著下降 6%。黄徐根等的研究显示[36],大鼠在低氧环境(13.6%)下生活和运动(27 m/min, 60 min/d×5 d/w),持续 6 周实验后,低氧运动组大鼠肾周及腹股沟脂肪总含量显著低于其他实验组,而腓肠肌重量与其他组无显著性差异。国外也有类似的研究结果,Bigard A X 等观察了模拟高原耐力训练后的骨骼肌变化,先将大鼠放于低压低氧舱,模拟 4 000 m 高度进行为期 3 个月的低氧运动实验。3 个月后,低氧运动可使体重明显下降,但低氧运动并未改变肌肉组成,低氧运动组肌肉重量(比目鱼肌、趾长伸肌、腓肠肌)与体重的比值并未改变,表明肌肉重量仍与体重密切相关,体重减少的是脂肪[37]。以上研究提示,低氧环境下运动促进大鼠腹腔内脂肪分解代谢,并随海拔升高越多下降越明显;同时,低氧运动可提高骨骼肌的有氧代谢能力和低氧适应能力,从而使机体内的蛋白质得到了保持,大鼠体成分得到一定程度的改善。

低氧暴露和低氧运动对体内脂肪组织中白色脂肪组织和棕色脂肪组织变化影响情况,付鹏宇等的实验给出了初步结果[38],他们在以高脂饮食建立肥胖小鼠模型的基础上,进行低氧暴露和低氧运动干预实验。结果显示,肥胖对照组、常氧运动组、间歇低氧暴露组和间歇低氧运动组棕色脂肪占脂肪总量的百分比分别为 1.8%±0.1%、2.1%±0.4%、2.8%±1.0% 和 3.1%±0.5%,呈现上升趋势,且间歇低氧暴露组和间歇低氧运动组比例最大。说明运动、低氧暴露及低氧运动干预作用可以提高肥胖小鼠棕色脂肪占脂肪总量的百分比,从而促进脂类分解、氧化,下调体脂率,利于体成分的改善。

来自人体实验研究结果同样显示,高原环境或人工低氧环境下运动均可对超重和肥胖者有良好的降低体重、体脂效果。例如,王宁琦等发现[25],11 名肥胖成年人在模拟海拔高度 2 500~2 800 m 下进行每周 3 次低氧训练,4 周后体重下降 7.04%,体脂减少 7.06 kg。冯连世等则以世居平原超重或肥胖青少

年 50 人为研究对象比较了在常氧、低氧(模拟海拔 2 300 m)和高原(约 2 300 m)
3 种不同氧环境进行 4 周 40%储备心率强度有氧运动对体脂含量的影响[26]。
结果显示,全身脂肪减少量占总体重减少量百分比表现为高原组(86.84%)>
低氧组(60.47%)>常氧组(58.52%);此外,各组别不同部位脂肪减少量占总
脂肪减少量百分比均表现为躯干>腿部>手臂,躯干脂肪减少量占总脂肪减少
量的 50%以上。说明 4 周常氧环境、高原环境和人工低氧环境下的有氧运动
可有效减少超重和肥胖青少年全身及身体各部位体脂含量,并以躯干部位脂
肪减少为主。李晓霞等研究报道[39],模拟高住低练组和高住对照组体脂重量
和体脂百分比明显降低,而瘦体重和肌肉重量无明显变化。说明采用高住低
练模式时机体更多选择利用脂肪供能,对蛋白质分解作用影响不大。与之不
同,李卫平研究指出[40],模拟高住低练组可使机体处于较强的分解状态,导致
体重下降,同时,其对去脂体重的影响更大,而对脂肪组织影响相对较小。
Hoppeler H 研究也显示[41],慢性低氧暴露引起的体重丧失有 70%是由于肌肉
重量的下降,包括水分减少。王茹等观察 4 周高住低练模式对肥胖男女性青
少年体成分的影响[24],发现干预后低氧组瘦体重也出现显著下降。

　　杨贤罡等观察低氧环境下运动期间对肥胖青少年体成分影响外,还跟踪
了低氧运动干预后体成分变化[42]。该研究以 18 名超重和肥胖男青年为研究
对象(随机分为常氧锻炼组(n=8)和低氧锻炼组(n=10)),模拟海拔高度为
2 500 m(氧浓度约为 15.4%),结果发现,低氧锻炼组锻炼后、锻炼结束后 4 周
与锻炼前相比,体脂百分比、脂肪重量均显著下降,且锻炼结束后 4 周也都显
著低于锻炼后水平,而常氧锻炼组仅有脂肪重量在锻炼结束后 4 周维持显著
下降变化,与 Lippl F J 等的研究结果一致[43]。研究者认为,时间效应是慢性
低氧暴露过程中持续性体成分变化的重要因素,尽管低氧因素没有让受试者
在锻炼期间获得更大的体重下降幅度,但是在恢复正常生活方式后,低氧因素
有助于肥胖者保持前期降低的体脂和体脂百分比。

第三节　低氧环境下运动对肥胖人群脂代谢及胰岛素抵抗的影响

　　机体脂肪的代谢与健康关系密切,脂代谢紊乱可引起肥胖及高脂血症,导
致心血管疾病的产生。从动物和人体研究可知,低氧环境暴露和(或)低氧环
境下运动均可以有效降低肥胖机体体重,且主要来自全身脂肪及身体各部位

体脂含量,特别是内脏脂肪,说明低氧环境暴露和(或)低氧环境下运动有利于促进机体脂代谢,并由此可对肥胖引起的脂代谢紊乱诱发的慢性疾病发挥一定的预防和治疗作用。

一、低氧环境下运动对血脂的影响

血脂是了解体内脂代谢的重要指标,也是预测心血管疾病风险的一类指标。在低氧环境下运动对脂代谢影响的研究中除了血脂四项外,还涉及脂代谢运输调节相关的载脂蛋白的研究报道。

研究团队针对不同低氧运动模式对血脂的影响开展了多项动物研究。其中一项研究把氧浓度控制在 14.5% 左右,间歇低氧组大鼠每天在常压低氧舱 12 h,其余时间在舱外常氧环境中自由活动,运动组每天以 25 m/min 运动、1 h/d、每周 5 天,共持续 4 周。结果显示,常氧运动组和间歇低氧对照组及间歇低氧运动组大鼠血清脂代谢指标总胆固醇、甘油三酯均明显低于常氧对照组,且间歇低氧运动组的下降最为显著;间歇低氧对照组及间歇低氧运动组高密度脂蛋白(high density lipoprotein, HDL)显著高于常氧对照组,而间歇低氧对照组及间歇低氧运动组低密度脂蛋白显著低于常氧对照组及常氧运动组,但不管是常氧还是间歇低氧,对照组和运动组间没有显著性差异。这是基于正常饮食发育的普通饮食大鼠研究,对于高脂饮食的肥胖大鼠进行相同低氧运动模式干预的研究也发现结果一致,即间歇低氧对照组、常氧运动组和间歇低氧运动组普通饮食大鼠血清脂代谢指标甘油三酯、总胆固醇和低密度脂蛋白均显著低于常氧对照组,而高密度脂蛋白则显著高于常氧对照组,且以间歇低氧运动组大鼠的效果[44]。来自另一项模拟海拔高度约为 2 500 m(氧浓度为 15.4%)的高住高练的研究中也发现,4 周后高住高练组普通饮食大鼠的总胆固醇、甘油三酯、低密度脂蛋白显著降低,而高密度脂蛋白显著升高[45]。而对于不同低氧浓度(13.3%、16.3%)环境下耐力运动(40 min/d,每周 5 天)的肥胖大鼠而言,8 周的干预结果表明,13.3% 的低氧训练增加血液中高密度脂蛋白,降低甘油三酯、低密度脂蛋白、总胆固醇的效果最佳[15]。

低氧环境下运动对人体血脂的影响基本与动物实验结果基本一致。王宁琦等的研究显示[25],在模拟海拔高度 2 500~2 800 m 环境下,4 周训练后低氧组总胆固醇、甘油三酯、低密度脂蛋白与实验前相比也均显著下降,分别降低了 9.86%、33.57%、17.2%;高密度脂蛋白与实验前相比升高约 5.71%。与常氧组比较,低氧组高密度脂蛋白升高量高于常氧组,其他血脂三项指标下降量均低于常氧组,但均无显著性差异。王茹等的研究也发现[24],肥胖男女青少年常氧组和低氧组总胆固醇、高密度脂蛋白、低密度脂蛋白运动后有下降的趋势,且低氧组这三个指标较干预前下降有显著性差异;从改善脂代谢紊乱效应来看,低密度脂蛋白异常发生率从 22.2% 降低到 2.8%,甘油三酯异常发生率从 8.3% 下降至正常范围内,胆固醇异常发生率从 19.4% 降至 2.8%。Netzer N C 等[23]对 20 名肥胖成年人[常氧组 10 名(女性 8 名,男性 2 名),年龄 45.5 岁,体重 91.5 kg,BMI 32.8;低氧组 10 名(女性 8 名,男性 2 名),年龄 50.1 岁,体重 89.8 kg,BMI 33.4 kg/m²]研究则显示,在模拟高原海拔 6 000 m 的低氧环境下进行低强度运动(60%HR_{max}),每天 90 min,每周 3 天,持续 8 周,结果显示,在低氧状态下,受试者的甘油三酯、总胆固醇和低密度脂蛋白水平降低,高密度脂蛋白水平保持稳定,而常氧状态下则没有这种变化。尽管低氧组甘油三酯水平下降 16.10 mg/dL,常氧组甘油三酯增加 9.6 mg/dL,总胆固醇水平低氧组下降 10.7 mg/mL,常氧组总胆固醇水平下降 6.0 mg/mL,高密度脂蛋白水平低氧组下降 3.60 mg/dL,常氧组高密度脂蛋白水平下降 11.7 mg/dL,但组间差异无统计学意义,并指出以上出现这个结果的差异可能的原因一是干预时间的长短,随着时间的推移由缺氧导致脂肪动员减少,因此,血清脂质水平在测量点较低;二是缺氧期间儿茶酚胺水平增加,导致脂质分解减少和细胞内脂肪囤积。但可以明确的是,低氧运动改善血脂代谢比常氧运动更为有效。

为了解低氧环境暴露和低氧环境下运动后恢复期脂代谢效应情况,Lippl F J 等[43]对 20 名肥胖成年男性(年龄 55.7 岁 ±4.1 岁,BMI 33.7 kg/m² ± 1.0 kg/m²)进行 1 周低海拔(530 m)+1 周高海拔(2 650 m)+4 周低海拔(530 m)实验,分别在第 1、7、14 及 42 天检测血脂四项,结果发现高密度脂蛋白从第 1 天的 42.4 mg/dL±2.2 mg/dL 显著下降到第 14 天的 38.1 mg/dL±1.7 mg/dL,低密度脂蛋白从第 1 天的 119.4 mg/dL±7.5 mg/dL 显著下降到第 14 天的 126.4 mg/dL±9.4 mg/dL,而第 1 天和第 42 天血浆高密度脂蛋白和低密度脂蛋白水平无差异;总胆固醇在第 1~14 天变化不显著;而甘油三酯在高海拔环境下时呈下降趋势,但未达到统计学意义。无独有偶,我国杨贤罡等也做了尝试性研究[42],他们让 18 名超重和肥胖男性受试者进行模拟海拔为 2 500 m 的低氧环境下运动(氧浓度约为 15.4%),每天进行心率均控制在 140~150 次/分的运动训练 1 h,5 次/周,4 周后发现,低氧组锻炼后与锻炼前除了总胆固醇、甘油三酯和低密度脂蛋白显著降低外,高密度脂蛋白也下降,而常氧组仅总胆固醇和低密度脂蛋白显著降低;同时,低氧组锻炼结束后 4 周的总胆固醇、高密度脂蛋白和低密度脂蛋白仍保持显著低于锻炼前水平,而常氧组仅低密度脂蛋白仍保持显著低于锻炼前水平,且低氧组锻炼结束后 4 周的总胆固醇显著低于常氧组水平。

二、低氧环境下运动对载脂蛋白的影响

血浆脂蛋白代谢受载脂蛋白的调节和控制,载脂蛋白是脂蛋白分子中的蛋白部分,可将脂蛋白从合成、吸收的部位通过血浆转运到组织加以利用,载脂蛋白参与脂蛋白与细胞膜受体反应及酶活动的调节。载脂蛋白 A-1(apolipoprotein A-1, ApoA-1)是高密度脂蛋白的主要蛋白质,具有促进胆固醇由外周组织进入肝脏的作用,高密度脂蛋白清除胆固醇的速度取决于 ApoA-1 的利用结合点的数量;载脂蛋白 B(apolipoprotein B, ApoB)主要存在于低密度脂蛋白中,是作为低密度脂蛋白受体识别标记,可调节周围胆固醇代谢,低密度脂蛋白在内膜的沉积与 ApoB 同内膜下细胞受体的结合点有关,故 ApoB 的升高说明动脉粥样硬化的危险性增加。因此,了解低氧环境下运动对载脂蛋白的影响可以进一步阐释低氧运动对脂代谢的作用。研究团队以普通饮食大鼠为研究对象开展这方面的研究工作发现[44],虽然 ApoA-1 和 ApoB 的变化与高密度脂蛋白胆固醇和低密度脂蛋白胆固醇并无绝对的平行关系,但也发现常氧运动组 ApoA-1 显著升高和 ApoB 显著下降,特别是低氧运动组确实存在两者显著升高和下降的结果。ApoA-1/ApoB 值被认为可能是评价冠心病危险程度的较好的指标之一。该研究发现 4 周间歇低氧运动后,ApoA-1/ApoB 值明显高于常氧环境,ApoA-1 作为卵磷脂胆固醇酰基转移酶的激活剂,可促进主动脉细胞及成纤维细胞中游离胆固醇的清除,而 ApoB 降低减少了低密度脂蛋白胆固醇在内膜上的沉积,减小了心血管疾病产生的风险。至于间歇低氧运动组的甘油三酯、高密度脂蛋白胆固醇、低密度脂蛋白胆固醇(low density lipoprotein-cholesterol, LDL-Ch)、ApoA-1 和 ApoB 等指标的下降或上升与间歇低氧对照组间没有显著性差异,这是否与运动强度、持续时间还是其他因素有关,有待于进一步研究。

三、低氧环境下运动对胰岛素抵抗的影响

肥胖,尤其是腹型肥胖与糖尿病及胰岛素抵抗的发生关系密切。肥胖者因摄食过多易造成血糖增高,在肥胖症早期可以通过胰岛素的调节作用维持血糖正常。低氧运动可调节脂代谢且降低体重。那么,低氧运动对肥胖进程中糖代谢是否也起调节作用,特别是对肥胖导致胰岛素抵抗的作用,值得探讨。

为探讨低氧暴露和低氧环境下运动对肥胖胰岛素抵抗的影响,首先我们比较了普通饮食和高脂饮食过程中间歇低氧暴露对大鼠内脏脂肪含量、血糖、胰岛素的影响,分析间歇低氧暴露对胰岛素敏感性的影响以及胰岛素与内脏脂肪含量的相关关系[46]。该实验间歇低氧暴露设计低氧浓度为 15.4%,预适应 1 周后进行间歇低氧暴露 6 周,每天 10 h,持续干预 6 周后,与普通饮食常氧组相比,高脂饮食常氧组大鼠 Lee 指数、内脏脂肪总量和血清胰岛素水平显著增加,胰岛素敏感指数($ISI = \ln[1/(FBG \times FINS)]$)则显著下降;而普通饮食间歇低氧组大鼠 Lee 指数和内脏脂肪总量显著减少,胰岛素敏感指数显著提高。与高脂饮食常氧组相比,高脂饮食间歇低氧组大鼠 Lee 指数、内脏脂肪总量、胰岛素水平均显著下降,而胰岛素敏感指数则显著升高;高脂饮食大鼠血糖水平虽略高于普通饮食大鼠,但各组间差异均无统计学意义。说明单一间歇低氧暴露可以减少高脂饮食大鼠体内脂肪含量,提高胰岛素敏感性,改善胰岛素抵抗。

在此基础上,相关研究者又开展了低氧运动对胰岛素敏感性影响的研究[47]。在建立普通饮食大鼠胰岛素抵抗模型的基础上,研究者将大鼠随机分成常氧安静组、常氧运动组、间歇低氧暴露组和间歇低氧运动组。常氧安静组在常氧下不运动,间歇低氧暴露组则每天进行 4 h 的低氧暴露(低氧浓度为 14.5%),其余时间在常氧下生活。常氧运动组,每天在常氧下运动 1 h(速度为 25 m/min),每周 5 天,其余时间在常氧下生活。间歇低氧运动组,每天进行 4 h 的低氧暴露(低氧浓度为 14.5%)和 1 h 运动(速度为 20 m/min),其余时间在常氧环境生活。结果显示,经过 4 周的低氧暴露组和低氧运动干预,相对于常氧安静组而言,血糖水平尽管没有显著差异,但间歇低氧暴露组和间歇低氧运动组最低,常氧运动组次之,说明运动和单一低氧暴露及低氧运动均可对血糖水平有一定的调节作用。血清胰岛素水平常氧运动组、间歇低氧暴露组和间歇低氧运动组都显著低于常氧安静组,但下降的 3 个组间也没有差异。胰岛素敏感指数间歇低氧暴露组和间歇低氧运动组则都显著升高。HOMA-IR常氧运动组和间歇低氧暴露组显著低于常氧对照组,而间歇低氧运动组有下降趋势,但无显著性差异。以上结果说明,间歇低氧运动可以提高胰岛素抵抗大鼠胰岛素敏感性,改善胰岛素抵抗程度。

此外,低氧运动对肥胖伴胰岛素抵抗的相关研究也在人体中开展。BAILEY D M 等发现 16 名登山运动员在海拔 4 780 m 处停留 11 天,其 HOMA-IR 由实验前的 2.6±1.2 降至 2.0±1.5,HOMA-β 指数从 487±543 降至 191±203[48]。王宁琦、胡扬等的实验结果显示[25],常氧组 HOMA-IR 值由 9.01 下降至 3.69,低氧组 HOMA-IR 值由 6.54 降至 2.59,两组 HOMA-IR 值均显著降低,并认为影响 HOMA-IR 指数的因素主要是运动,低氧对其的影响在实验中并未体现。王茹等对肥胖青少年进行高住低练干预研究显示[49],常氧组和低氧组两组血糖水平无变化,且均在正常范围内,血胰岛素水平均显著下降;常氧组 HOMA-IR 值出现显著下降,HOMA-β 值下降无显著性差异,而低氧组 HOMA-IR 值下降无显著性差异,HOMA-β 值下降具有显著性差异。该研究指出,低氧暴露和运动对于提高肥胖机体的胰岛素敏感性方面不存在交互作用,提示两种干预措施均提高了胰岛素的生物学效应,有助于预防糖尿病的发生。当然从研究者提供的数据来看,受试者之间其实存在很大的个体差异,是否影响统计学分析结果,需要以后进一步验证和研究。

第四节　低氧环境下运动减体重及改善胰岛素抵抗的作用机制

上面我们已对低氧运动对肥胖人群降低体重、减少脂肪、改善体成分和糖脂代谢特别是肥胖引起的胰岛素抵抗影响做了详细介绍,对于低氧运动干预可对机体产生这些良好效应,其实,在这个过程中,体重的下降和脂肪的减少是关键。因此,围绕低氧运动降体重、减体脂及其促进肥胖人群健康的生物学机制陆续展开研究,归纳起来包括以下几个方面:

一、低氧运动对负能量平衡的促进作用

体重变化是由机体能量代谢平衡状况决定的,当个体从食物摄取中所获能量的数量及质量与维持各种生命活动所支出能量处于平衡时,体重保持不变;若出现能量的正平衡则体重增加,若出现能量负平衡则体重下降。低氧环境下运动降体重、减体脂作用首先表现在其处于负能量平衡状态,即一是低氧运动可抑制能量摄入,二是低氧运动增加能量消耗。

(一)低氧运动抑制能量摄入

低氧运动抑制能量摄入源于低氧运动期间摄食量的减少。例如,在高山探险中,登山者在高山期间总的热量摄入下降甚至达 35%~37%,同时,在高原低氧暴露过程中,随着海拔高度的升高机体能量摄入逐渐减少[33,50];低氧暴露时动物食物摄入也显著降低,21 日龄鼠暴露于模拟海拔 6 100 m 的低压舱中时,其食物摄入仅为常氧鼠的 54.6%[51]。针对低氧运动期间引起食欲降低

而减少摄食量进行了神经内分泌机制研究,目前涉及食欲调节激素有瘦素、神经肽 Y(neuropeptide Y,NPY)、促肾上腺皮质素释放素(corticotropin releasing hormone,CRH)、促生长激素释放素、胰高血糖素样肽-1、新型饱食分子蛋白-1(nesfatin-1)和胆囊收缩素(cholecystokinin,CCK)等。

瘦素是一种主要由脂肪细胞分泌的反馈性抑制脂肪生成的激素,是神经内分泌调节食物摄入的关键性调节物质,通过与受体结合,抑制下丘脑神经肽的分泌,具有抑制食欲作用,瘦素浓度增加可导致食欲下降,从而减少能量摄入,达到降体重、减体脂的目的。研究团队以肥胖大鼠模型为研究对象进行为期 4 周的间歇低氧运动(运动速度为 20 m/min,前 2 周氧浓度为 15.4%,后 2 周氧浓度为 14.5%),结果发现间歇低氧运动组肥胖普通饮食大鼠下丘脑瘦素和瘦素受体含量均增加[52]。在另一项实验中也发现,低氧浓度降低越多,机体瘦素合成分泌越多,且低氧运动大鼠血脂与瘦素间存在正相关关系[15]。也有报道,30 名世居平原的人在海拔 3 600 m 高原居留 2 天后又在海拔 4 300 m 高原居留 7 天,其能量摄入每天减少 850 kcal,体重降低 2.12 kg;在海拔 4 300 m 高原居留 2 天后血清瘦素水平较其基础值增加 54.9%,且持续到 7 天后,由此说明低氧运动刺激能够增加血瘦素浓度,降低食欲,从而减少能量摄入,达到减重降脂的目的[53]。另一个调节影响低氧运动期间食欲的物质是神经肽 Y,神经肽 Y 最明显的生物学功能是刺激进食。Singh S N 等报道[54],雄性普通饮食大鼠间歇暴露于模拟海拔 7 620 m 的低氧环境 21 天,每天 6 h,大鼠食物摄入均显著减少,同时在间歇低氧暴露第 17、14、21 天时大鼠下丘脑神经肽 Y 水平分别下降 54.7%、35.0% 和 15.4%。这提示低氧暴露时食欲减退可能与神经肽 Y 水平的变化相关。

高原急性低氧情况下,机体发生应激,交感神经-肾上腺髓质和垂体-肾上腺皮质功能增强,此时下丘脑大量分泌促肾上腺皮质素释放素,它是一种食欲抑制因子。促肾上腺皮质素释放素是在室旁核合成的,该核团受食欲肽神经支配并表达食欲素受体 1(orexin-receptor 1,OX1R),并且已明确食欲肽作用于下丘脑-垂体-肾上腺轴。王建等的研究表明[55],随着海拔高度升高和缺氧时间的延长,大鼠下丘脑食欲肽的表达受到的抑制作用加强,其中食欲素 A(orexin-A,OX-A)更为明显,说明高原急性低氧条件下大鼠下丘脑组织中促肾上腺皮质素释放素含量降低而使摄食减少。

食欲刺激素(又称胃促生长素)是 1999 年被发现的脑肠肽,主要由胃底分泌,在下丘脑中也有表达,可促进摄食、减少能量消耗和增加体质量。吴娜娜等检测了受试者血浆中的食欲刺激素水平,相比于常氧模式下的运动与饮食控制干预,高住低练模式能够维持肥胖青少年血浆中食欲抑制激素的水平,有利于肥胖青少年降低食欲[56]。王茹等研究发现[49],肥胖青少年经过4周的运动结合饮食控制后食欲刺激素水平有增加趋势,但是差异无显著性意义,而食欲抑制因子胆囊收缩素则呈现显著性降低,且运动结合饮食干预后受试者体重下降和胆囊收缩素呈正相关,但高住低练组没有这种相关性。

此外,营养物质的消化吸收不良会使机体摄入的能量物质的实际可利用量减少,这会影响机体的能量平衡而使体重降低。早期在极高海拔的高原低氧暴露研究中发现[6],机体对能量物质的消化吸收率下降。1981年,美国珠峰探险医学调查中发现,在海拔6 300 m时,7名运动员中的3人脂肪吸收率下降48.5%。Westerterp K R等报道[33],受试者在海拔6 542 m低氧环境居留21天期间处于能量负平衡状态,食物的消化率在85.2%±4.7%,体重降低5 kg。由此可知,在海拔极高的高原低氧暴露过程中,食物的消化吸收率下降可能是出现能量负平衡乃至体重降低的原因之一。而在后来的人工低氧条件下,模拟海拔7 000 m低氧环境时却并未发现机体对能量物质的消化吸收率下降。另一项研究发现[57],健康男性成年受试者在海拔5 000 m高原居留4天期间平均体重减少3%,但高原低氧暴露对蛋白质及总的能量物质的消化吸收率无影响。故认为直到海拔5 000 m,消化吸收不良在高原低氧暴露相关的体重降低中不起作用。

但也有研究指出,低氧所致的体重下降在急性低氧暴露期(1或2周)可能与摄食量减少有关,但长期低氧暴露(3或4周)后,摄食量逐渐与常氧组接近,但体重仍保持在较低水平。此外,长期低氧暴露所致的脂肪含量减少,可能由低氧因素引起,而与摄食量减少无关,这时必须考虑低氧下能量消耗问题。

(二)低氧运动增加能量消耗

低氧暴露或低氧运动减体重除与能量摄入量减少有关外,目前还可能通过升高静息代谢率以增加能量消耗这一途径起作用,特别是在急性低氧暴露下的情况下[12],但在长期低氧暴露过程中,基础代谢率却先上升而后逐渐下降,Butterfield G E等发现,到达4 300 m高原的第一天基础代谢率升高30%,高原居留3周后仍高于平原水平17%[58]。对于代谢率的逐渐下降可解释为在低氧暴露过程中体重逐渐下降所致。基础代谢率的升高会增加机体能量消耗,在能量摄入一定的情况下会使机体出现能量负平衡,使体重降低。

对于低氧运动对大鼠静息代谢率影响的报道较少。黄徐根等的实验发现[36],低氧运动组大鼠静息代谢率先上升随后逐渐下降,至实验5周末时降至低于实验前水平。低氧运动组大鼠在实验前3周保持较高的静息代谢率水平增加了其静息能量消耗,结合在前 3 周时大鼠食物摄入量的较大幅度下降,导致其体重的负增长。其后低氧运动组大鼠静息代谢率下降,其静息能量消耗下降,结合在后 3 周时大鼠食物摄入量的增加,其体重增幅增加。

由于基础代谢率与脉压和脉率有关,而人处于高原低氧环境时,低氧环境可刺激颈动脉体和主动脉体的化学感受器,从而使呼吸加强、心率加快、心输出量增加,因此基础代谢率提高。同时,由于低氧可激活低氧诱导因子－1(hypoxia-inducible facfor-1, HIF-1),低氧诱导因子－1 被激活后可转录调节下游的肾上腺髓质和酪氨酸羟化酶(酪氨酸羟化酶是儿茶酚胺生物合成中的限速酶,调节体内儿茶酚胺的生成)编码基因,促进肾上腺素和去甲肾上腺素的分泌,从而提高机体的基础代谢率。当然也有研究认为,急性低氧时由于应激反应基础代谢率开始有所增高,以后随低氧适应逐渐下降至正常水平。此外,运动锻炼不但增加了机体运动过程中的能量消耗而且提高了机体运动后一段时间的安静代谢率。能量消耗增加促使肌肉对血液内游离脂肪酸和葡萄糖的摄取和利用增多,一方面使脂肪细胞因释放大量游离脂肪酸而体积缩小;另一方面使多余的血糖被消耗而不能转变为脂肪,使体内脂肪减少、体重下降。

二、低氧运动促进脂肪代谢作用

目前认为,低氧运动可通过增强脂肪水解、骨骼肌脂肪酸氧化和白色脂肪棕色化提高脂肪代谢率,从而达到降体重、减体脂的目的。

(一) 低氧运动可增强脂肪水解

脂蛋白脂肪酶是脂蛋白代谢的关键酶,特别是骨骼肌内脂蛋白脂肪酶的活性对血中甘油三酯的降解速率的影响至关重要。以往对于运动对脂蛋白脂肪酶影响的研究认为,训练有素的人空腹血中甘油三酯含量明显比普通人低,这与其骨骼肌内脂蛋白脂肪酶活性更高有关。运动员骨骼肌中脂蛋白脂肪酶活性高,其摄食的脂肪会转到肌肉中供氧化利用,而不是储存在脂肪组织中。有报道,即使是低强度的长期训练也会明显提高习惯久坐者的骨骼肌内脂蛋白脂肪酶的活性,而长期不活动会导致脂蛋白脂肪酶的活性被抑制。对于低氧环境下运动对脂蛋白脂肪酶的影响,相关研究团队做过相关的实验研究[45],发现运动、低氧暴露和低氧运动均有升高血清和骨骼肌脂蛋白脂肪酶水平的趋势,且低氧运动干预升高血清和骨骼肌脂蛋白脂肪酶水平的幅度最大,从而大大增加了脂肪酸的利用率,进一步加快了甘油三酯和富含甘油三酯脂蛋白的水解速率和清除速率。

血清和骨骼肌脂蛋白脂肪酶活性增强与低氧运动引起激素水平升高有关,因为骨骼肌中脂蛋白脂肪酶活性与去甲肾上腺素浓度呈高度正相关,骨骼肌脂蛋白脂肪酶活性提高,血清脂蛋白脂肪酶水平就高。Ohkuwa T 等发现[59],低氧训练组骨骼肌中去甲肾上腺素水平明显高于常氧训练组。低氧训练使交感肾上腺系统应答反应增强,致使血中儿茶酚胺类激素的浓度增加,从而激活骨骼肌中的脂蛋白脂肪酶,使其活性明显增加。再者,低氧暴露和低氧运动可提高胰岛素的敏感性,而胰岛素对脂蛋白脂肪酶的活性有一定的调节作用。Kiens B 曾报道[60],运动引起肌肉的胰岛素敏感性增加与骨骼肌的脂蛋白脂肪酶活性高度相关,即血清胰岛素浓度的降低与骨骼肌脂蛋白脂肪酶活性增强相伴发生,皮质醇、生长激素、甲状腺素等也对脂蛋白脂肪酶都有一定的调节作用。同时,骨骼肌脂蛋白脂肪酶活性增强也是低氧环境下骨骼肌收缩活动及有氧代谢增强反馈的结果。

(二)低氧运动可促进脂肪动员

骨骼肌是机体的重要组织,是机体能量代谢重要部位,因此对于肥胖而言,提升骨骼肌能量代谢十分重要。低氧运动促进脂肪代谢还表现在骨骼肌利用脂肪酸能力提高而促进脂肪动员。因为一方面低氧训练可以更明显改善骨骼肌血液供应,这一点在我们此前模拟高住低练的实验中得到印证,低氧训练可上调血管内皮生长因子表达,从而使骨骼肌毛细血管密度增加,进而增加血液供应[61]。另一方面,低氧训练可以引起骨骼肌诸如琥珀酸脱氢酶、苹果酸脱氢酶(malate dehydrogenase, MDH)等有氧代谢酶活性升高及线粒体数量增加,使骨骼肌有氧氧化能力特别是脂肪酸的氧化能力明显增强,而脂肪酸的氧化增多对脂蛋白脂肪酶的表达有很好的介导作用。此外,我们实验也观察到低氧暴露和低氧环境下运动干预后肝脂酶活性下降,这有利于低氧暴露和低氧环境下运动促进脂代谢的调节,是低氧暴露和低氧环境下运动引起儿茶酚胺类激素的分泌增加从而抑制肝脂酶的基因表达的结果[45]。

此外,骨骼肌氧化脂肪酸还与某些调节因子有关。AMP 活化蛋白激酶是骨骼肌的能量感受器,研究发现低氧或运动均可促进 AMP 活化蛋白激酶表达上调。此外,在线粒体生物发生信号通路或骨骼肌脂肪酸氧化代谢中,PGC-1α(peroxi-some proliferator-activated receptor gamma coactiva- tor 1-α)起重要作用,研究表明有氧耐力运动可上调骨骼肌中 PGC-1α 的表达。AMP 活化蛋白激酶作为 PGC-1α 的重要调节因子,可活化 PGC-1α,同时 PGC-1α 可靶作用于其下游分子进而调控机体脂肪酸氧化代谢,如 PPARα、脂素 1 等,增强骨骼肌线粒体生物合成,并促进脂肪酸氧化。最近的一项研究发现[62],低氧运动可增强 AMP 活化蛋白激酶磷酸化,引起肥胖大鼠骨骼肌 PGC-1α、PPARγ 蛋白表达增加,下调脂素 1 蛋白表达,促进骨骼肌脂肪酸氧化代谢,从而有利于改善肥胖大鼠骨骼肌的能量代谢。

(三) 低氧运动可促进白色脂肪棕色化

越来越多的研究显示,低氧运动促进脂肪代谢的作用还体现促进白色脂肪棕色化的作用上。棕色脂肪组织主要通过线粒体中解偶联蛋白 1 来发挥产热和耗能的作用,故解偶联蛋白-1 被公认为是棕色脂肪组织的标志性蛋白,可作为检验棕色脂肪组织存在及功能活跃与否的指标;PGC-1α 是白色脂肪细胞棕色化有关的作用靶点,是目前所知的唯一能强烈激活非棕色脂肪组织细胞中解偶联蛋白-1 的蛋白,参与调控适应性产热、线粒体生成和鸢尾素分泌等生物学过程。外界刺激促使棕色脂肪组织活性增加时,甘油三酯可被三酰甘油脂肪酶分解释放出脂肪酸,脂肪酸被转入线粒体产热或进入细胞核内促使解偶联蛋白-1 和 PGC-1α 表达增加,再次激活棕色脂肪组织的活性。同时,白色脂肪棕色化可刺激棕色脂肪组织应激性表达解偶联蛋白-1、PGC-1 和脱碘酶,即白色脂肪棕色化不仅能增加机体棕色脂肪的含量,还可提高原有棕色脂肪组织活性。有研究显示,低氧暴露或低氧运动干预后,白色脂肪组织中解偶联蛋白-1、PGC-1α mRNA 水平上升,说明低氧暴露或低氧运动均有促进白色脂肪棕色化的作用。这是低氧暴露或低氧运动激活 AMP 活化蛋白激酶、PGC-1α 等调节因子,进一步诱导 PGC-1α 调控线粒体,促使白色脂肪向棕色脂肪转变,说明低氧运动可能通过对 AMP 活化蛋白激酶/PGC-1α 轴的调控诱导白色脂肪棕色化,同时,增加棕色脂肪 PGC-1α 蛋白表达,提高棕色脂肪的活性,从而促进脂肪的消耗。

三、低氧运动调节胰岛素抵抗的作用

以上介绍了低氧暴露和低氧环境下运动均可改善胰岛素抵抗,提高机体胰岛素敏感性。对于低氧暴露和低氧环境运动改善胰岛素抵抗的生物作用,以往研究显示与低氧对胰岛素调节有关。刘霞等[63]的研究发现,28 天低氧使骨骼肌胰岛素受体明显增加,说明低氧主要通过增加骨骼肌胰岛素受体数目增强胰岛素的结合力。黄缄[64]也研究证实,30 天低压缺氧后,大鼠骨骼肌胰岛素受体密度显著增加,对胰岛素的反应能力增强,是组织摄取葡萄糖对胰岛素信号反应能力增强的机制之一。Tikhonova N E 等[65]观察到,在高原适应第 14 天,血液胰岛素和胰高血糖素水平下降,葡萄糖平衡保持在相同水平,红细胞胰岛素受体结合力在第 3 天特别是第 14 天显著增加。以上研究尽管间歇

低氧暴露时间不同,但其结果都表明,间歇低氧暴露可增加胰岛素受体数目,增强胰岛素受体磷酸化作用,从而改善胰岛素信号传导系统,提高胰岛素敏感性,增加骨骼肌对葡萄糖的利用。

目前,研究表明,低氧暴露和低氧环境下运动对改善肥胖机体胰岛素敏感性效应作用与内脂素、肿瘤坏死因子-α 和脂联素等脂肪细胞因子有关。

内脂素是一种主要由内脏脂肪组织分泌的脂肪细胞因子,具有多种生物活性,有类胰岛素样的降糖作用,可促脂肪细胞分化和储存,从而调节机体糖、脂代谢平衡,对提高肥胖机体胰岛素敏感性有一定的调节作用。有研究发现[66],经过 6 周的高脂饮食诱导的胰岛素抵抗大鼠血清内脂素显著升高,且内脏脂肪总量也显著增加。这可能,一是由于处于胰岛素抵抗状态,机体对胰岛素的敏感性下降,即使升高血胰岛素也不能使血糖降到正常水平,故作为"后备军"的内脂素代偿性升高,并通过激活胰岛素受体,辅助发挥降糖作用;二是血清内脂素的升高也进一步促进了甘油三酯在前脂肪细胞内的积聚,使内脏脂肪组织增加与积聚,从而导致内脏性肥胖的发生。经过间歇低氧暴露刺激后,胰岛素抵抗大鼠血胰岛素水平和 HOMA-IR 显著下降,内脂素水平显著下降,提示胰岛素抵抗程度得到改善。这可能与间歇低氧暴露刺激增加胰岛素抵抗大鼠骨骼肌胰岛素受体密度和提高胰岛素受体亲和力,使与胰岛素和内脂素结合的有效胰岛素受体越来越多有关。由于体内胰岛素抵抗程度得到改善,代偿性升高的血清内脂素也出现适应性下调。在研究中,尽管观察到低氧环境下运动胰岛素水平下降,HOMA-IR 上升,血糖下降,但未见内脂素同步下降的现象,且低氧刺激和运动对内脂素不存在交互作用,这可能间歇性脉冲式低氧暴露方式使机体处于应激状态有关。

代谢性炎症是肥胖诱导的胰岛素抵抗、2 型糖尿病重要机制。在胰岛素信号转导的调节中,肿瘤坏死因子-α 可通过刺激脂联素转录的抑制因子胰岛素样生长因子结合蛋白 3 的表达而间接抑制脂联素的表达,其还可通过蛋白激酶 C 信号途径抑制脂联素基因的表达。有研究显示[67],血清肿瘤坏死因子-α 含量的变化趋势与胰岛素抵抗大鼠的体重及脂肪/肌肉比值的变化趋势是一致的,说明 4 周低氧暴露或低氧环境下有氧运动干预均降低了胰岛素抵抗大鼠血清肿瘤坏死因子-α 含量,估计这与两种干预手段均可增强胰岛素抵抗大鼠的脂肪代谢,降低了大鼠的体脂有关。

脂联素是一种由脂肪组织产生的特异性激素,脂联素通过活化单磷酸腺苷蛋白激酶(AMP 活化蛋白激酶),进而刺激葡萄糖利用和脂肪酸氧化,降低甘油三酯浓度,从而增强胰岛素敏感性。有研究结果说明,4 周有氧运动、低氧暴露和低氧运动都能升高血清脂联素,从而改善机体的胰岛素抵抗状况[67]。

第五节　低氧环境下运动减体重需要解决的问题

尽管技术上已实现了常压下制造低氧条件的可能,但低氧始终区别于常氧。低氧对于人体生命来说是一种挑战,因此,低氧运动减体重的前提首先必须考虑安全因素,然后才是减体重。因此,低氧运动减体重关键在于解决适宜的低氧浓度、持续时间、运动负荷及低氧房中气体成分和某些身体生理指标实时监控等问题。

一、适宜低氧浓度

适宜低氧浓度刺激是促使机体产生一系列良性变化的关键因素之一。氧浓度过低,刺激太强烈,机体无法承受,容易造成伤害;氧浓度过高,则达不到刺激效果。所以,适宜的低氧浓度控制是低氧运动减体重效果关键。在实际低氧运动减体重中,可参照目前适宜高原训练高度(2 000~2 500 m)的氧含量(16.4%~15.3%),结合运动负荷、持续时间进行调控,并在实践中不断探索。

二、适宜间歇时间

适宜间歇时间是决定低氧运动减体重效果的另一重要因素。一般来说,应以在生理可承受范围内循序渐进、逐步提高为原则,实现低氧运动减体重中低氧浓度、持续时间和运动负荷三者对于身体最佳的应激效果。

三、适宜运动负荷

机体处于低氧环境本身就是一种负荷刺激,因此,减体重者可以根据自身状况和爱好选择运动方式和负荷,或者不做任何运动,只待在低氧环境中看书读报。因为是在低氧环境下,所以运动负荷要比常氧条件下的有氧运动负荷小,具体可通过自动监控系统中的心率变化进行自我调控。

四、低氧运动减体重监测

低氧环境的实时监控应根据低氧房的大小、容纳运动人数对氧浓度、二氧化碳浓度、空气洁净度和噪声等进行监测,它关系到运动者的安全和健身效果,是开展低氧运动减重必须优先考虑的因素。在实际操作中可将以上指标与低氧剂量、持续时间和减体重者机能变化的敏感指标(如心率血压等)结合起来,实现氧浓度和运动负荷的程序式控制和自动化管理,以便运动者的自我监控,确保安全的前提下提高健身效果。

低氧运动减体重是应用自然或人工方法使机体间断性在氧气含量低于正常状态下进行运动的一种健身方式。低氧运动增大了机体肺通气量和血液红细胞总量,还可以提高机体的氧运输系统,提高力量和耐力;加快脂肪代谢速度,达到减体重的效果,以抵抗心血管疾病和心肺疾病以及糖尿病等其他的病痛,从而促进人体整体健康和体质水平。因此,低氧运动在减体重及肥胖引起某些疾病的治疗和康复方面具有广阔的应用前景。但是,低氧运动减重应用中要在重点解决安全问题的基础上促进肥胖人群健康效果,具体解决刺激方式、时间、剂量及运动过程自动化实时监控等问题。

(翁锡全)

参考文献

[1] 吕国蔚. 缺氧适应:一种缺氧防治的新理念与新策略. 北京:北京大学出版社, 2005.

[2] 翁锡全. 体育环境健康. 北京:人民体育出版社,2004.

[3] 翁锡全,林文弢,黄丽英,等. 低氧健身原理及其应用探讨. 中国体育科技,2006,42(5):96-100.

[4] DüNNWALD T, GATTERER H, FAULHABER M, ET AL. Body composition and body weight changes at different altitude levels:a systematic review and meta-analysis. Frontiers in physiology, 2019, 10: 430.

[5] 王纯,邵平. 西藏自治区世居藏族青年 BMI 与身体机能指标和素质指标的相关性分析. 中国体育科技,2016,52(2):62-70,79.

[6] BOYER S J, BLUME F D. Weight loss and changes in body composition at high altitude. Journal of Applied Physiology,1984,57(5):1580-1585.

[7] WESTERTERP K R,KAYSER B. Body mass regulation at altitude. European journal of gastroenterology & hepatology,2006,18(1):1-3.

[8] TANNER D A,STAGER J M. Partitioned weight loss and body composition changes during a mountaineering expedition:a field study. Wilderness & Environmental Medicine,1998,9(3):143-152.

[9] FULCO C S,HOYT R W,BAKER-FULCO C J,et al. Use of bioelectrical impedance to assess body composition changes at high altitude. Journal of applied Physiology,1992,72(6):2181-2187.

[10] 杨青敏.高原地区缺氧及孕妇吸氧对新生儿出生体重影响的研究.中华护理杂志，1999(10):8-10.

[11] WESTERTERP-PLANTENGA M S,WESTERTERP K R,RUBBENS M,et al. Appetite at "high altitude"[Operation Everest Ⅲ (Comex-'97)]:a simulated ascent of Mount Everest. Journal of Applied Physiology,1999,87(1):391-399.

[12] MORTOLA J P,NASO L. Thermogenesis in newborn rats after prenatal or postnatal hypoxia. Journal of Applied Physiology,1998,85(1):84-90.

[13] 李旭武,翁锡全,林文弢.间歇低氧运动对胰岛素抵抗大鼠体成分及血脂指标的影响.广州体育学院学报,2014,34(4):93-96.

[14] 邱烈峰,林文弢,翁锡全.间歇低氧运动对肥胖大鼠体成分的影响.山东体育学院学报,2008,7:41-44.

[15] 吴菊花,林文弢,徐国琴,等.不同低氧浓度耐力训练对肥胖大鼠血脂、瘦素及脂联素的影响.杭州:全国体育科学大会;2015:1846-1847.

[16] 黄徐根,徐建方,冯连世.低氧暴露及低氧训练对体重的影响.体育科学,2006,3:86-93,96.

[17] FÉRÉZOU J,RICHALET J P,COSTE T,et al. Changes in plasma lipids and lipoprotein cholesterol during a high altitude mountaineering expedition (4800 m). European journal of applied physiology and occupational physiology,1988,57(6):740-745.

[18] FUSCH C,GFRORER W,KOCH C,ET AL. Water turnover and body composition during long-term exposure to high altitude (4,900-7,600 m). Journal of Applied Physiology,1996,80(4):1118-1125.

[19] Reynolds R D, Lickteig J A, Howard M P, et al. Intakes of high fat and high carbohydrate foods by humans increased with exposure to increasing altitude during an expedition to Mt. Everest[J]. The Journal of nutrition, 1998, 128(1):50-55.

[20] 翁庆章,陈一帆,王世平,等.高原训练对优秀游泳运动员的生理效应.中国运动医学杂志,1990,9(3):155-161.

[21] 邱烈峰,林文弢,翁锡全,等.低氧运动与减体重.沈阳体育学院学报,2006,1:63-65.

[22] 苏青青,樊蓉芸.不同模式低氧暴露与运动对大鼠体成分的影响.湖北体育科技,2017,36(2):130-133.

[23] NETZER N C,CHYTRA R,KÜPPER T. Low intense physical exercise in normobaric hypoxia leads to more weight loss in obese people than low intense physical exercise in normobaric sham hypoxia. Sleep and Breathing,2008,12(2):129-134.

[24] 王茹,王红霞,许亚丽,等.高住低练对肥胖青少年形态学指标和糖脂代谢的影响.北京体育大学学报,2013,36(9):81-87.

[25] 王宁琦,胡扬,官余凌,等.4周低氧运动结合饮食控制对肥胖青年体重、血脂及胰岛素抵抗的影响.中国运动医学杂志,2012,31(4):289-294.

[26] 冯连世,张漓,高炳宏,等.不同环境下有氧运动对超重和肥胖青少年体重与体脂含量的影响.体育科学,2013,33(11):58-65.

[27] 苏志超.人工模拟高原环境下对肥胖女性青年运动减肥的研究.长春:吉林体育学院,2019.

[28] RAFF H,BRUDER E D,JANKOWSKI B M,et al. Effect of neonatal hypoxia on leptin, insulin, growth hormone and body composition in the rat. Horm Metab Res,2001,33(3): 151-155.

[29] 唐舒宁,龚丽景,赵小雅,等.低氧影响蛋白质合成和分解的平衡诱导骨骼肌萎缩.中国生物化学与分子生物学报,2019,35(12):1352-1360.

[30] KAYSER B,VERGES S. Hypoxia, energy balance and obesity: from pathophysiological mechanisms to new treatment strategies. Obesity reviews,2013,14(7):579-592.

[31] ROSE M S,HOUSTON C S,FULCO C S,et al. Operation Everest. Ⅱ: nutrition and body composition. Journal of Applied Physiology,1988,65(6):2545-2551.

[32] FULCO C S,KAMBIS K W,FRIEDLANDER A L,et al. Carbohydrate supplementation improves time-trial cycle performance at 4300 m altitude. Medicine and Science in Sports and Exercise,2003,35(Suppl 1):49.

[33] WESTERTERP K R,KAYSER B,BROUNS F,et al. Energy expenditure climbing Mt. Everest. Journal of Applied Physiology,1992,73(5):1815-1819.

[34] ARMELLINI F,ZAMBONI M,ROBBI R,et al. The effects of high altitude trekking on body composition and resting metabolic rate. Hormone and metabolic research,1997,29(9): 458-461.

[35] 马福海,陈俊民,胡建忠,等.中日竞走运动员身体形态比较及高原训练对体重、体脂的影响.西安体育学院学报,1996,13(1):82-87.

[36] 黄徐根,冯连世,徐建方,等.低氧训练过程中大鼠体重及能量代谢的变化.体育科学,2007,10:61-68,96.

[37] BIGARD A X,BRUNET A,GUEZENNEC C Y,et al. Skeletal muscle changes after endurance training at high altitude. Journal of Applied Physiology, 1991, 71 (6): 2114-2121.

[38] 付鹏宇,胡扬,龚丽景,等.低氧暴露对体成分的影响是低氧所致? 还是摄食量减少所致? //第五届中国多巴高原训练与健康国际研讨会论文摘要集.2018:13-14.

[39] 李晓霞,胡扬,田中,等.高住低训对运动员身体成分的影响.沈阳体育学院学报,2004,23(3):424-425.

[40] 李卫平,田中,郑蔓丽,等.模拟高住低练对优秀游泳运动员红细胞生成作用和身体成分的影响.体育科学,2005,25(2):52-54,67.

[41] HOPPELER H,KLEINERT E,SCHLEGEL C,et al. Morphological adaptations of human

skeletal muscle to chronic hypoxia. International journal of sports medicine, 1990, 11(S1): S3-S9.

［42］杨贤罡,何文革,史东林,等.低氧锻炼对超重和肥胖青年能量摄取、体成分和血脂代谢的影响.中国运动医学杂志,2014,33(7):638-645.

［43］LIPPL F J, NEUBAUER S, SCHIPFER S, et al. Hypobaric hypoxia causes body weight reduction in obese subjects. Obesity, 2010, 18(4):675-681.

［44］翁锡全,黄丽英,林文弢,等.间歇低氧运动对大鼠血脂及载脂蛋白的影响.体育科学, 2005, 25(9):46-48.

［45］李丹,王昕,林文弢,等.低氧条件下耐力运动对大鼠血脂代谢的影响.西安体育学院学报, 2006, (5):75-78.

［46］潘哲浩,翁锡全,朱宪锋,等.间歇低氧暴露对高脂膳食大鼠胰岛素敏感性的影响.中国运动医学杂志, 2012, 31(3):244-247.

［47］安庆.间歇低氧运动对胰岛素抵抗 SD 大鼠肿瘤坏死因子-α 及脂联素的影响及分析.广州:广州体育学院, 2008.

［48］BAILEY D M, AINSLIE P N, JACKSON S K, et al. Evidence against redox regulation of energy homoeostasis in humans at high altitude. Clinical science, 2004, 107(6):589-600.

［49］王茹,刘冬梅,吴娜娜,等.高住低练对肥胖青少年内源性大麻素及相关食欲调节激素的影响.体育科学, 2016, 36(2):51-57, 71.

［50］GUILLAND J C, KLEPPING J. Nutritional alterations at high altitude in man. European Journal of Applied Physiology and Occupational Physiology, 1985, 54(5):517-523.

［51］BOZZINI C E, ALIPPI R M, BARCELO A C. Mandibular growth retardation in growing rats chronically exposed to hypobaria. Journal of Dental Research, 1987, 66(1):65-66.

［52］陈瑜文,林文弢,邱烈峰,等.间歇低氧运动对肥胖大鼠食欲的影响及其机制分析.体育学刊, 2011, 18(4):133-136.

［53］SHUKLA V, SINGH S N, VATS P, et al. Ghrelin and leptin levels of sojourners and acclimatized lowlanders at high altitude. Nutritional neuroscience, 2005, 8(3):161-165.

［54］SINGH S N, VATS P, SHYAM R, et al. Role of neuropeptide Y and galanin in high altitude induced anorexia in rats. Nutritional Neuroscience, 2001, 4(4):323-331.

［55］王建,糜漫天,朱俊东,等.高原急性低氧对大鼠食欲及食欲肽 MRNA 表达的影响.肠外与肠内营养, 2004, 11(5):265-269.

［56］吴娜娜,管延飞,朱欢,等.高住低练对肥胖青少年血浆食欲调节激素的影响.中国应用生理学杂志, 2015, 31(3):281-283.

［57］KAYSER B, ACHESON K, DECOMBAZ J, et al. Protein absorption and energy digestibility at high altitude. Journal of Applied Physiology, 1992, 73(6):2425-2431.

［58］BUTTERFIELD G E, GATES J, FLEMING S, et al. Increased energy intake minimizes weight loss in men at high altitude. Journal of Applied Physiology, 1992, 72(5):1741-1748.

[59] OHKUWA T, ITOH H, YAMAMOTO T, et al. Effect of hypoxia on Norepinephrine of Various tissues in rats. Wilderness & Environmental Medicine, 2005, 16(1):22-26.

[60] KIENS B, LITHELL H, MIKINES K J, et al. Effects of insulin and exercise on muscle lipoprotein lipase activity in man and its relation to insulin action. The Journal of clinical investigation, 1989, 84(4):1124-1129.

[61] 翁锡全, 黄丽英, 林文弢. 常压模拟高住低练对大鼠心肌血管内皮生长因子基因表达的影响. 中国运动医学杂志, 2003, 22(4):354-357.

[62] 吴菊花, 杨亚南, 翁锡全, 等. 低氧运动干预营养性肥胖模型大鼠骨骼肌能量代谢的变化. 中国组织工程研究, 2022, 26(29):4598-4604.

[63] 刘霞, 曾凡星, 叶鸣. 低氧运动对骨骼肌胰岛素受体亲和力的影响. 北京体育大学学报, 2007, 30(5):633-635.

[64] 黄缄. 缺氧对大鼠骨骼肌胰岛素受体的影响及其在增强葡萄糖摄取能力中的作用. 第三军医大学学报, 2005, 27(1):9-11.

[65] TIKHONOVA N E, KUCHUK E M, SHALIAPINA V G. Hormonal function of the insular apparatus and erythrocyte insulin-binding capacity during adaptation of the rat to high altitude. Fiziol Sechenova, 1987, 73(4):469-474.

[66] 林文弢, 李颖, 翁锡全. 间歇性低氧和运动对高脂饮食诱导胰岛素抵抗大鼠血清内脂素的影响. 中国运动医学杂志, 2008, 27(2):161-164.

[67] 范锦勤, 翁锡全, 林文弢. 运动结合低氧对胰岛素抵抗大鼠血清 TNF-α 和脂联素的影响. 中国老年学杂志, 2021, 41(20):4506-4508.

实　践　篇

　　运动不仅是减脂减重的有效方式,而且也是促进肥胖青少年身心健康的重要干预手段。本篇以减肥训练营的肥胖青少年为研究对象,探讨运动对肥胖状态、身体成分、心血管风险因子和自我控制的影响。同时,本篇还提供减肥训练营的减肥路线、减肥方案及个案研究,为肥胖症的运动干预提供实证依据。

第十一章

运动干预对肥胖青少年的健康促进

肥胖对青少年身体健康和心理健康的损害日益受到国内外的重视,血糖控制受损、血脂异常、血压异常升高等心血管代谢风险(cardiometabolic risk,CMR)在青少年时期的聚集更是增加了成年期慢性疾病的发生风险;与此同时,肥胖青少年的自我控制能力问题也是进一步加重肥胖及代谢健康问题的因素之一。大量研究表明,通过运动及饮食干预能够改善肥胖青少年的体脂、提高胰岛素敏感性、降低血压,改善自我控制能力,从而提高身体健康和心理健康。本章以目前的研究为基础,针对肥胖青少年开展运动干预,进一步探讨运动与肥胖青少年身体健康的量化关系,并阐明运动干预对提高肥胖青少年自我控制的作用,为改善肥胖青少年体质健康和心理健康提供实践参考依据。

第一节　运动干预对肥胖青少年身体健康促进的实证研究

当前已有许多关于运动干预对肥胖青少年健康效应的研究,证实运动干预能有效改善肥胖青少年体重、BMI、身体成分、血压及糖脂代谢异常等健康效应指标[1-2];然而,探讨不同运动剂量对肥胖青少年健康效应改善量效关系的研究较少。研究以参加某减肥训练营的肥胖青少年为调查对象,在营期间在统一饮食干预的情况下对肥胖青少年进行运动干预,探究不同运动剂量对肥胖青少年健康的影响,并在此基础上进一步探究干预期间总运动能量消耗以及不同运动强度下的运动能量消耗与健康效应改善的具体量效关系。

一、实验前期准备

(一) 研究对象概述

1. 研究对象招募

在某减肥训练营招募 10～17 岁肥胖青少年为受试者,研究干预前向受试者及其家长介绍研究目的与研究内容,受试者及其父母均签署知情同意书。肥胖青少年的纳入标准与排除标准如下。

纳入标准:①达到《学龄儿童青少年超重与肥胖筛查》[3] 的青少年肥胖标准;②智力发育正常;③通过运动风险筛查;④具有良好的依从性,能够积极配合完成相关指标测试。

排除标准:①病理性肥胖;②患有严重肥胖并发症;③正在接受药物治疗;④存在运动受限。

2. 受试者基本特征

研究共纳入 96 名受试者,所有受试者通过佩戴 ActiGraph GT3X$^+$ 三轴运动加速度计对其在营期间的日常体力活动量进行监控,并根据"体力活动总量(总 MET-h 值)"按四分位法将受试者划分为 4 个不同运动剂量组,分别为 Q1 组($n=24$)、Q2 组($n=24$)、Q3 组($n=24$)和 Q4 组($n=24$)。采用单因素方差分析比较受试者基线值,结果显示(表 11-1),4 组受试者性别、年龄、身高、体重、BMI、体脂百分比(body fat percent, BF%)、脂肪量(fat mass, FM)、去脂体重、肌肉量(skeletal muscle mass, SMM)、腰围(waist circumference, WC)、臀围(hip circumference, HC)、青春期分期等基线值均未见显著差异($P>0.05$)。

(二) 运动干预方案及饮食供给方案概述

1. 运动干预方案概述

运动以中等强度的有氧运动形式为主,如户外徒步、快走、慢跑、体育游戏、有氧操、娱乐性球类等项目,运动强度为 50%～80% 最大心率,并采用 Polar Team 团队训练系统实时监控每次训练课中的心率。每天组织运动 240 min,上午、下午各 120 min,分别在上午 10～12 点和下午 3～5 点进行。每次训练课的时间安排是准备活动 30 min,正式训练 80 min,整理活动 10 min;干预频率为 6 天/周,干预周期为 30 天。

运动干预过程中全程佩戴 ActiGraph GT3X$^+$ 三轴运动加速度计(洗澡、游泳和睡觉时除外),记录受试者整个在营期间的体力活动量。ActiGraph GT3X$^+$ 三轴运动加速度计佩戴位置为右侧腋窝中线与髂脊水平线的交界处[4],30 Hz 采样频率,60 s 的采样间隔,要求每天至少佩戴 10 h[5]。

表 11-1 受试者基本情况表

基本情况	Q1(n=24)	Q2(n=24)	Q3(n=24)	Q4(n=24)	总体	P值
性别(男性/女性)	16名/8名	10名/14名	12名/12名	13名/11名	51名/45名	0.793
年龄(岁)	12.92±1.67	12.79±1.64	13.08±1.77	13.29±2.12	12.92±1.67	0.343
身高(cm)	166.12±7.45	165.17±8.87	163.90±9.70	161.33±11.76	166.12±7.45	0.951
体重(kg)	81.74±10.33	83.41±18.48	84.16±16.83	83.71±14.02	81.74±10.33	0.171
BMI(kg/m²)	29.62±3.05	30.40±5.06	31.04±3.86	32.06±3.23	29.62±3.05	0.117
BF%	31.34±4.65	33.04±5.95	33.22±4.92	34.83±3.99	31.34±4.65	0.527
FM(kg)	25.87±6.51	28.19±10.48	28.40±8.56	29.15±5.70	25.87±6.51	0.956
FFM(kg)	55.87±5.56	55.22±9.79	55.76±9.79	54.56±9.97	55.87±5.56	0.938
SMM(kg)	51.21±5.09	50.50±8.86	51.01±8.91	49.83±9.22	51.21±5.09	0.866
WC(cm)	102.58±10.19	104.75±13.74	103.02±10.96	104.68±9.12	102.58±10.19	0.156
HC(cm)	104.08±8.58	108.23±11.42	108.48±9.50	110.06±7.60	104.08±8.58	0.388
腰臀比	0.99±0.05	0.97±0.09	0.95±0.08	0.95±0.08	0.99±0.05	0.793
青春期分期　青春期中期	5	5	5	6	21	
青春期后期	5	4	5	3	17	0.982
青春期后	14	15	14	15	58	

注:连续性变量组间比较采用单因素方差分析,分类变量组间比较采用 Kruskal-Wallis 检验。BMI:体重指数;BF%:体脂百分比;FM:脂肪量;FFM:去脂体重;SMM:肌肉量;WC:腰围;HC:臀围。

ActiGraph GT3X⁺ 三轴运动加速度计是一种便携、准确的运动监控仪,目前在肥胖青少年体力活动研究中具有广泛的应用,可测得人体活动时的加速度计数,从而间接推算体力活动能量消耗和低、中、高强度体力活动的时间。

2. 饮食供给方案概述

受试者在封闭训练营期间的饮食由专业营养师制订,饮食供给方案是以满足肥胖青少年的静息代谢率(resting metabolic rate,RMR)为基本条件。入营后营养师根据受试者的性别、年龄、身高和体重,利用哈里斯-本尼迪克特(Harris-Benedict)公式计算基础代谢:男(kcal/d)= 66.47+13.57×体重(kg)+5.00×身高(cm)-6.76×年龄(y);女(kcal/d)= 655.10+9.46×体重(kg)+1.85×身高(cm)-4.68×年龄(y)。

在营期间的每日饮食由专门营养师进行营养配餐,食物以炖、凉拌、蒸煮等烹饪方式为主,避免油炸和油煎;糖类则尽量选择血糖生成指数较低的食物,脂肪的摄入尽量减少动物性脂肪的摄入,蛋白质摄入来源选择优质蛋白,在满足基本热量需求的基础上保证营养的摄入。食物的种类包括果蔬类、禽畜及肉制品类、豆类、奶制品类、谷类、油脂类等,在营期间严禁额外的能量摄入。同时,注意必需氨基酸、必需脂肪酸和维生素等营养素的供给。

(三)主要研究方法概述

1. 基本信息采集

采集受试者的性别、年龄、出生日期等基本信息,测量身高、体重等身体基础指标。身高测试以 cm 为单位,误差小于 0.5 cm;体重测试以 kg 为单位,误差小于 0.1%。

2. 身体成分测试

采用韩国产 JAWON T-SCAN PLUS 人体成分分析仪测试受试者的脂肪量、身体脂肪百分比、去脂体重、肌肉量等。测试要求:测试前保持手掌和脚掌湿润,测试时穿短袖、短裤,保持身体直立,上肢与躯干保持15°夹角,测试完成后由仪器记录数据并保存于软件数据库。

3. 青春期分期调查

青春期分期采用《自填式青春期发育量表(中译版)》评估[6]。该量表根据不同性别发育特点,共设计 5 个条目;其中,男性特有条目为胡须变化和声音变化,女性特有条目为乳房增长和月经初潮,男女性共有条目为体毛增长、身高突增和皮肤变化。评估男性青春发育分期的 5 个条目分别设置:尚未开始(1 分)、刚刚开始(2 分)、已经很明显(3 分)和基本完成(4 分)等选项。女性青春发育分期条目除月经初潮条目设置"没有(1 分)、有(4 分)"外,其余

4 个条目的选项设置与男性青春发育分期评估选项一致。根据评分情况划分为青春期前(男性=3 分、女性=3 分且无月经初潮),青春期早期(男性=4 或 5 分且不含 3 分得分选项 3 的回答、女性=4 分且无月经初潮),青春期中期(男性=6~8 分且不含 4 分得分选项的回答、女性=5 分且无月经初潮),青春期后期(男性=9~11 分、女性=5 分有月经初潮)和青春期后(男性=12 分;女性=12 分,无月经初潮)。

4. 统计方法概述

连续性变量采用平均值±标准差表示,分类变量采用 $n(\%)$ 表示。采用秩和检验对数据进行正态分布检验,若数据不符合正态分布,则采用非参数检验。

根据受试者在营期间运动的总 MET-h,按照四分位法划分不同运动剂量组,即 Q1 组($< 25^{th}$)、Q2 组($\geqslant 25^{th}$,$< 50^{th}$)、Q3 组($\geqslant 50^{th}$,$< 75^{th}$)、Q4 组($\geqslant 75^{th}$),本研究受试者在营期间的体力活动量见表 11-2;采用重复测量方差分析比较不用运动剂量组干预前后身体成分及 CMR 因素的变化;未排除年龄、性别等混杂因素的影响,进行重复测量方差分析时将年龄和性别作为协变量。各指标干预变化量采用干预前数值减干预后数值来计算,以"Δ+指标"表示;不同剂量组间变化量的比较采用单因素方差分析,多重比较(Bonferroni)法作为事后检验。

表 11-2 受试者在营期间体力活动量四分位分析表

体力活动量指标	25th	50th	75th
体力活动量(MET-h/天)	15.7	18.2	23.3
MVPAEE(kcal/d)	300	396	499
LPAEE(kcal/d)	385	452	591

采用多元线性回归分析探讨校正年龄、性别和青春期分期等混杂因素后,体力活动总量、中高强度体力活动能量消耗(moderate to vigorous physical activity energy expenditure, MVPAEE)、低强度体力活动能量消耗(light physical activity energy expenditure, LPAEE)与身体成分、身体围度等指标变化量之间的量效关系。

采用 CMR-Z 评分(cardiometabolic risk-Z-score, CMR-Z 评分)和 CMR 因素聚集评估 CMR。CMR-Z 评分是将空腹血糖、空腹胰岛素、高密度脂蛋白胆固醇、总胆固醇、低密度脂蛋白胆固醇、甘油三酯、腰围、收缩压(systolic blood pressure, SBP)、舒张压(diastolic blood pressure, DBP)等指标进行标准化后再求和,标准化公式为 $Z=(X-\text{Mean})/SD$;由于高密度脂蛋白胆固醇为 CMR 的保护因子,因此高密度脂蛋白胆固醇标准化前对原始数据乘以"-1"处理。CMR-Z 评分越高表示风险越大;为此,CMR-Z 评分降低 1 个标准差认为是有效降低了 CMR[7-9]。

分别将体力活动总量、MVPAEE、LAPEE 按照四分位法分组(Q1~Q4),以 Q1 组为参照,通过 Logistic 回归探讨体力活动总量、MVPAEE、LAPEE 等指标与 CMR 之间的关系。

个体同时出现空腹血糖受损、胰岛素抵抗、血脂异常、血压异常中的任意 2 个及 2 个以上项目,代表个体出现 CMR 因素聚集[10]。其中,各项指标是否存在异常,参照如下标准:①空腹血糖受损,空腹血糖≥5.6 mmol/L[11]。②发生胰岛素抵抗,HOMA-IR≥2.8。③血脂异常,满足总胆固醇≥5.18 mmol/L,甘油三酯≥1.70 mmol/L,低密度脂蛋白胆固醇≥3.37 mmol/L,高密度脂蛋白胆固醇≤1.04 mmol/L[12, 13]中任意一项即认为存在血脂异常。④血压异常,收缩压或舒张压≥同性别、年龄和身高 95 的百分位数诊断为血压异常[14]。

以干预后 CMR 因素改善是否满足≥2 项作为是否改善 CMR 因素聚集的标准,分别将体力活动总量、MVPAEE、LAPEE 按照四分位法分组(Q1~Q4),以 Q1 组为参照,通过 Logistic 回归探讨体力活动总量、MVPAEE、LAPEE 与 CMR 因素聚集之间的关系。

采用基于 R 语言 4.0.2 版本(http://www.r-project.org/)的 RStudio 软件进行统计分析,$P<0.05$ 为差异具有统计学意义。

二、运动干预对肥胖状况的影响

肥胖是热量摄入过多、脂肪堆积而导致的一种慢性代谢性疾病,最直接的体现就是体重增加。通过运动干预能够有效降低肥胖青少年的体重进而改善肥胖程度,通常运动剂量越高,运动过程中消耗热量越多,对肥胖的改善效果越好。从能量消耗和代谢底物的角度来看,运动减脂的原因在于运动能够增加机体的能量消耗、动员机体的能源物质参与氧化供能,从而减少脂肪堆积,达到减脂及改善肥胖的目的。肥胖青少年作为青少年的特殊群体,与正常 BMI 青少年相比,其相同运动剂量产生的生理效应不同。

体重、BMI、腰围、臀围、腰臀比等指标是常用的人体测量学指标,具有简单易测、无创等优点,广泛应用于肥胖青少年肥胖状况的评价中。体重、BMI、腰围、臀围、腰臀比等体测量学指标与肥胖程度具有极高的相关性,能够有效地评价青少年的肥胖水平。另外,这些人体测量学指标在心血管疾病、代谢综合征等疾病的预测中也有十分广泛的应用。因此,在统一饮食干预的情况下,探讨运动干预对体重、BMI 和身体围度(腰围、臀围、腰臀比)等反映机体肥胖状况的人体测量学指标的影响。

（一）运动干预对体重和 BMI 的影响

BMI 作为筛查肥胖的最便捷的指标,在国际上应用广泛,但是不同国家的肥胖青少年 BMI 筛查标准具有较大的差别。2018 年由中国疾病预防控制中心妇幼保健中心、中国疾病预防控制中心营养与健康所和北京大学儿童青少年卫生研究所三家单位联合起草了《学龄儿童青少年超重与肥胖筛查》,并由国家卫生和计划生育委员会颁布,对于准确筛查我国儿童青少年超重和肥胖状况具有重要指导意义。

1. 不同运动剂量对体重和 BMI 改善的效果分析

从剂量-效应角度看,运动剂量是引发机体产生不同减脂效应的关键,在不同运动持续时间和强度的组合条件下,对体重或 BMI 所产生的改善效果也是不一样的。

通过重复测量方差分析发现(表 11-3),对体重而言不同组别的主效应不显著($P=0.704$),时点的主效应显著($P<0.001$),组别与时点之间交互作用显著($P<0.001$);Q1 组、Q2 组、Q3 组、Q4 组运动干预后的体重与干预前相比均显著降低($P<0.001$);对 BMI 而言不同组别的主效应不显著($P=0.631$),时点的主效应显著($P<0.001$),组别与时点之间交互作用显著($P=0.010$);Q1 组、Q2 组、Q3 组、Q4 组运动干预后的 BMI 与干预前相比均显著降低($P<0.001$)。

表 11-3　不同运动剂量组的体重和 BMI 的变化

指标	状态	Q1(n=24)	Q2(n=24)	Q3(n=24)	Q4(n=24)	P值 时点	组别	交互作用
体重(kg)	干预前	82.72±11.94	82.82±17.90	84.74±17.50	82.83±12.61	<0.001	0.704	<0.001
	干预后	75.70±11.11	74.90±16.58	75.48±15.73	71.20±10.61			
Δ体重(kg)	变化量	7.01±1.75	7.91±2.21	9.26±2.61	11.63±2.86	<0.001		
BMI(kg/m²)	干预前	29.74±3.16	30.44±4.95	30.83±3.95	32.13±3.15	<0.001	0.631	0.010
	干预后	27.24±3.00	27.51±4.65	27.47±3.81	27.58±2.87			
ΔBMI(kg/m²)	变化量	2.50±0.55	2.92±0.70	3.35±0.84	4.55±0.96	<0.001		

注:Q1 为低剂量组;Q2 为中低剂量组;Q3 为中高剂量组;Q4 为高剂量组。

随着运动剂量的增加,体重和 BMI 的变化量呈增加的趋势,不同运动剂量组间的变化量差异显著(图 11-1)。其中,Q4 组 Δ 体重显著高于 Q3 组($P<0.01$)、Q2 组($P<0.01$)和 Q1 组($P<0.01$),Q3 组 Δ 体重显著高于 Q1 组($P<0.05$);Q4 组 ΔBMI 同样显著高于 Q3($P<0.01$)、Q2($P<0.01$)和 Q1($P<0.01$),Q3 组 ΔBMI 显著高于 Q1 组($P<0.05$)。

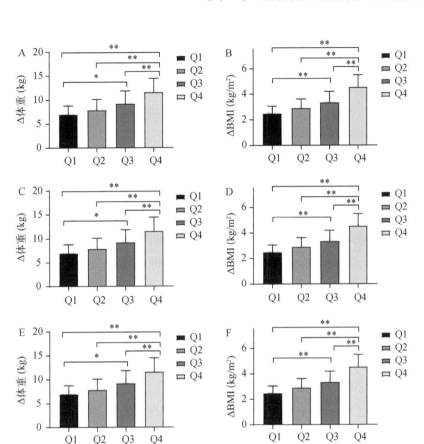

图 11-1　不同运动剂量组 Δ 体重和 ΔBMI 的比较

Q1:低剂量组;Q2:中低剂量组;Q3:中高剂量组;Q4:高剂量组; * 表示 $P < 0.05$;
** 表示 $P < 0.01$

　　研究根据总 MET-h 划分不同的运动剂量组,发现不同运动剂量组在干预后体重、BMI 均显著降低,并且组别和时点之间存在交互作用,提示不同运动剂量组都降低了受试者的身体成分,但不同运动剂量组之间的变化趋势可能不同。这表明通过运动和饮食干预能有效地降低体重和 BMI。

　　受试者在营期间体重、BMI 改善效果不一样的主要原因,可能是不同运动剂量产生耗能的不一致所导致的。在统一饮食供给方案的前提下,运动剂量越大所带来的能量负平衡越大,体重改变效果也越显著。根据《中国儿童青少年身体活动指南》的推荐,每天至少应进行 60 min 的中高强度体力活动,包括每周至少 3 天的高强度体力活动和增强肌肉力量、骨骼健康的抗阻活动,并且更多的体力活动能够带来更大的健康效应[15]。Stoner L 等[16]通过 Meta 分析发现,运动干预能够有效降低超重或肥胖青少年的体重与 BMI,且存在着线性关系,每周增加 1MET-h 的运动量,体重能够降低 0.33 kg 或 BMI 降低 0.13 kg/m^2。

2. 体力活动量与体重和 BMI 改善的量化关系分析

运动能够改善肥胖状况,而运动量的大小与肥胖状况的改善具有直接关联,但具体的量化关系如何,还有待进一步研究。

通过线性回归探讨体力活动与体重和 BMI 改善的量化关系,发现随着总 MET-h 的增加,Δ 体重、ΔBMI 随之增加,并且在校正年龄、性别、青春期分期后,量效关系仍存在($P<0.001$)。进一步探究不同强度体力活动与 Δ 体重、ΔBMI 的量化关系时发现,随着 LPAEE 和 MVPAEE 的增加,Δ 体重也随之增加。在对 MVPAEE 分析时校正年龄、性别、青春期分期及 LPAEE 影响后,MVPAEE 与 Δ 体重、ΔBMI 的量效趋势不变($P<0.001$);而在分析 LPAEE 时,校正年龄、性别、青春期分期及 MVPAEE 影响后,LPAEE 与 Δ 体重的量效趋势不变(表 11-4)。

回归分析结果显示,总 MET-h 与 Δ 体重、ΔBMI 存在显著的量效关系($P<0.001$)。Stoner L 等[16]通过 Meta 分析,对合并 16 篇研究,共计 1 091 名超重/肥胖儿童青少年的研究发现,肥胖儿童青少年每增加 1 MET-h/w,BMI 降低 0.13 kg/m^2,体重降低 0.33 kg。研究进一步探究了不同体力活动强度能量消耗与体重或 BMI 改善的量效关系时发现,LPAEE 和 MVPAEE 均与 Δ 体重存在显著性量化关系($P<0.001$);增加 LPAEE 与 MVPAEE 均能有效改善肥胖青少年的体重;MVPAEE 与 ΔBMI 也存在显著量化关系($P<0.001$)。Hollis J L 等[17]通过对 1150 名学生进行的为期 24 个月体力活动干预的研究也发现,基于学校的体力活动干预能够降低在校学生的体重水平(体重:-0.9 kg,BMI:-0.28 kg/m^2);增加学生在校中高强度体力活动(moderate to vigorous-intensity physical activity, MVPA)能够有效预防体重的增加。Carson V 等[18]对 315 名 9~15 岁青少年进行的为期 2 年的前瞻性队列研究,采用四分位法将每周中高强度体力活动(vigorous-intensity physical activity, VPA)时间划分为 4 组,发现随着高强度身体活动的增加,受试者体重、BMI-z 值呈下降趋势。与既往研究不同的是,该研究结果进一步揭示了低强度体力活动对于降低肥胖青少年体重也是有益的。

(二)运动干预对身体围度的影响

肥胖对健康的危害不仅与脂肪含量有关,与脂肪的分布也密切相关。内脏脂肪与 2 型糖尿病、冠心病、胰岛素抵抗、血脂异常等具有很高的相关性,而皮下脂肪与这些疾病的相关性并不明显。主要原因可能是内脏脂肪细胞的代谢比皮下脂肪细胞活跃,可分泌多种脂肪细胞因子。这些细胞因子分泌的变化,不仅与脂肪形成过程中所进行的能量储存及释放有关,还与胰岛素敏感性

表 11-4　体力活动量与 Δ体重和 ΔBMI 的量化关系

指标		未校正			校正	
		β	95%CI	P 值	β	95%CI	P 值
Δ体重	总 MET-h	1.097×10^{-2}	7.925×10^{-3}, 1.402×10^{-2}	<0.001	1.182×10^{-2}	9.206×10^{-3}, 1.444×10^{-2}	<0.001
	MVPAEE (kcal)	3.246×10^{-4}	4.384×10^{-4}, 2.109×10^{-4}	<0.001	3.166×10^{-4}	4.185×10^{-4}, 2.147×10^{-4}	<0.001
	LPAEE (kcal)	1.928×10^{-4}	8.211×10^{-5}, 3.036×10^{-4}	<0.001	1.879×10^{-4}	9.445×10^{-5}, 2.814×10^{-4}	<0.001
ΔBMI	总 MET-h	4.913×10^{-3}	3.942×10^{-3}, 5.883×10^{-3}	<0.001	4.979×10^{-3}	4.058×10^{-3}, 5.899×10^{-3}	<0.001
	MVPAEE (kcal)	1.017×10^{-4}	5.774×10^{-5}, 1.457×10^{-4}	<0.001	1.051×10^{-4}	6.206×10^{-5}, 1.482×10^{-4}	<0.001
	LPAEE (kcal)	2.891×10^{-5}	1.411×10^{-5}, 7.193×10^{-5}	0.185	4.141×10^{-5}	1.861×10^{-6}, 8.095×10^{-5}	0.040

注:MVPAEE,中高强度体力活动能量消耗;LPAEE,低强度体力活动能量消耗;β,线性回归系数。

的改变、低度炎性反应相关。因此，内脏脂肪的定量测量相较于皮下脂肪而言，对于预测肥胖相关性疾病的发生更具实际意义。

当前，临床上判断内脏脂肪分布的主要围度指标有腰围、臀围、腰臀比等。腰围是评价内脏脂肪的简便指标，更是心血管代谢疾病的预测因子，降低腰围能够降低心血管发病风险[19-21]。腰臀比是腰围和臀围的比值，除了可以用来判断身体形态之外，也是判定内脏脂肪水平与向心性肥胖的重要指标。

1. 不同运动剂量对身体围度改善的效果分析

运动能够有效降低全身脂肪水平，也能够有效降低身体围度。本研究发现，随着运动剂量的增加，能够有效降低腰围和臀围，并且随着运动量的增加，腰围和臀围呈现增加的趋势（表11-5）。重复测量方差分析结果显示（表11-5），干预前后腰围时点的主效应显著（$P<0.001$），不同组别的主效应不显著（$P=0.948$），组别与时点之间交互作用显著（$P=0.007$）。臀围时点的主效应显著（$P<0.001$），不同组别的主效应不显著（$P=0.291$），组别与时点之间交互作用不显著（$P=0.296$）。腰臀比时点的主效应显著（$P=0.002$），不同组别的主效应不显著（$P=0.527$），组别与时点之间交互作用不显著（$P=0.223$）。这表明在干预前后，腰围、臀围、腰臀比都显著降低了，但是不同组别间的差异并不显著。

表 11-5 不同运动剂量组的身体围度的变化

指标	状态	Q1($n=24$)	Q2($n=24$)	Q3($n=24$)	Q4($n=24$)	P 值 时点	组别	交互作用
腰围(cm)	干预前	102.58±10.19	104.75±13.74	103.02±10.96	104.68±9.12	<0.001	0.948	0.007
	干预后	95.96±10.77	96.20±12.84	94.57±9.50	93.10±7.35			
Δ腰围(cm)	变化量	6.63±3.20	8.55±2.56	8.45±3.49	11.58±4.70	<0.001		
臀围(cm)	干预前	104.08±8.58	108.23±11.42	108.48±9.50	110.06±7.60	<0.001	0.291	0.296
	干预后	97.83±8.86	101.26±11.34	100.94±9.00	100.77±7.71			
Δ臀围(cm)	变化量	6.25±3.09	6.97±2.07	7.54±2.02	9.30±3.49	0.002		
腰臀比	干预前	0.99±0.05	0.97±0.09	0.95±0.08	0.95±0.08	0.002	0.527	0.223
	干预后	1.05±0.07	1.04±0.11	1.02±0.09	1.04±0.10			
Δ腰臀比	变化量	-0.06±0.04	-0.07±0.03	-0.07±0.02	-0.09±0.04	0.057		

注:Q1 为低剂量组;Q2 为中低剂量组;Q3 为中高剂量组;Q4 为高剂量组。

进一步研究也发现，随着运动剂量的增加，腰围和臀围均呈增加的趋势，不同剂量组间的变化量差异显著;其中,Q4 组的腰围的改变显著高于 Q3 组（$P<0.05$）、Q2 组（$P<0.05$）和 Q1 组（$P<0.01$）;Q4 组臀围的改变显著高于 Q2 组（$P<0.05$）和 Q1 组（$P<0.01$）;不同剂量组间 Δ腰臀比,差异不显著（$P>0.05$）（图11-2）。

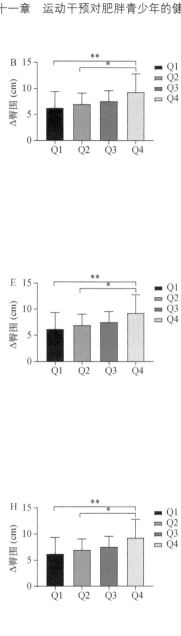

图 11-2　不同运动剂量 Δ 腰围、Δ 臀围和 Δ 腰臀比的比较

Q1:低剂量组;Q2:中低剂量组;Q3:中高剂量组;Q4:高剂量组; * 表示 $P<0.05$；
** 表示 $P<0.01$

2. 体力活动量与身体围度改善的量化关系分析

研究采用线性回归探讨体力活动水平与 Δ 腰围、Δ 臀围及 Δ 腰臀比的量化关系,结果显示(表 11-6),随着总 MET-h 的增加,腰围、臀围的变化量也随之增加,校正年龄、性别、青春期分期后这种量化关系仍然存在;值得注意的是,MVPAEE 与腰围、臀围的变化量存在量化关系,校正年龄、性别、青春期分期、LPAEE 后,这种量化关系仍存在,而 LPAEE 与 Δ 腰围、Δ 臀围不存在量化关系。

结果显示,总 MET-h 和 MVPAEE 与 Δ 腰围、Δ 臀围存在显著的量效关系,而 LPAEE 与 Δ 腰围、Δ 臀围的变化无关。这表明肥胖儿童青少年身体围度的降低,可能与运动强度有关;增加中等强度以上的体力活动对于改善腰围更有效。这与以往的研究结果相类似,OhS 等[22]对肥胖且非酒精性脂肪性肝病人群进行 12 周的运动结合饮食的干预发现,MVPA 时间与内脏脂肪的减少有关,MVPA 时间达到 250 分/周的受试者,其内脏脂肪减少量比 MVPA 时间为 150 分/周受试者的脂肪减少量更大。Davis L 等[23]研究发现,采用高运动剂量组干预(运动心率 150 次/分,运动时间 40 min)的受试者,其降低内脏脂肪改善的效果会明显优于低运动剂量组(运动心率 150 次/分,运动时间 20 min)。

三、运动干预对身体成分的影响

在前文提及的研究中发现,运动能够有效地降低肥胖青少年的体重及 BMI,改善肥胖状况,但是体重或者 BMI 在评价减脂效果时都具有一定的局限性,并不能精确反映肥胖青少年的体脂、肌肉等身体成分的变化。因此,在实际的研究中还需要对身体成分进行测量,以精准评价体力活动与饮食干预对肥胖青少年的实际干预效果。

(一)不同运动剂量对脂肪量和体脂百分比改善的效果分析

身体成分指体内各种成分的含量(如肌肉、骨骼、脂肪、水和矿物质等),常用各种物质的组成或比例来表示身体成分的含量或所占比重,可以被用来反映人体组织成分比例特征。身体成分含量或比例会随着肥胖的变化而发生显著的改变,如脂肪质量升高、体脂百分比升高等,而提高体力活动是增加能量消耗、降低体脂水平、改变身体成分的有效手段。本研究根据总 MET-h 划分不同的剂量组,发现不同运动剂量组在干预后体脂百分比、脂肪量等指标均显著降低,并且组别和时点之间存在交互作用,提示不同剂量组都降低了肥胖儿童青少年的脂肪含量,但不同运动剂量组之间的变化趋势不同(表 11-7)。

表 11-6 体力活动与 Δ 腰围、Δ 臀围及 Δ 腰臀比的量化关系

指标		未校正			校正	
	β	95%CI	P值	β	95%CI	P值
Δ腰围 总 MET-h	8.878×10^{-3}	3.751×10^{-3}, 1.40×10^{-2}	0.009	1.005×10^{-5}	5.132×10^{-3}, 1.496×10^{-2}	0.001
MVPAEE(kcal)	3.038×10^{-4}	1.270×10^{-4}, 4.806×10^{-4}	0.009	2.821×10^{-4}	1.046×10^{-4}, 4.596×10^{-4}	0.002
LPAEE(kcal)	8.154×10^{-5}	-1.070×10^{-4}, 2.70×10^{-4}	0.393	5.492×10^{-5}	-1.289×10^{-4}, 2.387×10^{-4}	0.554
Δ臀围 总 MET-h	8.269×10^{-3}	4.543×10^{-3}, 1.199×10^{-2}	0.001	8.421×10^{-3}	4.631×10^{-3}, 1.221×10^{-2}	0.001
MVPAEE(kcal)	1.774×10^{-4}	4.097×10^{-5}, 3.138×10^{-4}	0.011	1.735×10^{-4}	3.251×10^{-5}, 3.145×10^{-4}	0.017
LPAEE(kcal)	-6.526×10^{-5}	-2.071×10^{-4}, 7.660×10^{-5}	0.363	-6.664×10^{-5}	-2.126×10^{-4}, 7.933×10^{-5}	0.367
Δ腰臀比 总 MET-h	1.579×10^{-5}	-3.391×10^{-5}, 6.548×10^{-5}	0.530	2.417×10^{-5}	-2.553×10^{-5}, 7.379×10^{-5}	0.337
MVPAEE(kcal)	1.158×10^{-6}	-5.414×10^{-7}, 2.857×10^{-6}	0.179	1.008×10^{-6}	-7.203×10^{-7}, 2.737×10^{-6}	0.250
LPAEE(kcal)	1.061×10^{-6}	-6.559×10^{-7}, 2.778×10^{-6}	0.223	8.146×10^{-7}	-9.755×10^{-7}, 2.605×10^{-6}	0.368

注：MVPAEE，中高强度体力活动能量消耗；LPAEE，低强度体力活动能量消耗。

表 11-7   不同运动剂量组的体脂百分比和脂肪量的变化

指标	状态	Q1($n=24$)	Q2($n=24$)	Q3($n=24$)	Q4($n=24$)	时点	P 值 组别	交互作用
BF%	干预前	31.14±4.42	33.35±5.89	32.96±5.15	34.96±3.83	<0.001	0.565	<0.001
	干预后	27.74±4.90	29.86±6.80	28.47±6.65	29.57±4.83			
ΔBF%	变化量	3.40±1.22	3.50±1.45	4.50±2.28	5.40±1.73		<0.001	
FM(kg)	干预前	26.01±6.69	28.30±10.43	28.35±8.73	28.95±5.29	<0.001	0.827	<0.001
	干预后	21.28±6.23	23.06±9.75	22.09±8.27	21.08±4.75			
ΔFM	变化量	4.73±1.33	5.23±1.63	6.26±1.81	7.88±1.91		<0.001	

注：Q1 为低剂量组；Q2 为中低剂量组；Q3 为中高剂量组；Q4 为高剂量组；BF%：体脂百分比，FM：脂肪量。

重复测量方差分析结果显示，体脂百分比不同组别的主效应不显著（$P=0.565$），时点的主效应显著（$P<0.001$），组别与时点之间交互作用显著（$P<0.001$）；Q1 组、Q2 组、Q3 组、Q4 组运动干预后的体脂百分比与干预前相比，均出现显著降低（$P<0.001$）。脂肪量不同组别的主效应不显著（$P=0.905$），时点的主效应显著（$P<0.001$），组别与时点之间交互作用不显著（$P<0.001$）；Q1 组、Q2 组、Q3 组、Q4 组运动干预后的脂肪量与干预前相比，均呈现显著降低（$P<0.001$）（表 11-7）。

对 Δ 体脂百分比分析发现，Q4 组显著高于 Q2 组（$P<0.01$）和 Q1 组（$P<0.01$）（图 11-3A）；而对 Δ 脂肪量分析发现，Q4 组分别显著高于 Q3 组（$P<0.01$）、Q2 组（$P<0.01$）和 Q1 组（$P<0.01$）（图 11-3B）。

本研究进一步比较不同运动剂量组引起的身体成分变化量的差异时，发现 Δ 脂肪量随运动剂量的增加而显著增加，初步提示肥胖儿童青少年体力活动量与身体成分改善之间存在量效关系（表 11-7）。与本研究结果类似，Davis C L 等[23]比较高运动剂量组（心率 150 次/分，40 min）与低运动剂量组（心率 150 次/分，20 min）和空白对照组对超重/肥胖儿童青少年脂肪量和内脏脂肪的影响，发现高剂量运动组脂肪量和内脏脂肪的变化量高于低剂量组和对照组，运动剂量与脂肪减少之间存在量效关系，并且这种量效关系不受性别和种族的影响。

（二）不同运动剂量对肌肉量和去脂体重改善的效果分析

通过重复测量方差分析可以发现，去脂体重不同组别的主效应不显著（$P=0.372$），时点的主效应显著（$P<0.001$），组别与时点之间交互作显著（$P<0.05$）；Q1 组、Q2 组、Q3 组、Q4 组运动干预后的去脂体重与干预前相比，

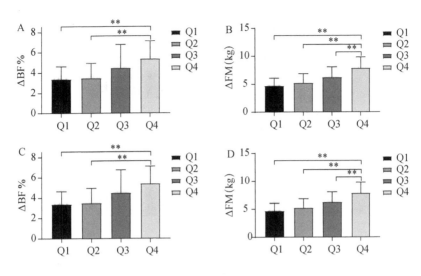

图 11-3　不同运动剂量组 ΔBF％和 ΔFM 的比较

＊表示 $P<0.05$；＊＊表示 $P<0.01$。Q1：低剂量组；Q2：中低剂量组；Q3：中高剂量组；Q4：高剂量组；BF(％)：体脂百分比；FM：脂肪量

均呈现显著降低($P<0.001$)。肌肉量不同组别的主效应不显著($P=0.407$)，时点的主效应显著($P<0.001$)，组别与时点之间交互作用不显著($P=0.011$)；Q1 组、Q2 组、Q3 组、Q4 组运动干预后的肌肉量与干预前相比，均显著降低($P<0.001$)。Q4 组的 Δ 去脂体重和 Δ 肌肉量显著高于 Q1 组($P<0.01$)(表11-8，图 11-4)。

表 11-8　不同运动剂量组的去脂体重和肌肉量的变化

指标	状态	Q1($n=24$)	Q2($n=24$)	Q3($n=24$)	Q4($n=24$)	时点	组别	交互作用
FFM(kg)	干预前	56.70±6.79	54.52±8.89	56.39±10.60	53.88±8.99	<0.001	0.372	0.009
	干预后	54.43±6.48	51.84±8.56	53.39±9.55	50.12±8.15			
ΔFFM	变化量	2.28±0.93	2.68±1.16	3.00±1.74	3.76±1.71		0.004	
SMM (kg)	干预前	52.00±6.20	49.83±7.98	51.60±9.69	49.19±8.32	<0.001	0.407	0.011
	干预后	50.10±5.92	47.58±7.74	49.09±8.74	46.05±7.59			
ΔSMM	变化量	1.90±0.87	2.25±1.07	2.51±1.62	3.14±1.59		0.013	

注：Q1 为低剂量组；Q2 为中低剂量组；Q3 为中高剂量组；Q4 为高剂量组；FFM：去脂体重，SMM：肌肉量。

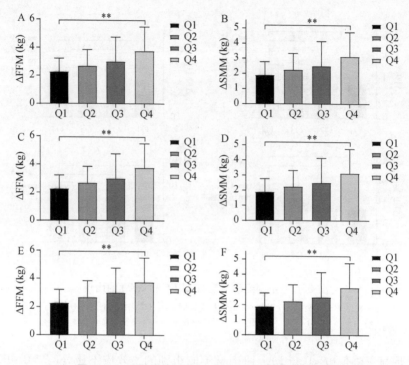

图 11-4 不同运动剂量组 ΔFFM 和 ΔSMM 的比较

* 表示 $P<0.05$；** 表示 $P<0.01$。Q1:低剂量组;Q2:中低剂量组;Q3:中高剂量组;Q4:高剂量组;FFM:去脂体重;SMM:肌肉量

(三) 体力活动量与身体成分改善的量化关系分析

与体重结果类似,总 MET-h 与 Δ 体脂百分比($P=0.001$)、Δ 脂肪量($P=0.001$)、Δ 去脂体重($P=0.001$)和 Δ 肌肉量($P=0.001$)存在量效关系,校正年龄、性别、青春期分期及 MVPAEE 与 LAPEE 的相互影响后,这种量效关系仍然存在(表 11-9)。以上结果提示,体力活动与肥胖青少年身体成分的变化量存在线性关系,增加 LPAEE 和 MVPAEE 均能够改善肥胖青少年的身体成分。

研究进一步探究了不同体力活动强度能量消耗与身体成分改善的关系,LPAEE、MVPAEE 与 Δ 体脂百分比、Δ 脂肪量、Δ 去脂体重和 Δ 肌肉量的相关性和量化关系均存在显著差异($P<0.05$),即增加 LPAEE 与 MVPAEE 均能有效降低体脂百分比和增加去脂体重,从而改善肥胖儿童青少年身体成分。这与以往研究相类似,Carnero E A 等[24]通过对肥胖成年人进行为期 6 个月的运动结合生活方式的干预结果发现,体力活动水平高的受试者,其脂肪量和腹部脂肪的降低量更大,增加 LPAEE 与 Δ 体脂百分比之间存在明显的量效关系。

表 11-9 体力活动与 ΔBF%、ΔFM、ΔFFM、ΔSMM 的量化关系

指标	未校正			校正		
	β	95%CI	P值	β	95%CI	P值
ΔBF%						
总 MET-h	5.727×10^{-3}	3.615×10^{-3}, 7.839×10^{-3}	0.001	6.019×10^{-3}	3.994×10^{-3}, 8.045×10^{-3}	0.001
MVPAEE (kcal)	1.380×10^{-4}	5.884×10^{-5}, 1.172×10^{-4}	0.001	1.333×10^{-4}	5.672×10^{-5}, 2.098×10^{-4}	0.001
LPAEE (kcal)	8.446×10^{-5}	1.444×10^{-5}, 1.575×10^{-4}	0.024	7.529×10^{-5}	5.029×10^{-6}, 1.455×10^{-4}	0.036
ΔFM						
总 MET-h	7.773×10^{-3}	5.656×10^{-3}, 9.890×10^{-3}	0.001	8.287×10^{-3}	6.387×10^{-3}, 1.019×10^{-2}	0.001
MVPAEE (kcal)	2.239×10^{-4}	1.439×10^{-4}, 3.039×10^{-4}	0.001	2.170×10^{-4}	1.412×10^{-4}, 2.927×10^{-4}	0.001
LPAEE (kcal)	1.115×10^{-4}	3.246×10^{-5}, 1.905×10^{-4}	0.006	1.079×10^{-4}	3.836×10^{-5}, 1.775×10^{-4}	0.003
ΔFFM						
总 MET-h	3.198×10^{-3}	1.371×10^{-3}, 5.025×10^{-3}	0.001	3.534×10^{-3}	1.772×10^{-3}, 5.295×10^{-3}	0.001
MVPAEE (kcal)	1.007×10^{-4}	3.641×10^{-5}, 1.651×10^{-4}	0.003	9.962×10^{-5}	3.763×10^{-5}, 1.616×10^{-4}	0.002
LPAEE (kcal)	8.135×10^{-5}	2.340×10^{-5}, 1.393×10^{-4}	0.006	8.003×10^{-5}	2.314×10^{-5}, 1.369×10^{-4}	0.006
ΔSMM						
总 MET-h	2.648×10^{-3}	9.566×10^{-4}, 4.340×10^{-3}	0.001	2.931×10^{-3}	1.282×10^{-3}, 4.580×10^{-3}	0.001
MVPAEE (kcal)	8.479×10^{-5}	2.544×10^{-5}, 1.441×10^{-4}	0.006	8.419×10^{-5}	2.650×10^{-5}, 1.419×10^{-4}	0.005
LPAEE (kcal)	7.233×10^{-5}	1.917×10^{-5}, 1.254×10^{-4}	0.008	7.148×10^{-5}	1.855×10^{-5}, 1.244×10^{-4}	0.009

注:BF%,体脂百分比;FM,脂肪量;FFM,去脂体重;SMM,肌肉量;MVPAEE,中高强度体力活动能量消耗;LPAEE,低强度体力活动能量消耗。

值得注意的是,虽然 LPAEE 与 MVPAEE 均与身体成分的改善存在量效关系,但 MVPAEE 的回归系数均高于 LPAEE,这表明 MVPAEE 在改善肥胖青少年身体成分的作用要大于 LPAEE。Barbeau P 等[25]通过对 201 名 8~12 岁儿童进行为期 10 个月的课外运动干预后发现,与对照组相比,干预组受试者的体脂百分比、内脏脂肪面积均显著降低($P<0.01$),并且运动干预期间运动强度越大,体脂百分比降低的量越显著($P<0.01$)。Winters-VAN E E 等[26]利用等时替换法对 228 名成年人的研究发现,每增加 30 min 静坐少动体力活动会导致体脂百分比上升 0.5%、每增加 30 min 低强度体力活动 EE 则可以降低 0.4%体脂百分比、每增加 30 MVPA 可以降低 1.4%体脂百分比,表明体力活动强度的增加能更有效降低体脂水平、改善身体成分。

四、运动干预对心血管风险因子的影响

流行病学研究表明,心血管代谢健康问题已成为一项重要的公共卫生挑战。心血管代谢健康危险因子如糖代谢异常、血压异常、血脂异常等均存在着低龄化趋势,并成为青少年健康成长的重大威胁。另外,由于青少年处于生长发育的早期,各项危险因素的检出率低于成人。例如,青少年高血压检出率约 4%,高血压前期检出率为 9.67%,远低于成年期高血压 23.2%和高血压前期 41.3%的检出率,但是所造成的危害会严重影响青少年的身体健康。因此,结合青少年生长发育特征,通过运动结合饮食干预能够有效对心血管风险因子进行改善,提高青少年心血管健康。

(一)不同运动剂量对糖代谢改善的效果分析

肥胖通常会诱导机体糖代谢受损,如糖耐量受损、胰岛素抵抗,而糖耐量受损、胰岛素抵抗又是成年期 2 型糖尿病发生的危险因素。胰岛素抵抗在 2 型糖尿病中起着重要的病理生理作用,同时也是心血管疾病发生的危险因素[27]。大量研究表明,运动干预可以有效降低肥胖青少年的空腹血糖、空腹胰岛素、HOMA-IR,从而有效地预防甚至逆转肥胖青少年的代谢疾病。超重/肥胖青少年的空腹胰岛素与 2 型糖尿病风险密切相关,若能保持规律的运动,可有效降低其罹患 2 型糖尿病的风险,其生理机制可能是通过"类胰岛素效应"促进葡萄糖跨膜转运,激活细胞胰岛素信号通路,最终导致葡糖转运蛋白向细胞膜运动,提高运载葡萄糖的效率,并伴随着胰岛素敏感性的增加。另外,运动能增加线粒体的数量和大小、促进线粒体的生物合成,这也可能是通过运动干预提高了胰岛素敏感性的原因之一。

运动能够提高胰岛素敏感性,但是不同运动剂量改善效果并不一致。不

同运动剂量组受试者在干预后空腹血糖、空腹胰岛素、HOMA-IR 均具有改善的趋势,但未达到统计学差异。这与以往的研究存在一定差异,刘敏等[28]对肥胖青少年进行 4 周有氧运动干预后发现,肥胖青少年空腹血糖、空腹胰岛素、HOMA-IR 均较干预前显著降低。Davis C L 等[23]对超重/肥胖青少年进行 12 周的运动干预发现,胰岛素曲线下面积的下降幅度随运动剂量的增加而增大,运动剂量与胰岛素敏感性的提高存在剂量-效应趋势。

通过重复测量方差分析也发现,不同组别之间空腹血糖、空腹胰岛素、HOMA-IR 主效应不显著($P>0.05$),时点的主效应不显著($P>0.05$),交互作用不显著($P>0.05$)。进一步对不同组别间的血糖变化的差值进行比较发现,Δ 空腹血糖、Δ 空腹胰岛素和 ΔHOMA-IR 不同组间未见显著差异(表 11-10)。

表 11-10　不同运动剂量组的糖代谢变化

指标	状态	Q1($n=24$)	Q2($n=24$)	Q3($n=24$)	Q4($n=24$)	P 值		
						时点	组别	交互作用
FPG (mmol/L)	干预前	5.18±0.94	5.04±0.91	5.15±0.83	5.34±0.73	0.852	0.511	0.874
	干预后	5.00±0.54	5.18±0.83	4.90±0.51	5.35±0.63			
ΔFPG (mmol/L)	变化量	0.18±1.12	-0.14±1.13	0.25±1.11	-0.02±0.91		0.623	
FINS (mU/L)	干预前	8.49±2.89	12.48±5.18	12.99±6.34	10.86±4.29	0.808	0.147	0.334
	干预后	10.93±6.24	11.93±6.78	11.77±6.24	9.08±6.58			
ΔFINS (mU/L)	变化量	-2.44±5.57	0.55±5.74	1.22±5.47	1.78±5.07		0.102	
HOMA-IR	干预前	1.85±0.76	2.82±1.45	3.77±4.31	2.44±1.24	0.646	0.180	0.089
	干预后	2.42±1.60	2.68±1.34	3.30±3.60	2.13±1.56			
ΔHOMA-IR	变化量	-0.57±1.49	0.14±1.45	0.48±1.54	0.31±1.21		0.119	

注:Q1 为低剂量组;Q2 为中低剂量组;Q3 为中高剂量组;Q4 为高剂量组;PFG:空腹血糖,FINS:空腹胰岛素。

造成这些差异主要有以下原因:一方面,虽然既往研究报道肥胖能够增加青少年胰岛素抵抗、血脂异常的风险,但由于其处于生命的早期阶段,相当一部分肥胖青少年的糖代谢仍处于正常水平;另一方面,受试者基线特征差异可能会影响体力活动,改善糖代谢的效果,有研究表明肥胖青少年胰岛素抵抗的发生与脂肪分布及血脂代谢情况有关[29]。此外,最新的研究也发现,肠道菌群也在运动改善糖代谢方面发挥重要作用,然而肠道菌群是否是导致本研究糖代谢改善不明显的原因尚需进一步探究。综合以上可能原因,未来可进一步探究体力活动与糖代谢异常的改善之间是否存在量效关系。

(二)不同运动剂量对脂代谢改善的效果分析

血脂异常包括总胆固醇、低密度脂蛋白胆固醇、甘油三酯水平升高和高密度脂蛋白胆固醇水平降低，是心血管疾病的主要危险因素。儿童血脂异常与肥胖的关系尤为密切，超重或肥胖儿童的血脂异常风险较正常体重儿童高，且儿童期血脂和脂蛋白水平可延续到成年并与成年期血脂异常及相关心血管疾病密切相关。而运动结合饮食干预是改善血脂异常的重要有效手段之一，能够有效改善血脂水平，降低心血管风险。

研究发现，甘油三酯不同组别的主效应不显著($P=0.556$)，时点的主效应显著($P<0.001$)，组别与时点之间交互作用不显著($P=0.089$)；Q1 组、Q2 组、Q3 组、Q4 组运动干预后的甘油三酯与干预前相比均显著降低($P<0.001$)。总胆固醇不同组别的主效应不显著($P=0.171$)，时点的主效应显著($P<0.001$)，组别与时点之间交互作用不显著($P=0.953$)；Q1 组、Q2 组、Q3 组、Q4 组的运动干预后总胆固醇与干预前相比均显著降低($P<0.001$)。高密度脂蛋白胆固醇不同组别的主效应不显著($P=0.236$)，时点的主效应不显著($P=0.477$)，组别与时点之间交互作用不显著($P=0.061$)；Q1 组、Q2 组、Q3 组、Q4 组运动干预后的高密度脂蛋白胆固醇与干预前相比均未见显著改变($P>0.05$)。低密度脂蛋白胆固醇不同组别的主效应不显著($P=0.104$)，时点的主效应显著($P=0.001$)，组别与时点之间交互作用不显著($P=0.270$)；Q1 组、Q2 组、Q3 组、Q4 组运动干预后的低密度脂蛋白胆固醇与干预前相比均显著降低($P<0.001$)。非高密度脂蛋白胆固醇(non-high density lipoprotein cholestero, non-HDL-Ch) 不同组别的主效应不显著($P=0.170$)，时点的主效应显著($P=0.000\ 1$)，组别与时点之间交互作用不显著($P=0.164$)；Q1 组、Q2 组、Q3 组、Q4 组运动干预后的非高密度脂蛋白胆固醇与干预前相比均显著降低($P<0.001$)(表 11-11)。

表 11-11　不同运动剂量组的脂代谢变化

指标	状态	Q1($n=24$)	Q2($n=24$)	Q3($n=24$)	Q4($n=24$)	P 值		
						时点	组别	交互作用
TG (mmol/L)	干预前	1.05±0.64	1.06±0.41	1.15±0.42	1.26±0.50	<0.001	0.556	0.089
	干预后	0.60±0.17	0.78±0.35	0.62±0.23	0.64±0.12			
ΔTG (mmol/L)	变化量	0.45±0.59	0.27±0.41	0.53±0.41	0.62±0.51		0.126	
TC (mmol/L)	干预前	4.03±0.58	4.00±0.81	4.20±0.85	4.40±0.72	<0.001	0.171	0.953
	干预后	3.01±0.39	3.33±0.51	3.34±0.58	3.50±0.57			
ΔTC (mmol/L)	变化量	1.02±0.56	0.67±0.54	0.85±0.74	0.90±0.68		0.390	
HDL-Ch (mmol/L)	干预前	1.06±0.22	1.15±0.18	1.12±0.25	1.10±0.23	0.477	0.236	0.061
	干预后	1.03±0.17	1.15±0.25	1.19±0.27	1.15±0.24			

（续表）

指标	状态	Q1($n=24$)	Q2($n=24$)	Q3($n=24$)	Q4($n=24$)	P 值		
						时点	组别	交互作用
ΔHDL-Ch (mmol/L)	变化量	0.02±0.20	0.003±0.27	−0.07±0.24	−0.05±0.16		0.479	
LDL-Ch (mmol/L)	干预前	2.32±0.47	2.31±0.59	2.54±0.57	2.70±0.50	<0.001	0.104	0.270
	干预后	1.46±0.43	1.75±0.52	1.75±0.43	1.90±0.42			
ΔLDL-Ch (mmol/L)	变化量	0.86±0.59	0.56±0.36	0.79±0.49	0.80±0.44		0.194	
non-HDL-Ch (mmol/L)	干预前	2.98±0.52	2.85±0.73	3.07±0.75	3.32±0.61	<0.001	0.170	0.164
	干预后	2.00±0.33	2.18±0.52	2.16±0.47	2.37±0.50			
Δnon-HDL-Ch (mmol/L)	变化量	0.99±0.51	0.67±0.43	0.90±0.62	0.95±0.59		0.250	

注：Q1 为低剂量组；Q2 为中低剂量组；Q3 为中高剂量组；Q4 为高剂量组；TG：甘油三酯，TC：总胆固醇，LDL-Ch：低密度脂蛋白胆固醇，HDL-Ch：高密度脂蛋白胆固醇，non-HDL-Ch：非高密度脂蛋白胆固醇。

（三）不同运动剂量对血压改善的效果分析

中国儿童血压水平及高血压检出率呈增长趋势，由此带来了巨大的健康风险。高血压也是可改变心血管疾病发病率和死亡率的主要危险因素之一。肥胖是青少年血压升高的重要诱因，更是成年期心血管疾病发病的重要潜在危险因素[30]。Song P 等[31]研究表明，全球青少年高血压发生率约4%，高血压前期发生率为 9.67%。虽然青少年高血压的发生率远低于成年期高血压23.2%和高血压前期41.3%的发生率[32]，但由于青少年处于生命发育的早期阶段，即使血压升高未达到异常状态，对于心血管疾病发生的影响仍不容忽视。

重复测量方差分析结果显示，收缩压的组别与时点的交互作用显著（$P=0.009$），表明不同运动剂量组收缩压的变化趋势不同；时点的主效应显著（$P<0.001$），表明不同运动剂量组干预前后收缩压均显著降低；收缩压组别的主效应不显著（$P=0.570$）。舒张压的组别与时点的交互作用显著（$P=0.003$），表明不同运动剂量组舒张压的变化趋势不同；时点的主效应显著（$P<0.001$），表明不同运动剂量组干预前后舒张压均显著降低；舒张压组别的主效应不显著（$P=0.365$）（表 11-12）。

进一步对不同运动剂量组血压变化量的比较发现，随着运动剂量的增加，Δ 收缩压和 Δ 舒张压呈增加的趋势。其中，Q4 组和 Q3 组的 Δ 收缩压显著高于 Q1 组（$P<0.01$）；Q4 组、Q3 组、Q2 组的 Δ 舒张压均显著高于 Q1 组（$P<0.05$）（表 11-12，图 11-5）。

表 11-12　不同运动剂量组血压变化表

指标	状态	Q1($n=24$)	Q2($n=24$)	Q3($n=24$)	Q4($n=24$)	时点	组别	交互作用
SBP	干预前	113.6±8.0	114.9±12.8	113.9±9.5	114.8±11.4	<0.001	0.570	0.009
(mmHg)	干预后	107.4±8.2	105.0±11.8	101.2±7.8	102.67±9.1			
ΔSBP (mmHg)	变化量	6.2±4.6	9.5±5.5	12.7±7.1	12.1±8.9		0.004	
DBP	干预前	69.8±6.3	70.7±7.8	69.7±7.1	68.9±9.0	<0.001	0.365	0.003
(mmHg)	干预后	66.0±5.5	64.1±7.6	62.6±8.5	61.4±6.9			
ΔDBP (mmHg)	变化量	3.8±2.7	6.9±3.8	7.1±4.1	7.5±5.7		0.012	

注:Q1 为低剂量组;Q2 为中低剂量组;Q3 为中高剂量组;Q4 为高剂量组;SBP:收缩压,DBP:舒张压。

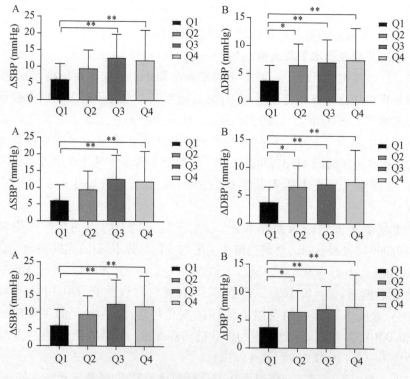

图 11-5　不同运动剂量组 ΔSBP 和 ΔDBP 的比较

*表示 $P<0.05$, ** 表示 $P<0.01$;Q1:低剂量组,Q2:中低剂量组,Q3:中高剂量组,Q4:高剂量组;SBP:收缩压,DBP:舒张压

　　高血压主要表现为收缩压或舒张压的升高,而运动能够改善肥胖青少年高血压症状。运动改善高血压的可能机制是:一方面,运动能够促进血管内皮细胞生成一氧化氮,一氧化氮具有使血管平滑肌舒张的功能,最终引起血压下降;而甘油三酯和低密度脂蛋白胆固醇升高会抑制内皮细胞一氧化氮的释放[33-34],并导致血压升高;另一方面,运动能够增加血管内皮的剪切应力,降低交感神经活动及血管外周阻力[35-39],达到降低血压的效果。

　　另外,糖代谢异常、脂代谢异常和高血压等各个心血管风险因子对健康造成的危害并非各自独立,而是相互影响的。过度脂肪堆积可使血液中游离脂肪酸增加,当游离脂肪酸超过脂肪组织的储存能力或机体组织游离脂肪酸的氧化能力时,则会引起机体组织的脂毒性,产生血脂代谢紊乱;血脂代谢紊乱可进一步导致胰岛 β 细胞分泌不足进而促进胰岛素抵抗的发生,导致机体产生糖代谢异常。另外,胰岛 β 细胞功能损伤和胰岛素抵抗还会导致血液中甘油三酯和低密度脂蛋白胆固醇水平升高,进一步加重脂代谢异常[40]。减少脂肪堆积在降低脂毒性和改善血脂紊乱的同时,还有助于提高胰岛 β 细胞功能和改善胰岛素抵抗,进而改善糖代谢异常;与此同时,糖代谢异常的改善也可进一步缓解脂代谢异常。

(四) 体力活动与 CMR 改善的量化关系分析

　　当前大部分的研究仅仅是观察了运动与健康效益的关系,而确切的运动与健康改善的量效关系却较少有报道。运动能够有效改善肥胖青少年的健康水平,不同的运动剂量也会产生不同的健康效果,而确切的量效关系对于肥胖青少年的运动干预具有极其重要的现实指导意义。

　　研究进一步根据收缩压、舒张压、甘油三酯、高密度脂蛋白胆固醇、腰围、空腹血糖等指标计算 CMR-Z 评分,以 CMR-Z 评分是否降低 1 个标准差作为 CMR 是否改善的评价依据;并将 MET-h、MVPAEE、LPAEE 分别按照四分位法划分为 4 组(Q1 ~ Q4 组),以 Q1 组为参照组,采用 Logistic 回归探讨总 MET-h、MVPAEE、LPAEE 与 CMR 改善的量化关系。

　　将总 MET-h 按四分位法划分 4 组,Q1 ~ Q4 组 CMR-Z 评分改善率分别为 16.67%、37.50%、54.17% 和 62.50%,随着总 MET-h 的增加,CMR-Z 评分改善呈增加的趋势,其中 Q3 组、Q4 组的改善率是分别 Q1 组的 5.91 倍($OR = 5.91$, $P = 0.009$)和 8.33 倍($OR = 8.33$, $P = 0.002$);校正年龄、性别和青春期分期后,总 MET-h 与 CMR-Z 评分改善率仍存在显著的量效关系($P < 0.05$),其中 Q3 组、Q4 组的改善率分别是 Q1 组的 7.46 倍($OR = 7.46$, $P = 0.008$)和 8.38 倍($OR = 8.38$, $P = 0.001$)(表 11-13)。

表11-13 体力活动与改善 CMR 的量化关系

指标	CMR-Z评分改善率(%)	未校正			校正		
		OR	95%CI	P值	OR	95%CI	P值
MET-h Q1	16.67	1	Ref	-	1	Ref	-
Q2	37.50	3.00	0.81,12.9	0.11	3.63	0.85,18.1	0.094
Q3	54.17	5.91	1.65,25.3	0.009	7.46	1.83,37.0	0.008
Q4	62.50	8.33	2.31,36.3	0.002	8.38	2.07,41.2	0.0003
趋势检验 P 值			P<0.05			P<0.05	
MVPAEE (kcal) Q1	20.83	1	Ref	-	1	Ref	-
Q2	41.66	2.71	0.78,10.4	0.13	3.36	0.79,16.2	0.11
Q3	45.83	3.22	0.94,12.3	0.072	3.01	0.69,14.7	0.2
Q4	62.50	6.33	1.85,24.9	0.005	5.02	1.21,23.6	0.031
趋势检验 P 值			P<0.05			P<0.05	
LPAEE (kcal) Q1	50.00	1	Ref	-	1	Ref	-
Q2	50.00	1.00	0.32,3.12	0.9	0.74	0.19,2.78	0.7
Q3	45.83	0.85	0.27,2.64	0.8	0.67	0.17,2.54	0.6
Q4	25.00	0.33	0.09,1.10	0.078	0.09	0.01,0.45	0.006
趋势检验 P 值			P<0.05			P>0.05	

注：Q1 为低剂量组；Q2 为中低剂量组；Q3 为中高剂量组；Q4 为高剂量组；MVPAEE：中高强度体力活动能量消耗，LPAEE：低强度体力活动能量消耗。

　　将总 MVPAEE 按四分位法划分 4 组,Q1~Q4 组 CMR-Z 评分改善率分别为 20.83%、41.66%、45.83%和 62.50%,随着总 MVPAEE 的增加,CMR-Z 评分改善率呈增加的趋势,其中 Q4 组的改善率是 Q1 组的 6.33 倍($OR=6.33$, $P=0.005$);校正年龄、性别、青春期分期和 LPAEE 后,MVPAEE 与 CMR-Z 评分改善率之间仍存在显著的量效关系($P<0.05$),其中 Q4 组的改善率是 Q1 组的 5.02 倍($OR=5.02$, $P=0.031$)(表 11-13)。

　　肥胖、脂代谢异常、糖代谢异常、血压升高等是心血管代谢疾病的危险因素,肥胖青少年心血管风险中单个风险因素的发生概率较低,往往是多个危险因素同时聚集、从而增加疾病的发生风险;另外,区分单一危险因素是否异常往往忽略了 CMR 发展的连续性,因此可能导致有用信息和统计分析的准确性降低。CMR-Z 评分是将多个 CMR 因子进行归一化处理,随后将多个风险因子的标准化得分进行综合,得到不同个体的综合 CMR 得分,综合得分越高,个体患心血管代谢疾病的风险就越大。

　　既往队列研究通常将 CMR-Z 评分高于样本 1 个标准差作为心血管代谢高风险[7-9]。研究根据干预后 CMR-Z 评分是否降低了样本 1 个标准差作为肥胖青少年 CMR 是否改善的标准,来探讨体力活动与 CMR 改善之间的量效关系。研究发现,MET-h、MVPEEE 与 CMR 改善存在量效关系。将总 MET-h 值按四分位法分组,发现 Q4 组和 Q3 组的改善率分别是 Q1 组的 8.33 倍和 5.91 倍;校正年龄、性别和青春期分期后,量效关系仍存在($P<0.05$)。Júdice P B 等[41]对 1 088 名青少年进行 4 年内体力活动、久坐生活方式的改变与 CMR 关系的研究发现,降低体力活动水平与 CMR-Z 评分增加以及甘油三酯和舒张压升高相关。Väistö J 等[42]采用体力活动问卷探讨 468 名 6~8 岁儿童体力活动与 CMR 的关系后发现,总的体力活动和非结构化的体力活动时间越长,CMR-Z 评分、体脂百分比、空腹胰岛素、甘油三酯、低密度脂蛋白胆固醇、极低密度脂蛋白胆固醇等的水平越低;看电视及视频时间越长,CMR-Z 评分、体脂百分比、空腹胰岛素、甘油三酯、低密度脂蛋白胆固醇、极低密度脂蛋白胆固醇等的水平越高。

　　此外,研究进一步比较了不同强度体力活动耗能与 CMR-Z 评分的量效关系。将 MVPAEE 进行四分位法分组,发现 Q4 组的改善率是 Q1 组改善率的 6.33 倍,校正年龄、性别、青春期分期和 LPAEE 后,这种剂量效应关系仍存在;而 LPAEE 与肥胖青少年 CMR 改善无显著的量效关系($P<0.05$)。表明肥胖青少年 CMR 改善可能与运动强度有关,中高强度的体力活动对于改善 CMR 是有益的,这与以往的队列研究相类似。Tarp J 等[43]对国际儿童运动加速度

计数据库的 29 734 名 4~18 岁儿童青少年的体力活动与 CMR 关系的研究发现，高强度体力活动是 CMR 降低的主要决定因素，且与单次活动时长无关，即任何单次持续时长的高强度体力活动对降低 CMR 均有益。Chinapaw M 等[44]对 454 名青少年进行的为期 1 年的体力活动与青少年 CMR 关系研究发现，儿童青少年单次 MVPA 主要集中在 10 min 内，无论提高单次的 MVPA 还是累积的 MVPA，均能有效降低青少年 CMR。HAY J 等[45]对加拿大 605 名 9~17 岁儿童青少年体力活动与 CMR 的研究发现，高强度身体活动时间与 BMI-z、腰围、收缩压的降低呈剂量-效应关系，而中等强度体力活动（moderate-intensity physical aetivity，MPA）和低强度体力活动与这些指标间的量效关系不显著，超重和血压升高的发生风险随体力活动时间和强度的增加而降低。

（五）体力活动改善 CMR 因素聚集的量化关系分析

为了进一步探讨体力活动与肥胖青少年 CMR 因素聚集的关系，研究筛选存在 CMR 因素聚集的肥胖青少年，以 CMR 因素改善是否满足 2 项为因变量，采用 Logistic 回归探讨总 MET-h、VPAEE、LPAEE 与 CMR 因素聚集改善的量化关系。

将总 MET-h 按四分位法划分为 4 个组，Q1~Q4 组 CMR-Z 评分改善率分别为 30.77%、14.29%、64.29% 和 78.57%，随着总 MET-h 的增加，CMR 因素聚集改善率呈增加的趋势，其中 Q4 组改善率是 Q1 组的 8.25 倍（$OR = 8.25$，$P = 0.017$）；校正年龄、性别和青春期分期后，总 MET-h 与 CMR 聚集改善仍存在显著的量化关系（$P < 0.05$），其中 Q4 组改善率是 Q1 组的 7.32 倍（$OR = 7.32$，$P = 0.044$）（表 11-14）。

将总 MVPAEE 按四分位法划分为 4 个组，Q1~Q4 组 CMR-Z 改善率分别为 30.00%、42.86%、42.86% 和 78.57%，随着总 MVPAEE 的增加，CMR 聚集改善率呈增加的趋势，其中 Q4 组改善率是 Q1 组的 12.2 倍（$OR = 12.2$，$P = 0.007$）；校正年龄、性别、青春期分期和 LPAEE 后，MVPAEE 与 CMR 聚集改善率之间仍存在显著的量化关系（$P < 0.05$），其中 Q4 组 CMR 改善率是 Q1 组的 12.5 倍（$OR = 12.5$，$P = 0.015$）（表 11-14）。

将 LPAEE 按四分位法划分为 4 个组，Q1~Q4 组 CMR-Z 改善率分别为 61.54%、57.14%、42.86% 和 28.57%，LPAEE 与改善 CMR 因素聚集无显著的量化关系（$P > 0.05$）（表 11-14）。

研究发现，总 MET-h、MVPAEE 与 CMR 聚集改善均存在显著的量化关系（$P < 0.05$），而 LPAEE 与改善 CMR 因素聚集无显著的量化关系（$P > 0.05$），

表 11-14　体力活动与改善 CMR 因素聚集的量化关系（$n=55$）

指标	CMR-Z 评分 改善率(%)	未校正			校正		
		OR	95%CI	P 值	OR	95%CI	P 值
总 MET-h							
Q1	30.77	1	Ref	–	1	Ref	–
Q2	14.29	0.37	0.04,2.37	0.3	0.29	0.03,2.19	0.2
Q3	64.29	4.05	0.86,22.3	0.088	4.09	0.73,27.5	0.12
Q4	78.57	8.25	1.60,55.0	0.017	7.32	1.18,61.4	0.044
趋势检验 P 值				$P<0.05$			$P<0.05$
MVPAEE (kcal)							
Q1	30.00	1	Ref	–	1	Ref	–
Q2	42.86	2.50	0.49,15.0	0.3	2.65	0.41,20.7	0.3
Q3	42.86	2.50	0.49,15.0	0.3	2.29	0.34,17.8	0.4
Q4	78.57	12.2	2.25,90.8	0.007	12.5	1.86,119	0.015
趋势检验 P 值				$P<0.05$			$P<0.05$
LPAEE (kcal)							
Q1	61.54	1	Ref	–	1	Ref	–
Q2	57.14	0.83	0.17,3.92	0.8	0.54	0.06,3.93	0.6
Q3	42.86	0.47	0.09,2.14	0.3	0.65	0.09,4.64	0.7
Q4	28.57	0.25	0.05,1.19	0.092	0.36	0.04,2.60	0.3
趋势检验 P 值				$P>0.05$			$P>0.05$

注：Q1 为低剂量组；Q2 为中低剂量组；Q3 为中高剂量组；Q4 为高剂量组。MVPAEE：中高强度体力活动能量消耗，LPAEE：低强度体力活动能量消耗。

这也进一步说明了 MVPA 在改善 CMR 上效果好于低强度体力活动。Leskinen T 等[46]对 15 634 名健康成人进行连续 4 年的体力活动与 CMR 因素的追踪调查,发现体力活动水平与 CMR 因素累积存在剂量-效应关系,与低体力活动水平(<14MET-h/周)相比,中等体力活动水平(≥14MET-h 且<30MET-h/周)的健康成人,其 CMR 聚集的 OR 值为 0.73;高体力活动水平(≥30MET-h)的健康成人,其 CMR 聚集的 OR 值为 0.67。

综上所述,运动与肥胖青少年健康改善存在剂量效应关系,高剂量的运动能够带来更佳的体重、身体成分、身体围度以及 CMR 的改善效果。增加低强度体力活动和 MVPA 均能有效改善身体成分,而对于改善身体围度、血压及降低 CMR,MVPA 的效果更佳。体力活动量、MVPA 与肥胖青少年 CMR 的改善存在剂量效应的量化关系。每增加 1MET-h/天的体力活动量,CMR-Z 改善率增加 13%,CMR 因素聚集的改善率增加 25%;每增加 10 kcal/d 的 MVPAEE 可使肥胖青少年 CMR-Z 和 CMR 因素聚集的改善率均增加 5%。

第二节 运动干预对肥胖青少年的自我控制影响

现代医学研究表明,青少年肥胖是遗传、环境和心理共同作用的结果[47]。在心理因素中,不少研究表明,缺乏自我控制能力与肥胖青少年不健康行为有密切关系[48]。对于肥胖青少年而言,持之以恒地参与减肥运动,长期保持积极的健康行为生活方式,需要较高的自我控制水平。鉴于此,本节首先介绍自我控制和自我控制力量模型、肥胖青少年的自我控制缺陷、运动改善肥胖青少年的自我控制。在此基础上,着重介绍本实验室运动联合饮食干预提升青少年自我控制的研究方案和相关研究成果[49]。

一、自我控制和自我控制力量模型

(一)自我控制

自我控制是指人们克服先天性欲望、习惯或固有行为反应的倾向,以及持之以恒地维持适应性行为的能力,其作用是促使人们抵制短期诱惑、遵守社会规则和规范,以实现长远目标[50]。大量研究表明,与低自我控制能力的个体相比,高自我控制能力的个体能更好地控制思维、调节情绪和抑制冲动,而且这种高自我控制能力与健康生活方式密切相关。例如,能更好地调节心境、改善人际关系、增加财富、提高社会地位、增强幸福感和形成健康的行为模式。

相反,低自我控制能力的个体则表现出诸多社会行为问题,如肥胖、拖延、滥用药物、冲动性购买商品甚至犯罪等社会行为问题[51]。

纵观整个自我控制研究领域,目前有关自我控制有两种研究取向。一是将自我控制界定为稳定的能力特质,即特质自我控制(trait self-control),二是将自我控制界定为一种短暂的行为表现,即状态自我控制(state self-control)。

特质自我控制是人格结构的核心概念之一,具有稳定性,是个体适应社会环境的前提。研究者一般采用量表来测评个体自我控制水平,目前国际上使用最广泛的是 Tangney J P 等编制的特质自我控制量表[51],国内学者谭树华对该量表进行了修订,具有良好的信效度[52]。一项对 1 000 名被试从出生到 32 岁的纵向研究表明,具有良好的自我控制的个体不仅能遏制滥用药物和违法犯罪等不良社会行为,而且有助于改善人际关系、调节心境、增加财富和促进个体健康成长[53]。一项元分析结果也支持该观点,特质自我控制与学习和工作成绩、饮食和体重控制、成瘾行为、人际关系、幸福感和适应、犯罪行为和计划决策等众多心理行为密切相关[54]。在体力活动领域,有研究者发现,青年男性的自我控制与其休闲时间的体力活动存在显著正相关[55]。此外,还有研究者探讨了特质自我控制的调节作用,如 Briki W 研究表明,特质自我控制在体力活动动机与主观幸福感之间起调节作用[56]。

状态自我控制是将自我控制界定为一种短暂的行为表现,容易受时间和环境的影响。而状态自我控制一般采用心理学实验任务来测试,包括斯特鲁普(Stroop)色一词冲突任务、情绪控制、握手柄、冷压测试和思维控制等[57]。大量的研究表明,个体的自我控制容易受当时情境的影响,如先前执行的自我控制任务、情绪状态、积极放松和有氧运动干预等[58]。

(二) 自我控制力量模型

自我控制几乎涉及个体心理行为的各个方面,不少研究者提出各种模型解释自我控制。其中,影响力比较大的是自我控制力量模型(the strength model of self-control),该模型是 Baumeister R F 在 20 世纪 90 年代提出的[59],至今已有 20 余年,但仍是如火如荼、方兴未艾。其核心可概括为 4 点:

(1) 自我控制是一个过程,且所有自我控制行为都需要消耗能量。力量模型中,能量(energy)、资源(resources)、和力量(strength)三个概念的含义是一样的,可以通用。

(2) 所有的自我控制行为都共用同一能量库。也就是说,全部自我控制能量都存储于容量有限的能量库中,所有自我控制行为的执行,包括认知控制、行为控制和情绪控制等都会消耗同一资源库中的能量。即自我控制的能量具有领域普遍性。

（3）自我控制的能量有限，类似于肌肉力量，先前自我控制任务所消耗的能量若得不到立刻恢复，就会进入自我损耗（ego-depletion）状态，在这种状态下后续自我控制任务的成绩会下降[58]。

（4）自我控制力量能量能恢复。类似于肌肉的使用，肌肉力量会因为反复运动在短期内下降，但经过一段时间的休息后能再次恢复，自我控制的力量有着类似的消耗和恢复过程[50]。

可见，自我控制的力量模型认为，自我控制是一种有限的能量，虽然它会损耗，但经过长期反复练习也会恢复能量，甚至提升自我控制能量，就像定期锻炼让肌肉变得强壮一样。Baumeister R F 等进一步认为，规律的自我控制训练不但可以达到拓展资源库、抵制损耗的效果，而且所带来的自我控制力量的提高是非特异性的，也就是说，某一特定领域的自我控制训练同样有助于提高其他领域的自我控制力量[50]。

基于自我控制的力量模型，不少研究者采用各种训练来提升肥胖青少年或成年人的自我控制水平，包括自我管理训练、执行功能训练和对食物的反应抑制训练。在各种自我控制训练方案中，运动干预被认为是一种安全有效的干预途径，这也是本研究重点关注的干预方案。先前的研究表明，运动干预能够有效地提高女大学生、儿童、老年人，甚至是精神分裂症患者的自我控制能力[58]。

二、肥胖的自我控制缺陷

（一）特质自我控制缺陷

不少研究采用自我报告量表来测试肥胖青少年的特质自我控制。例如，Elfhag K 等采用荷兰饮食行为量表和大五人格特征量表对 442 名肥胖青少年展开调查，结果显示，低特质自我控制和缺乏自律是肥胖青少年产生情绪饮食和寻找外部食物刺激的重要心理因素，自我控制能力水平较高的个体则很少产生情绪性进食或有进食的渴求，且对高热量食物或美味食物的抑制能力有利于减肥或体重保持[60]。此外，Fan M 和 Jin Y 研究发现，肥胖青少年的自我控制能力要低于正常体重的青少年个体，且自我控制失败与缺乏体力活动存有密切相关[61]。一项 Meta 分析显示，与健康体重组相比，肥胖青少年的抑制控制有明显的缺陷[48]。这些研究结果表明，肥胖青少年存在不同程度的自我控制缺陷。

此外，Anzman S L 等的一项纵向研究发现，如果肥胖个体在 7 岁表现出较低自我控制，其随后在 9 岁、11 岁、13 岁和 15 岁的 BMI 值将逐步增加，并且 15 岁的 BMI 值增加了 1.95 倍，而自我控制能力较高的个体则会显著降低体重增加的风险[62]。Datar A 和 Chung P J 等的研究也支持这一观点,他们研究发现学龄儿童的低自我控制能力是未来 8 年在向青春期过渡期间增加 BMI 的一个重要风险因素[63]。这些纵向研究结果表明,特质自我控制是一个稳定的人格特质,它可以显著预测青少年未来的体重增加风险。

(二)状态自我控制缺陷

研究者采用不同实验方式,探讨肥胖青少年的认知自我控制能力。例如,一些研究发现,肥胖青少年在 Stroop 色—词冲突任务中的反应不但显著慢于正常体重青少年[64],而且正确率也显著低于体重正常个体[65],这提示肥胖青少年面对冲突信息时,自我控制能力较低。有趣的是,有研究发现肥胖青少年执行 Stroop 色—词冲突任务时只有对字义的反应表现差于正常体重个体,而对字的颜色反应两组无显著性差异[66]。这可能说明了肥胖青少年在处理语言冲突信息时,更容易表现出较低的认知自我控制能力。

Calvo D 等使用 Go/no-go 任务来探讨肥胖青少年的自我控制能力,从而间接反映其自我控制能力。当实验范式中出现"X"时要求被试者进行尽快按键反应,出现"O"时需要被试者抑制自己的反应,结果发现肥胖青少年的反应时显著慢于正常体重组[67]。随后,Carbine R A 等采用食物刺激的 Go/no-go 范式进行研究,分别将高热量食物和低热量食物作为 no-go 刺激,研究发现肥胖青少年对高热量食物的反应更慢,提示肥胖青少年对高热量食物投入更多的注意资源,对高热量食物的自我控制能力较弱[68]。此外,有研究采用信号停止任务对其进行研究,发现个体的 BMI 越大,食物特异的反应控制能力则越弱,但是 BMI 与一般反应控制能力无关[69]。然而,Guerrieri R 等 2007 年使用包含三个组块的信号停止任务,仅在第三个组块中发现超重个体的信号停止任务错误率显著大于正常体重个体,但研究者仍然认为反应抑制可能是出现暴饮暴食问题的重要因素[70]。这些研究结果表明肥胖青少年存在一定程度的自我控制缺陷。据此,Datar A 和 Chung P J 认为,提升自我控制的水平可能是预防青少年肥胖的重要途径[63]。

三、运动改善肥胖青少年的自我控制

正如前文所述,运动干预能够有效地提高各种人群的自我控制能力。这一效益引起不少研究人员通过运动干预来提高超重或肥胖个体的自我控制能力。Liu S H 等设计了 12 周的协调运动干预,采用 Stroop 色—词冲突任务和 Stroop 变式(与食物线索有关)来测量肥胖青少年的认知控制能力。结果显示,协调运动干预不但能改善肥胖青少年的身体健康,降低 BMI,而且能增强他们的认知自我控制能力[71]。更重要的是,提升自我控制能力有助于促进个体选择健康行为模式和规避危险行为。例如,Lowe C J 等一项研究表明,运动干预提升了个体的执行功能,特别是抑制控制能力。随后,一个高能量食物的味觉测试结果显示,这种抑制控制能力能够转移到饮食领域的自我控制[72]。

还有研究者采用食物决策任务来探讨运动干预对肥胖青少年自我控制的影响。食物决策自我控制观点认为,自我控制能力强的个体会根据味道和健康来选择食物,而自我控制能力差的个体则主要根据味道而不是健康来选择食物[73]。例如,对肥胖青少年的运动干预结果表明,高强度间歇运动会降低随意进食中个体对甜味的渴望,而在对照条件下则会增加个体对甜味的渴望[74]。此外,Alkahtani S A 等比较了为期 4 周中等强度运动和高强度间歇运动对食物偏好选择的影响。结果发现,高强度间歇运动干预能够减少饥饿感和对高能量食物的食欲,并限制食物补偿,而中等强度运动往往会增加超重个体对高脂肪食物的偏好[75]。另外有研究发现,高强度间歇运动会改善食欲调节。例如,无论是禁食状态还是餐后状态,受试者的食欲感知或与食欲相关肽和代谢物都发生较大的改善,而中等强度有氧运动组和休息组则没有发现食欲调节的改善[76]。这些结果似乎表明高强度间歇运动更有利于肥胖青少年食物决策的自我控制能力。

在脑科学层面,一系列随机对照试验结果显示,运动干预能诱发超重青少年的大脑结构和功能变化,包括前额叶皮层和前扣带皮层[77],而这些大脑区域与自我控制密切相关[78],这些研究成果为运动提升肥胖青少年的自我控制能力提供了认知神经科学基础。

四、运动联合饮食干预改善肥胖青少年的自我控制

虽然有关运动改善肥胖青少年的自我控制研究已取得可喜成果,但仍存在两点改善空间。其一,先前研究的干预方式仅采用单一运动干预,未采用运动联合饮食干预。众所周知,运动干预和饮食控制是防治肥胖的两种重要手段和途径,而且 Meta 分析表明运动联合饮食干预比单一饮食干预或单一运动干预更有利于减肥[79]。然而,运动联合饮食干预能否改善肥胖青少年自我控制有待进一步验证。

此外,先前研究主要采用 Stroop 色—词冲突任务测量肥胖青少年的自我控制的认知方面。然而,除认知自我控制之外,自我控制还可以细分为其他维度,如体力自我控制。认知自我控制是指一个人专注于思考以完成与目标相关的任务;而体力自我控制指的是个体克服潜在冲动和持续完成体能任务的能力[79-80]。

运动联合饮食干预能否改善肥胖个体的这两种类型的自我控制尚不清楚。

青春期是身心发展的一个重要发展阶段,在此期间,青少年逐渐建立了自身的生活方式和行为模式,这种生活方式和行为模式会直接影响到青少年在未来成年期的生活质量。鉴于此,本研究以肥胖青少年为研究对象,研究目的是评估运动联合饮食干预对认知和体力自我控制、BMI 和最大握力(maximum grip strength,MGS)的影响。另一个目的是评估干预前后自我控制的变化是否受到 BMI 和 MGS 中介作用。

主要研究假设是,运动联合饮食干预能改善个体的认知和体力自我控制水平,以及降低 BMI 和加强 MGS。次要假设是,BMI 降低和 MGS 增强会中介个体的认知和体力自我控制水平。

(一)运动联合饮食干预方案

2018 年 6 月底,研究团队在广东省深圳招募了 50 名肥胖青少年,纳入标准为:①年龄范围 9~16 岁;②在同一群体(同一性别和年龄)中 BMI 值的百分位≥95%;③视力或矫正视力正常、无色盲;④无心血管或精神病史。完成基线测试后,共 44 名肥胖青少年符合纳入标准。采用随机数字法将他们分配到运动联合饮食干预(EXD)组和对照(CON)组,CON 组为等待组,即该组干预延迟到 8 月份开展,每组 22 名。在研究之前,参与者父母或监护人签署了知情同意书。最后有 36 名肥胖青少年(每组 $n=18$ 名)完成了训练前和训练后评估(具体流程见图 11-6)。

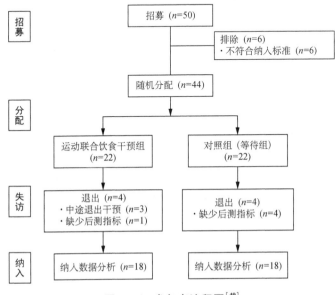

图 11-6　参与者流程图[49]

EXD 组参与运动联合饮食干预项目,干预周期为 6 周(2018 年 7 月 2 日至 8 月 12 日),干预地点在深圳减肥达人的集中训练营。CON 组不参与任何干预。

1. 饮食干预方案

在饮食干预前,所有参与者需要记录 3 天的饮食情况。每个肥胖青少年根据中国人群体的同年龄、同性别第 50 百分位 BMI 数据,计算自身目标体重[81]。然后再根据每个参与者的目标体重提供适度的饮食限制,计算公式为:30 kcal/kg×目标体重,热量摄入为 1 300~2 000 kcal。在饮食营养成分中,大约 20%蛋白质,20%脂肪,60%糖类。同时根据个人最新体重,在干预期间每周调整菜单。早餐时间上午 7 点 15 分到 7 点 45 分,午餐时间中午 12 点到下午 1 点,晚餐时间下午 5 点 30 分到 6 点 30 分。能量分布早餐约 30%,午餐约 40%,晚餐约 30%。由注册专业营养师使用营养师Ⅳ软件确定饮食成分,并监测所有膳食。

2. 运动干预方案

CON 组没有接受任何运动指导,并承诺在整个干预期间不参与任何针对减肥的运动干预项目。EXD 组参加运动干预训练,整个训练周期持续 6 周,每周 6 天,每天 5 h。每天训练分成上午 8 点到 9 点 30 分、上午 10 点 30 分到 11 点、下午 3 点到 5 点 3 个时间段。运动项目包括典型的有氧运动(包括跳绳、有氧跑步、舞蹈、有氧操和游泳)、球类运动(包括羽毛球、篮球和足球)、户外训练、瑜伽和抗阻训练(表 11-15 和表 11-16)。有氧运动包括低强度(2.8~4.5 METs)、中等强度(4.6~6.3 METs)和高强度(6.4~8.6 METs)的运动训练。强度水平分别设置为个体的最大心率(HRmax)的 50%~63%、64%~76% 和 77%~93%。使用 POLAR 表连续监测心率。球类运动和瑜伽依据个人技能水平和主观疲劳感来评估。抗阻训练为个体最大力量的 40%~50%强度下进行训练 3~4 组,每组重复 12~15 次,每组之间间隔 60~90 s。能量消耗计算公式为能量消耗(kcal/min)= 0.0175×重量(kg)×MET[82]。因此,在运动训练过程中,参与者的能量消耗为 1 500~2 500 kcal/d。所有的运动项目都由专业教练监督。随着参与者的运动耐受性的提高,EXD 组会根据肥胖青少年的训练效果,适当调整运动训练内容。依据参与者个性化数据,每周逐渐增强训练的强度和时间[83]。

表 11-15　6 周运动干预项目汇总

类别	运动项目	强度	每次持续时间	每周锻炼次数
耐力训练	跳绳	60%~75%最大心率	60~90 min	1
	有氧跑步	70%~90%最大心率	60~90 min	3
	有氧操	60%~75%最大心率	60~90 min	1
	游泳	60%~75%最大心率	90~120 min	1
球类运动	羽毛球	60%~75%最大心率	90~120 min	1
	篮球	60%~75%最大心率	90~120 min	1
	足球	60%~75%最大心率	90~120 min	1
户外运动	徒步或爬山	40%~75%最大心率	150~180 min	1
瑜伽	瑜伽	50%~75%最大心率	60~90 min	3
抗阻训练	抗阻训练	最大力量40%~50%，训练 3~4 组，每组 12~15 次	60~90 min	3

表 11-16　某一周运动干预训练安排表

	周一	周二	周三	周四	周五	周六	周日
8:00~9:30	瑜伽	抗阻训练	跳绳	户外运动	瑜伽	有氧跑步	休息
10:00~11:30	有氧跑步	有氧操	有氧跑步		抗阻训练	抗阻训练	
15:00~17:00	篮球	羽毛球	瑜伽		游泳	足球	

（二）自我控制指标评估

参与者在训练前和训练后都要测试两次,测试指标包括 BMI、MGS、Stroop 色一词冲突任务测试、握手柄耐力测试。其中 Stroop 色一词冲突任务测试主要测量个体的认知自我控制,握力柄耐力测试主要测量个体的体力自我控制。为了避免产生干扰效应,在受试者之间平衡两项测试任务的前后测量次序。由训练有素研究生在训练营中一个安静房间组织安排所有测试,所有测试均在 1 周时间内完成。

1. 认知自我控制评估

采用 Stroop 色-词冲突任务来评估自我控制的认知成分[79],该任务被广泛地应用运动改善认知功能的实验中[84]。采用 E-prime 2.0 软件编写实验刺激,汉字刺激为不同颜色的"红""绿"和"蓝"三个汉字。在 Stroop 色一词冲突任务中,分为一致与不一致两种条件。一致条件为字体颜色和字义相匹配,如呈现了红色的"红"字;不一致条件为字体颜色和字义不匹配,如呈现了红色的"绿"字。要求受试者对字的颜色进行反应,而忽视字义。我们采用 Stroop 色一词冲突干扰效应来评估个体的认知自我控制能力,其计算公式为干扰效应=不一致条件—一致条件。

每个汉字的大小为 2 cm²,呈现在 21 英寸的电脑屏幕中央。正式实验中包括 3 个组块,每个组块包括 96 个试次,"一致条件"与"不一致条件"的试次随机出现,各占 50%。实验程序首先在黑色背景上呈现白色注视点"+" 500 ms;然后在注视点与色词刺激呈现之间随机间隔 300 ms 或 500 ms(随机选择),以消除受试者的期望效应[84];接着呈现色词刺激 200 ms,刺激消失后,要求受试者在 2 300 ms 内对色词进行按键反应。受试者按键后,结束该试次,进入下一个试次,如图 11-7 所示。

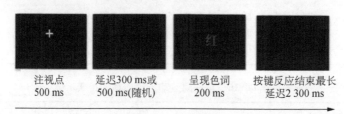

注视点 延迟300 ms或 呈现色词 按键反应结束最长
500 ms 500 ms(随机) 200 ms 延迟2 300 ms

图 11-7　Stroop 色一词冲突任务实验流程

受试者使用键盘上"J""K"和"L"三个按钮进行按键反应,他们分别代表红、绿和蓝 3 种颜色。当电脑屏幕上出现汉字时,要求受试者又快又准地按下对应汉字的颜色。用 E-prime2.0 软件记录反应时间和正确率。实验包括 3 个组块,每个组块之间间隔 2 min 休息。在实验开始前进行了 24 次实践试验。Stroop 色一词冲突任务测试持续了大约 15min(包括练习)。

2. 体力自我控制评估

握力柄耐力测试是测量体力自我控制最常用的方法,已被广泛应用于自我控制研究中[79, 85]。研究中的握手柄任务采用 Saehan 牌 DHD-3 型数码握力计来实现,用 G-STAR 软件来收集数据。该软件最大的优点是,能在电脑屏幕上实时呈现受试者的测试时间曲线图和相应的力量数值,如图 11-8 所示。受试者的耐力时间越长,说明受试者的体力自我控制水平越高。

握手柄耐力测试的程序包括两个步骤。第一步骤是 MGS 测试:受试者保持站立姿势,用优势手进行 MGS 测试 2 次,两次测试之间有 1 min 的休息时间,选取最大值作为 MGS。然后将获得的 MGS 值减半,以确定握力柄耐力试验的50%MGS目标值。第二步骤是耐力测试:间隔3 min后,以50% MGS值作为握力柄耐力测试的基线值,要求受试者将握力值(蓝色曲线)控制在基线值(红色直线)以上,并尽可能长时间地坚持。当蓝色曲线低于红色基线的时间超过2 s,或当参与者自愿放弃抓住测力计时,实验终止。G-STAR软件记录参与者在≥50%MGS时保持秒数,作为评估体力自我控制的成绩。

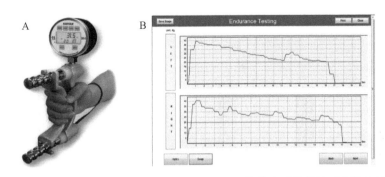

图 11-8　DHD-3 型数码握力计(A)及 G-STAR 软件实时呈现的耐力情况(B)

此外,我们还评估了 BMI 和 MGS。其中 BMI 的计算公式为 BMI=体重(kg)/身高²(m²)。同时,依据2~19岁儿童和青少年的成长图表,计算不同性别和年龄的 BMI 百分位数来衡量是否属于肥胖青少年。MGS 是使用握力计算(Saehan DHD-3)来测量惯用手的 MGS,参与者可以测试握力两次,两次间隔1 min,取最大一次作为 MGS 指标。

(三) 运动联合饮食干预效果

研究检验了6周运动联合饮食干预能否提升肥胖青少年认知自我控制和体力自我控制,降低 BMI 和提升 MGS。此外,还检验 BMI 降低和 MGS 增强能否中介运动联合饮食干预对自我控制的影响。结果发现,运动联合饮食干预改善了认知自我控制和体力自我控制,降低了 BMI,增强了 MGS。然而,BMI 降低和 MGS 增强只显著中介了体力自我控制的改善,但没有中介认知自我控制改善。这表明 BMI 降低和 MGS 增强的中介效应取决于不同类型的自我控制。

1. 运动联合饮食干预的积极作用

研究发现,与对照组相比,运动联合饮食干预不但能显著降低 BMI 值,而且能提升认知自我控制和体力自我控制,表明经过6周运动联合饮食干预后能普遍改善自我控制水平,如图11-9所示。

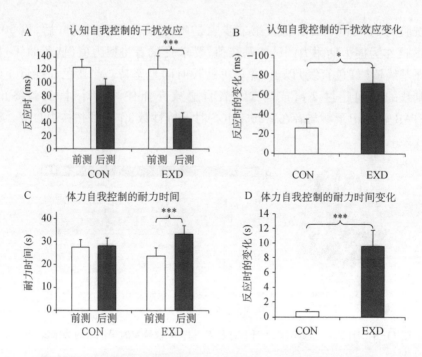

图 11-9　运动联合饮食干预对认知自我控制和体力自我控制的影响

A. CON 组和 EXD 组的 Stroop 色—词冲突干扰反应时平均差值［即（不一致反应时—一致反应时）］；B. CON 组与 EXD 组 Stroop 色—词冲突干扰反应时变化的平均差值［即（后测—前测）］；C. CON 组与 EXD 组握手柄的耐力时间；D. CON 组和 EXD 组握手柄耐力时间［即（后测—前测）］的变化（图中的柱状高度为平均数，误差项为标准误）。CON，对照组；EXD，运动联合饮食干预组；* 表示 $P<0.05$，* * * 表示 $P<0.001$

自我控制力量模型认为，不同类型的自我控制都共用同一个能量有限的资源库，具有领域一般性。同时，在某一领域的自我控制改善会迁移到另一领域的自我控制提升，右侧额下回是这共享过程的底层生物机制[59, 80]。我们的研究结果支持了这一假设，即运动联合饮食干预所获得身体效应能够转换为认知自我控制和体力自我控制。进一步观察发现，在认知自我控制方面，本研究运动联合饮食的干预效应量（Cohen's d）为 0. 825，这比 Liu J H 等 2018 年协调运动干预肥胖青少年的认知自我控制的干预效果量（Cohen's d = 0. 56）要大一些[71]，但介于 Sibley B A 和 Etnier J L 2000 年 Meta 分析中报告的效应量范围内（Cohen's d = 0. 00～1. 49）[86]。我们推测，研究中的较大干预效应量与干预方式有关。因为 Liu J H 等 2018 年的研究仅涉及协调运动这单一运动干预方式[71]，而本研究是在一个封闭的训练营里开展运动联合饮食干预，并且对运动训练强度和饮食进行严格监控。此外，我们还观察到体力自我控制变化的效应量大于认知自我控制变化的效应量(Cohen's d＝1.384与0.825)。据我们所知,这是第一项有关运动联合饮食控制对肥胖青少年体力自我控制的干预研究。体力自我控制有更大改善的原因可能是,研究中运动干预包括多种类型,如有氧运动、球类运动、户外运动、瑜伽和阻力运动训练,因此可导致体力自我控制比其他类型自我控制更能获益。

另外,研究发现运动联合饮食干预能有效降低 BMI,这一结果与 Kelley G A 等(2014)Meta 分析发现的运动(包括有氧运动、力量训练或两者兼有)能有效地降低超重或肥胖青少年的 BMI 值(效应量＝0.47)相一致[87]。然而,由于研究包括多种类型运动干预,并联合了饮食控制,因此 BMI 降低的效应量(Cohen's d＝3.29)显著高于 Kelley G A 等的 Meta 分析。对肥胖青少年进行 MGS 分析也发现了类似增益效应(Cohen's d＝1.68)。这种变化是运动联合饮食干预多方面共同作用的结果,包括有氧运动、球类运动、户外运动、瑜伽和抗阻训练,并且在一个封闭式训练中开展各项活动,这为肥胖青少年提供了新的刺激体验,从而激发他们有更高内部和外部动机来塑造和改善身体健康。总体而言,这种在一个封闭训练营中开展运动联合饮食干预,可能是改善肥胖青少年体重,增强力量及提升自我控制的有效方式。

2. BMI 和 MGS 的中介作用

基于运动联合饮食干预对认知自我控制和体力自我控制、BMI 和 MGS 的积极影响,接下来我们进一步探讨 BMI 降低、MGS 增强和自我控制改善之间的关系(表 11-17)。

表 11-17　各变量之间的相关分析

变量	1	2	3	4
Stroop 色一词冲突干扰效应减少量	1			
握手柄耐力提升	0.129	1		
BMI 降低量	0.361*	0.659**	1	
MGS 增强量	0.340*	0.773**	0.713**	1

＊P≤0.05;＊＊P≤0.01。

研究发现,BMI 降低与认知自我控制改善存有显著相关($r＝0.361$, $P<0.05$),这一发现与 Xu X 等的结果相一致[88]。他们的研究发现,肥胖青少年和成年人的认知自我控制改善与体重减轻呈正相关。同样,Pauli-Pott U 等(2010)等采用 Go/no-go 任务检测认知自我控制,也发现认知自我控制与体重下降呈正相关[89]。与之前结果不同之处,我们的研究结果显示,BMI 的降低

不但与认知自我控制的改善相关,而且与体力自我控制的提高成相关($r=$ 0.659, $P<0.01$)。重要的是,我们还发现,MGS 增强与认知自我控制($r=0.340$, $P<0.05$)和体力自我控制($r=0.773$, $P<0.01$)的改善都存有显著相关。

研究进一步采用偏差纠正拔芽代法(bias-corrected bootstrap)检验中介模型。结果显示,EXD 组通过 BMI 或 MGS 改善变化,进而显著提升体力自我控制 [$\beta_{BMI}=-0.580$ 和 $95\%CI(-1.057, -0.052)$、$\beta_{MGS}=0.447$ 和 $95\%CI(0.224, 0.705)$,但对认知自我控制不产生影响 [$\beta_{BMI}=-0.105$ 和 $95\%CI(-0.573, 1.044)$、$\beta_{MGS}=0.104$ 和 $95\%CI(-0.269, 0.543)$ 不显著,包括零](表 11-18)。

表 11-18 中介效应分析

间接路径	β	误差	95%CI	
			低值	高值
EXD 干预→BMI→认知自我控制	-0.105	0.407	-0.573	1.044
EXD 干预→MGS→认知自我控制	0.104	0.204	-0.269	0.543
EXD 干预→BMI→体力自我控制	-0.580*	0.247	-1.057	-0.052
EXD 干预→MGS→体力自我控制	0.447*	0.123	0.224	0.705

*$P \leqslant 0.05$。

这些结果显示,BMI 和 MGS 在运动联合饮食干预和体力自我控制之间起到显著的中介作用,而在运动联合饮食干预和认知自我控制之间不起中介作用。这表明 BMI 降低和 MGS 增强的中介作用取决于自我控制的类型。LIU J H 等表明,12 周的协调运动干预计划后,BMI 降低并没有显著中介认知自我控制能力的改善[71]。这一结果与我们研究相一致。其原因可能是,运动干预与认知自我控制之间关系不仅包括心肺适能和脑血流变化,还可能涉及大脑神经递质、神经营养因子及神经元增殖和生存[90]。然而,我们发现,BMI 降低和MGS 增强能显著中介体力自我控制能力。这种中介效应不一致原因可能是人类大脑存在不同的神经机制来改善自我控制。大脑中的额叶背外侧部分、背侧运动前皮层、内侧运动前区域和前岛叶/额叶盖部分等脑区与自我控制之间存在关联[91]。然而,KELLEY W M 等认为,自我控制包括多种类型的执行功能,每个功能可能有一个特定神经机制,根据不同任务需求,任何自我控制任务可能只影响庞大自我控制系统的一部分[78]。基于研究的观察结果和以往的神经科学研究,我们推测 BMI 降低和 MGS 增强与体力自我控制神经特征更相关,因为他们在一定程度上中介了握力柄耐力测试的表现。当然,还需要更多的研究来进一步探索身体素质、神经元变化等变量是否有助于中介和调节运动训练与自我控制之间的关系。

3. 研究的贡献、局限和应用价值

首先,运动联合饮食干预是在一个封闭的训练营进行的,由专业营养师和健身教练共同监督和执行。其次,研究考察了认知和体力两种自我控制,其结果可以全面揭示运动联合饮食干预对自我控制的不同方面的影响。再次,我们测试了 BMI 和 MGS 的中介作用,有助于更好地理解运动联合饮食干预如何改善自我控制。

当然,研究也存在如下局限性。首先,由于运动联合饮食干预的人力和物力限制,研究的样本量较小,这可能会导致中介效应的统计检验力不足。未来研究需增加样本量和采用合适统计方法,来检验运动联合饮食干预对自我控制影响的潜在中介效应。其次,我们干预周期较短,只有前测、后测,没有进行中测,也没有进行测试后随访。这导致了无法进一步深入考察自我控制、BMI 和 MGS 变化的转折点和阶段性,以及干预的长期效应。再次,我们没有直接测试运动联合饮食干预对认知自我控制和体力自我控制影响背后的神经机制。未来的研究有必要使用认知神经科学技术,如功能磁共振成像、脑电图来进一步考察提升自我控制的神经机制。

对于肥胖青少年,长时间维持健康体重需要较高的自我控制[92]。虽然不少研究证实了有多种途径可以改善自我控制,但运动干预和饮食限制作为防治肥胖的主要途径,在校园开展是完全可行的。事实上,我国已经颁布了"全国青少年阳光运动计划",目标是让学生每天完成 1 h 的锻炼,以及通过"体教融合"促进青少年健康发展[93-94]。此外,我国实施的一个基于学校的营养推广计划也引发了广大研究者和社会各界广泛关注[95]。我们推测,这些项目不但在身体健康和防治肥胖等方面发挥重大作用,而且在改善肥胖青少年的自我控制方面也意义非凡。更重要的是,提高自我控制能力可以使肥胖青少年能更有效地克服冲动、坚持健康饮食和养成良好习惯。我们研究表明,在封闭训练中,运动联合饮食干预是改善肥胖青少年的自我控制、降低 BMI 和提高 MGS 的有效方法。然而,这种益处能否推广到基于学校层面干预尚不清楚。因此,未来应在学校层面,探讨运动联合饮食干预对肥胖青少年自我控制的影响。

(朱琳,项明强)

参考文献

[1] 黄亚茹,纪环,葛小川,等.4 周运动配合饮食控制对肥胖青少年体成分、血脂的影响及相关调控机理.中国体育科技,2013,49(1):46-51.

[2] 李春艳,封飞虎,熊晓玲,等.运动与饮食干预诱导男性肥胖青少年的身体形态、身体成分及氧化应激的变化.武汉体育学院学报,2016,50(5):90-95.

[3] 中华人民共和国国家卫生和计划生育委员会.学龄儿童青少年超重于肥胖筛查:WS/T 586-2018,2018.

[4] TROST S G, WAY R, OKELY A D. Predictive validity of three actigraph energy expenditure equations for children. Medicine and science in sports and exercise,2006,38 (2):380-387.

[5] MIGUELES J H, CADENAS-SANCHEZ C, EKELUND U, et al. Accelerometer data collection and processing criteria to assess physical activity and other outcomes:a systematic review and practical considerations. Sports medicine (Auckland,NZ),2017,47 (9):1821-1845.

[6] 朱琳,陈佩杰. 自填式青春期发育量表(中译版)的检验. 中国运动医学杂志,2012, 31(6):512-516.

[7] BUCHAN D S,KNOX G,JONES A M,et al. Utility of international normative 20 m shuttle run values for identifying youth at increased cardiometabolic risk. Journal of sports sciences,2019,37(5):507-514.

[8] RAMÍREZ-VÉLEZ R, PEÑA-IBAGON J C, MARTÍNEZ-TORRES J, et al. Handgrip strength cutoff for cardiometabolic risk index among Colombian children and adolescents: the FUPRECOL study. Scientific reports,2017,7:42622.

[9] SARDINHA L B, SANTOS D A, SILVA A M, et al. A comparison between BMI, waist circumference,and waist-to-height ratio for identifying cardio-metabolic risk in children and adolescents. PloS one,2016,11(2):e0149351.

[10] 胡晶晶,赵佳,谢梦,等.上海市杨浦区居民中心型肥胖与心血管疾病危险因素及聚集性的关系.上海预防医学,2020,32(1):36-40.

[11] 梁黎,傅君芬.中国儿童青少年代谢综合征定义和防治建议.中华儿科杂志,2012, (6):420-422.

[12] 向伟,杜军保.儿童青少年血脂异常防治专家共识.中华儿科杂志,2009,(6):426-428.

[13] EXPERT PANEL ON INTEGRATED GUIDELINES FOR CARDIOVASCULAR HEALTH AND RISK REDUCTION IN CHILDREN AND ADOLESCENTS, NATIONAL HEART, LUNG,AND BLOOD INSTITUTE. Expert panel on integrated guidelines for cardiovascular health and risk reduction in children and adolescents:summary report. Pediatrics,2011, 128 (Suppl 5):S213-S256.

[14] 范晖,闫银坤,米杰.中国 3~17 岁儿童性别、年龄别和身高别血压参照标准.中华高血压杂志,2017,25(5)::428-435.

[15] 张云婷,马生霞,陈畅,等.中国儿童青少年身体活动指南.中国循证儿科杂志,2017, 12(6):401-409.

[16] STONER L, BEETS M W, BRAZENDALE K, et al. Exercise dose and weight loss in adolescents with overweight-obesity: a meta-regression. Sports medicine (Auckland, NZ), 2019, 49(1): 83-94.

[17] HOLLIS J L, SUTHERLAND R, CAMPBELL L, et al. Effects of a 'school-based' physical activity intervention on adiposity in adolescents from economically disadvantaged communities: secondary outcomes of the 'Physical Activity 4 Everyone' RCT. International journal of obesity (2005), 2016, 40(10): 1486-1493.

[18] CARSON V, RINALDI R L, TORRANCE B, et al. Vigorous physical activity and longitudinal associations with cardiometabolic risk factors in youth. International Journal of Obesity (2005), 2014, 38(1): 16-21.

[19] LUORDI C, MADDALONI E, BIZZARRI C, et al. Wrist circumference is a biomarker of adipose tissue dysfunction and cardiovascular risk in children with obesity. Journal of endocrinological investigation, 2020, 43(1): 101-107.

[20] KOREN D, MARCUS C L, KIM C, et al. Anthropometric predictors of visceral adiposity in normal-weight and obese adolescents. Pediatric diabetes, 2013, 14(8): 575-584.

[21] ROSS R, NEELAND I J, YAMASHITA S, et al. Waist circumference as a vital sign in clinical practice: a consensus statement from the IAS and ICCR working group on visceral obesity. Nature reviews Endocrinology, 2020, 16(3): 177-189.

[22] OH S, SHIDA T, YAMAGISHI K, et al. Moderate to vigorous physical activity volume is an important factor for managing nonalcoholic fatty liver disease: a retrospective study. Hepatology (Baltimore, Md), 2015, 61(4): 1205-1215.

[23] DAVIS C L, POLLOCK N K, WALLER J L, et al. Exercise dose and diabetes risk in overweight and obese children: a randomized controlled trial. Jama, 2012, 308(11): 1103-1112.

[24] CARNERO E A, DUBIS G S, HAMES K C, et al. Randomized trial reveals that physical activity and energy expenditure are associated with weight and body composition after RYGB. Obesity (Silver Spring, Md), 2017, 25(7): 1206-1216.

[25] BARBEAU P, JOHNSON M H, HOWE C A, et al. Ten months of exercise improves general and visceral adiposity, bone, and fitness in black girls. Obesity (Silver Spring), 2007, 15(8): 2077-2085.

[26] WINTERS VAN E E, JHPM V D V, BOONE S C, et al. Objectively measured physical activity and body fatness: associations with total body fat, visceral fat, and liver fat. Med Sci Sports Exerc, 2021, 53(11): 2309-2317.

[27] SHORT K R, VITTONE J L, BIGELOW M L, et al. Impact of aerobic exercise training on age-related changes in insulin sensitivity and muscle oxidative capacity. Diabetes, 2003, 52(8): 1888-1896.

[28] 刘敏,冯连世,王晓慧.4周有氧运动对肥胖青少年胰岛素抵抗及炎症因子的影响.上海体育学院学报,2015,39(3):87-89,94.

[29] STAIANO A E,GUPTA A K,KATZMARZYK P T. Cardiometabolic risk factors and fat distribution in children and adolescents. The Journal of pediatrics,2014,164(3):560-565.

[30] SAMUELS J A,ZAVALA A S,KINNEY J M,et al. Hypertension in children and adolescents. Advances in chronic kidney disease,2019,26(2):146-150.

[31] SONG P,ZHANG Y,YU J,et al. Global prevalence of hypertension in children:a systematic review and meta-analysis. JAMA pediatrics,2019,173(12):1154-1163.

[32] WANG Z,CHEN Z,ZHANG L,et al. Status of hypertension in China:results from the China hypertension survey,2012-2015. Circulation,2018,137(22):2344-2356.

[33] SUZANNE O,M AMIN Z,CALHOUN D A. Pathogenesis of hypertension. Annals of Internal Medicine,2003,139(9):761-776.

[34] O'CONNELL B J,GENEST JR J. High-density lipoproteins and endothelial function. Circulation,2001,104(16):1978-1983.

[35] HALLIWILL J R. Mechanisms and clinical implications of post-exercise hypotension in humans. Exercise and sport sciences reviews,2001,29(2):65-70.

[36] SAWYER B J,TUCKER W J,BHAMMAR D M,et al. Effects of high-intensity interval training and moderate-intensity continuous training on endothelial function and cardiometabolic risk markers in obese adults. Journal of applied physiology (Bethesda,Md:1985),2016,121(1):279-288.

[37] PAL S,RADAVELLI-BAGATINI S,HO S. Potential benefits of exercise on blood pressure and vascular function. Journal of the American Society of Hypertension:JASH,2013,7(6):494-506.

[38] NISHIDA K,HARRISON D G,NAVAS J P,et al. Molecular cloning and characterization of the constitutive bovine aortic endothelial cell nitric oxide synthase. The Journal of clinical investigation,1992,90(5):2092-2096.

[39] GREEN D J,MAIORANA A,O'DRISCOLL G,et al. Effect of exercise training on endothelium-derived nitric oxide function in humans. The Journal of physiology,2004,561(Pt 1):1-25.

[40] 陈金仲,邵豪.脂代谢紊乱与胰岛素抵抗的相关研究进展.中国实用医药,2008,(7):147-149.

[41] JÚDICE P B,HETHERINGTON-RAUTH M,NORTHSTONE K,et al. Changes in physical activity and sedentary patterns on cardiometabolic outcomes in the transition to adolescence:international children's accelerometry database 2.0. The Journal of pediatrics,2020,225:166-173.

[42] VÄISTÖ J, ELORANTA A M, VIITASALO A, et al. Physical activity and sedentary behaviour in relation to cardiometabolic risk in children: cross-sectional findings from the Physical Activity and Nutrition in Children (PANIC) study. The international journal of behavioral nutrition and physical activity, 2014, 11:55.

[43] TARP J, CHILD A, WHITE T, et al. Physical activity intensity, bout-duration, and cardiometabolic risk markers in children and adolescents. International Journal of Obesity (2005), 2018, 42(9):1639-1650.

[44] CHINAPAW M, KLAKK H, MØLLER N C, et al. Total volume versus bouts: prospective relationship of physical activity and sedentary time with cardiometabolic risk in children. International journal of obesity (2005), 2018, 42(10):1733-1742.

[45] HAY J, MAXIMOVA K, DURKSEN A, et al. Physical activity intensity and cardiometabolic risk in youth. Archives of pediatrics & adolescent medicine, 2012, 166(11):1022-1029.

[46] LESKINEN T, STENHOLM S, HEINONEN O J, et al. Change in physical activity and accumulation of cardiometabolic risk factors. Preventive medicine, 2018, 112:31-37.

[47] KUMAR S, KELLY A S. Review of childhood obesity: from epidemiology, etiology, and comorbidities to clinical assessment and treatment. Mayo Clin Proc, 2017, 92(2):251-265.

[48] YANG Y, SHIELDS G S, GUO C, et al. Executive function performance in obesity and overweight individuals: a meta-analysis and review. Neurosci Biobehav Rev, 2018, 84:225-244.

[49] XIANG M Q, LIAO J W, HUANG J H, et al. Effect of a combined exercise and dietary intervention on self-control in obese adolescents. Front Psychol, 2019, 10:1385.

[50] BAUMEISTER R F, VOHS K D, TICE D M. The strength model of self-control. Curr Dir Psychol Sci, 2007, 16(6):351-355.

[51] TANGNEY J P, BAUMEISTER R F, BOONE A L. High self-control predicts good adjustment, less pathology, better grades, and interpersonal success. J Pers, 2004, 72(2):271-324.

[52] 谭树华, 郭永玉. 大学生自我控制量表的修订. 中国临床心理学杂志, 2008, 5:468-470.

[53] MOFFITT T E, ARSENEAULT L, BELSKY D, et al. A Gradient of childhood self-control predicts health, wealth, and public safety. Proceedings of the National Academy of Sciences, 2011, 108(7):2693-2698.

[54] DE RIDDER D T, LENSVELT-MULDERS G, FINKENAUER C, et al. Taking stock of self-control: a meta-analysis of how trait self-control relates to a wide range of behaviors. Pers Soc Psychol Rev, 2012, 16(1):76-99.

[55] KINNUNEN M I, SUIHKO J, HANKONEN N, et al. Self-control is associated with physical activity and fitness among young males. Behav Med, 2012, 38(3):83-89.

[56] BRIKI W. Why do exercisers with a higher trait self-control experience higher subjective well-being? The mediating effects of amount of leisure-time physical activity,perceived goal progress,and self-efficacy. Pers Individ Dif,2018,125:62-67.

[57] 于斌,乐国安,刘惠军. 自我控制的力量模型. 心理科学进展,2013,21(7):1272-1282.

[58] 项明强. 急性有氧运动对自我控制的影响及其脑机制. 北京:北京体育大学,2018.

[59] BAUMEISTER R F,BRATSLAVSKY E,MURAVEN M,et al. Ego depletion: is the active self a limited resource? J Pers Soc Psychol,1998,74(5):1252-1265.

[60] ELFHAG K,MOREY L C. Personality traits and eating behavior in the obese: poor self-control in emotional and external eating but personality assets in restrained eating. Eating Behaviors,2008,9(3):285-293.

[61] FAN M,JIN Y. Obesity and self-control:food consumption,physical activity,and weight-loss intention. Applied Economic Perspectives and Policy,2014,36(1):125-145.

[62] ANZMAN S L,BIRCH L L. Low inhibitory control and restrictive feeding practices predict weight outcomes. J Pediatr,2009,155(5):651-656.

[63] DATAR A,CHUNG P J. Childhood self-control and adolescent obesity:evidence from longitudinal data on a national cohort. Child Obe,2018,14(4):238-247.

[64] KITTEL R,SCHMIDT R,HILBERT A. Executive functions in adolescents with binge-eating disorder and obesity. Int J Eat Disord,2017,50(8):933-941.

[65] MAAYAN L,HOOGENDOORN C,SWEAT V,et al. Disinhibited eating in obese adolescents is associated with orbitofrontal volume reductions and executive dysfunction. Obesity,2011,19(7):1382-1387.

[66] SWEAT V,YATES K F,MIGLIACCIO R,et al. Obese adolescents show reduced cognitive processing speed compared with healthy weight peers. Child Obes, 2017, 13 (3): 190-196.

[67] CALVO D,GALIOTO R,GUNSTAD J,et al. Uncontrolled eating is associated with reduced executive functioning. Clin Obes,2014,4(3):172-179.

[68] CARBINE K A, CHRISTENSEN E, LECHEMINANT J D, et al. Testing food-related inhibitory control to high- and low-calorie food stimuli:electrophysiological responses to high-calorie food stimuli predict calorie and carbohydrate intake. Psychophysiology,2017,54(7):982-997.

[69] HOUBEN K, NEDERKOORN C, JANSEN A. Eating on impulse:the relation between overweight and food-specific inhibitory control. Obesity (Silver Spring),2014,22(5):E6-E8.

[70] GUERRIERI R, NEDERKOORN C, STANKIEWICZ K, et al. The influence of trait and induced state impulsivity on food intake in normal-weight healthy women. Appetite,2007,49(1):66-73.

[71] LIU J H, ALDERMAN B L, SONG T F, et al. A randomized controlled trial of coordination exercise on cognitive function in obese adolescents. Psychol Sport Exerc, 2018, 34: 29-38.

[72] LOWE C J, KOLEV D, HALL P A. An exploration of exercise-induced cognitive enhancement and transfer effects to dietary self-control. Brain Cogn, 2016, 110: 102-111.

[73] SULLIVAN N, HUTCHERSON C, HARRIS A, et al. Dietary self-control is related to the speed with which attributes of healthfulness and tastiness are processed. Psychol Sci, 2015, 26(2): 122-134.

[74] BARRY J C, SIMTCHOUK S, DURRER C, et al. Short-term exercise training alters leukocyte chemokine receptors in obese adults. Med Sci Sports Exerc, 2017, 49(8): 1631-1640.

[75] ALKAHTANI S A, BYRNE N M, HILLS A P, et al. Interval training intensity affects energy intake compensation in obese men. Int J Sport Nutr Exerc Metab, 2014, 24(6): 595-604.

[76] SIM A Y, WALLMAN K E, FAIRCHILD T J, et al. Effects of high-intensity intermittent exercise training on appetite regulation. Med Sci Sports Exerc, 2015, 47(11): 2441-2449.

[77] KRAFFT C E, SCHWARZ N F, CHI L, et al. An 8-month randomized controlled exercise trial alters brain activation during cognitive tasks in overweight children. Obesity, 2014, 22(1): 232-242.

[78] KELLEY W M, WAGNER D D, HEATHERTON T F. In search of a human self-regulation system. Annu Rev Neurosci, 2015, 38: 389-411.

[79] HAGGER M S, WOOD C, STIFF C, et al. Ego depletion and the strength model of self-control: a meta-analysis. Psychol Bull, 2010, 136(4): 495-525.

[80] BERKMAN E T, GRAHAM A M, FISHER P A. Training self-control: a domain-general translational neuroscience approach. Child development perspectives, 2012, 6(4): 374-384.

[81] YANG Y, WU Y Q, WANG X J, et al. Percentile normal values of BMI for children and adolescents in Shanghai. Prev Med, 2018, 30(6): 549-556.

[82] PINHEIRO VOLP A C, ESTEVES DE OLIVEIRA F C, DUARTE MOREIRA ALVES R, et al. Energy expenditure: components and evaluation methods. Nutr Hosp, 2011, 26(3): 430-440.

[83] FOSTER C, RODRIGUEZ-MARROYO J A, DE KONING J J. Monitoring training loads: the past, the present, and the future. Int J Sports Physiol Perform, 2017, 12(Suppl 2): S22-S28.

[84] CHANG Y K, CHI L, ETNIER J L, et al. Effect of acute aerobic exercise on cognitive

performance:role of cardiovascular fitness. Psychol Sport Exerc,2014,15(5):464-470.

[85] TONG E M W,TAN K W T,CHOR A A B,et al. Humility facilitates higher self-control. J Exp Soc Psychol,2016,62:30-39.

[86] SIBLEY B A,ETNIER J L. The relationship between physical activity and cognition in children:a meta-analysis. Pedexerc,2003,15(3):243-256.

[87] KELLEY G A,KELLEY K S,PATE R R. Effects of exercise on BMI z-score in overweight and obese children and adolescents:a systematic review with meta-analysis. BMC Pediatr, 2014,14(1):225.

[88] XU X,DENG Z Y,HUANG Q,et al. Prefrontal cortex-mediated executive function as assessed by Stroop task performance associates with weight loss among overweight and obese adolescents and young adults. Behav Brain Res,2017,321:240-248.

[89] PAULI-POTT U,ALBAYRAK Ö,HEBEBRAND J,et al. Does inhibitory control capacity in overweight and obese children and adolescents predict success in a weight-reduction program?. Eur Child Adolesc Psychiatry,2010,19(2):135-141.

[90] RUSSO A,BURATTA L,PIPPI R,et al. Effect of training exercise on urinary brain-derived neurotrophic factor levels and cognitive performances in overweight and obese subjects. Psychol Rep,2017,120(1):70-87.

[91] LANGNER R,LEIBERG S,HOFFSTAEDTER F,et al. Towards a human self-regulation system:common and distinct neural signatures of emotional and behavioural control. Neurosci Biobehav Rev,2018,90:400-410.

[92] BICKEL W K,MOODY L N,KOFFARNUS M,et al. Self-control as measured by delay discounting is greater among successful weight losers than controls. J Behav Med,2018,41 (6):891-896.

[93] 柳鸣毅,孔年欣,龚海培,等. 体教融合目标新指向:青少年健康促进与体育后备人才培养. 体育科学,2020,40(10):8-20.

[94] 章建成,张绍礼,罗炯,等. 中国青少年课外体育锻炼现状及影响因素研究报告. 体育科学,2012,32(11):3-18.

[95] WANG D,STEWART D. The implementation and effectiveness of school-based nutrition promotion programmes using a health-promoting schools approach:a systematic review. Public Health Nutr,2013,16(6):1082-1100.

第十二章

运动干预肥胖人群案例

　　运动减肥是一种科学绿色的减肥方法。肥胖者通过体育运动结合一定的节食,使其消耗身体多余脂肪,促进新陈代谢,达到科学减肥目的。减肥训练营是一种封闭式强化运动结合饮食干预的减肥方式。减肥训练营一般采取室内训练和户外训练相结合的方式进行训练。室内训练常采用跑台、登山机、楼梯机、椭圆机、动感单车等运动器械及游泳、普拉提、搏击操、踏板操、弹力绳、健身球等减肥训练方法;而户外训练通常还包括每周一次风景区旅游,有效改善心理疲劳,缓解训练压力,增进团队间的友谊。

　　减肥达人减肥训练营,采用全封闭军事化的专业训练模式,以无氧运动+有氧运动+户外拓展训练,结合国际前沿时尚的动感活力有氧操课组合训练、户外公园定向越野拓展、心理减肥、提升自身健康行为方式等,并且通过国家级营养师进行科学的营养配餐,最终达到较理想的减脂瘦身效果。我们多年实践表明,短期节食结合适宜运动减肥方法可以消耗体内堆积的过多脂肪,改善身体形态,降低腰围,而且更重要的是可以明显改善体内代谢紊乱状况,缓解胰岛素抵抗,提高体质健康水平。不过追踪结果显示,短期节食结合运动虽然能在控制周期达到预期目标,但出营后如不能保持较大负荷运动,则仍然存在较大体重反弹风险。这提示在短期节食与周期运动训练后需要尽可能保持较大运动代谢消耗总量,只有这样才能尽可能降低反弹概率。

第一节　减肥训练营减肥路线与方案

一、减肥路线

减肥路线具体见图 12-1。

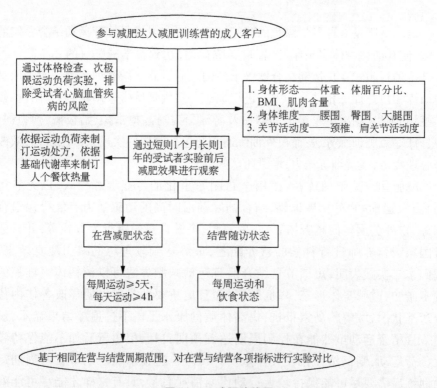

图 12-1　减肥路线图

二、减肥方案

优先管理目标:减重与健康促进。

(一) 筛查与评估

1. 运动风险评估

通过运动前风险评估问卷进行运动风险评估。

2. 健康体检

健康体检包括脉搏、血压、内科、外科和五官科检查,实验室血常规、血脂、血糖检查、心电图检、肝胆胰脾双肾超声检查等。

3. 身体形态评估

采用 Visbody、Inbody 等仪器进行多维度身体形态评估,包括人体成分、体型体态、关节活动度等测评结果。

4. 体适能评估

以亚洲体适能评估系统为主要测试工具进行体适能评估,通过对肥胖人群基础体适能做基础评估来确定进一步运动方案。

5. 功能性动作评估筛查

功能性动作评估筛查是通过对基础动作模式的评分及有效分析,排除由关节静态序列紊乱所导致的运动风险,进一步对肥胖人群的运动计划做针对性指导。

(二) 入营后饮食干预方案

营地肥胖人群热量摄入为 1 300~2 400 kcal,每个人约按下述公式计算:30 kcal/kg×理想体重,每天热卡亏空 1 200~1 500 kcal。由于不同体重人群节食时需要摄入的热量不同,表 12-1 是以一标准体重为 60~70 kg 的食谱。

(三) 运动减肥方案

(1) 适应阶段,建立基础动作模式,第 1~2 周(表 12-2)。

(2) 减脂阶段,第 3 周后。

每日课程安排和课后有氧加训见表 12-3。另外,每周还增加一次徒步、游泳或球类的课外活动。

表12-1 营员在营地期间的一周饮食食谱（60~70 kg标准体重）

单周	星期一	热量kcal	星期二	热量kcal	星期三	热量kcal	星期四	热量kcal	星期五	热量kcal	星期六	热量kcal	星期日	热量kcal
早餐	苹果	53	橘子	44	梨	51	桃子	42	哈密瓜	34	香蕉	93	西瓜	31
	水饺	162	蛋炒饭	144	肠粉	110	三明治	280	鸡蛋饼	198	拌面	318	炒粉	176
	（汤粉,汤面）	267	（汤粉,汤面）	267	（汤粉,汤面）	267	（汤粉,汤面）	267	（汤粉,汤面）	267	（汤粉,汤面）	267	（汤粉,汤面）	267
	奶	65	奶	65	奶	65	奶	65	奶	65	奶	65	奶	65
	芥菜瘦肉粥	86	绿豆粥	70	皮蛋瘦肉粥	63	小米粥	46	虫草花鸡肉粥	75	八宝粥	75	香菇肉沫粥	80
	鸡蛋	138	鸡蛋	138	鸡蛋	138	鸡蛋	138	鸡蛋	138	鸡蛋	138	鸡蛋	138
加餐	青椒炒牛肉片	95	卤鸡腿	110	金针菇炒肉丝	113	萝卜炖排骨	235	香菇炖鸡	145	萝卜牛腩	95	梅菜扣瘦肉	120
中餐	酸豆角炒肉片	110	蘑菇炒肉片	96	番茄炒蛋	76	红三剁炒肉	128	火腿青瓜玉米粒	108	豆角炒肉丝	87	豆角炒肉丝	105
	香芋排骨	175	清蒸刺椒鱼	175	土豆排骨	157	卤鸡翅	200	青瓜牛肉	74	卤鸡腿	111	清蒸虾(配酱汁)	90
	玉米胡萝卜炒鸡丁	87	蒜蓉西兰花炒肉片	87	酸菜鱼	97	鱼香肉丝	159	花菜炒肉片	62	蒜苔肉片	115	西兰花炒肉	124
	酸辣土豆丝	98	水蒸蛋	98	清炒豆芽	42	韭菜鸡蛋	94	清炒藕丁	93	肉末豆腐	102	青椒干张丝	108
	青菜	35	青菜	35	青菜	18	青菜	18	青菜	18	青菜	18	青菜	18
汤	红枣银耳莲子汤	35	山药排骨汤	51	茶树菇鸡汤	30	薏仁排骨汤	35	莴笋肉片汤	50	霸王花龙骨汤	40	西红柿鸡蛋汤	32
必备	米饭	116	米饭	116	粗粮饭	115	米饭	116	米饭	116	米饭	116	米饭	116
晚餐	胡萝卜炒肉片	100	椒盐鸡胸肉	117	南瓜丝炒鸡胸肉	117	洋葱丝炒鸡	121	椒盐鸡胸肉	131	金针菇炒肉片	102	竹笋双椒丝炒肉片	116
	肉丝炒三丝	95	水果	34	腐竹炒胸肉	34	青椒炒胸肉	103	水果	87	木耳炒鸡肉	155	凉拌三丝	88
	清炒黄瓜	30	青菜	20	凉拌海带丝	20	水煮菜	56	炒青菜	17	苦瓜炒蛋	110	蒜蓉蒸茄子	61
	炒青菜	35	炒青菜	35	炒青菜	35	水煮菜	35	炒青菜	17	炒青菜	35	炒青菜	35
主食	红薯	86	紫薯或玉米	86	馒头	121	玉米	102	红薯	86	玉米	102	馒头	223
日热量总计		1868		1627		1843		2177		1754		2144		1817

表12-2　适应阶段课程安排

阶段	适应期（第1周）	提高期（第2周）
课程设计	专项定制+通用课程	通用课程
有氧推荐方式	椭圆机、变速跑、坡度5%的跑步机爬坡走	
运动时间	时间控制在60~120 min	时间控制在120~180 min

表12-3　减脂阶段每日课程安排和课后有氧加训安排

	每日课后有氧加训强度与时间安排			每日课程强度与时间安排		
	推荐最大心率百分比（%）	运动时间	加训方式与自感强度自评	推荐最大心率百分比（%）	课程方式	运动时间
星期一	66~70	10~15 min	椭圆机轻度阻力（可正常对话）	70~80	兴趣激发、有氧舞蹈	2~3 h
星期二	70~75	15~20 min	椭圆机轻度阻力（可正常对话）	70~80	有氧操、动感单车	2~3 h
星期三	75~80	20~25 min	椭圆机轻度阻力（可正常对话）	80~85	纠正训练、杠铃操、游戏体能	2~3 h
星期四	75~85	25~30 min	跑步机坡度5%，速度5.5 km/h（稍显吃力）	80~85	体能循环、杠铃操、踏板操	2~3 h
星期五	70~75	25~30 min	跑步机坡度3%，速度5.5 km/h（稍显吃力）	75~80	有氧舞蹈、有氧操、体能循环	2~3 h
星期六	70~75	20~25 min	椭圆机轻度中度阻力（稍显吃力）	70~75	TABATA、杠铃操、纠正训练	2~3 h
星期天	66~70	15~20 min	跑步机无坡度，速度6 km/h（稍显吃力）	70~75	户外训练	2~3 h

第二节　减肥训练营节食结合运动减肥案例

案例 1

减肥达人深圳东营地青年小体重营员,性别男,年龄28岁,于2021年8月17日入减肥营。检查:身高168.0 cm,体重79.5 kg,BMI 28.2 kg/m²,体脂百分比25.3%,腰围92.4 cm,臀围103.9 cm;上臂围:左32.1 cm,右33.1 cm;大腿围:左74.4 cm,右69.6 cm。体态评估与具体数值见图12-2A。

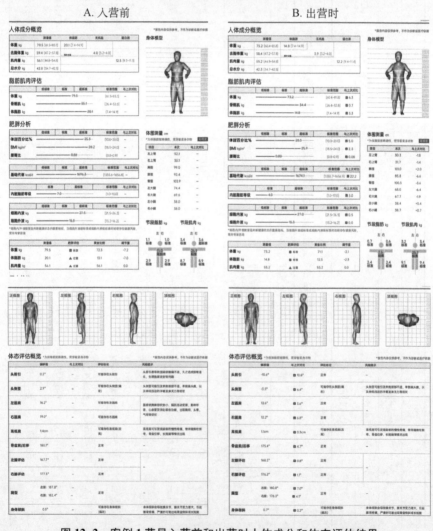

图 12-2　案例 1 营员入营前和出营时人体成分和体态评估结果

入营后采用运动与饮食强化干预,遵循营地日常活动与训练安排,按营地出具饮食营养方案及配餐执行,平均每日热量摄入约为 1 800 kcal,经过 25 天的在营体重管理,偶尔出现膝盖疼痛,经教练进行专项处理后得到控制,期间未因伤病停止在营训练。出营时检测体重为 73.2 kg,对比入营前下降 6.3 kg;BMI 为 25.9 kg/m^2,同比入营前下降 2.3 kg/m^2;体脂百分比为 20.3%,同比入营前约下降 5%;腰臀比为 0.80,同比下降 0.08;体脂肪总质量为 14.8 kg,同比入营前下降了 5.3 kg(具体对比数值见图 12-2B)。

结营后该男生回家每周保持 1~2 次运动(慢跑方式),强度为 65%~70%。偶尔控制饮食,结果至 2022 年 4 月 15 日再检测体重为 76.5 kg,有轻度反弹。

案例 2

减肥达人深圳东营地营员,性别女,年龄 35 岁,于 2021 年 7 月 29 日入减肥营。检查:身高 164.0 cm,体重 64.4 kg,BMI 25.2 kg/m^2,体脂百分比为 27%,腰围 77.5 cm,臀围 96.2 cm;上臂围:左 28.9 cm,右 28.9 cm;大腿围:左 53 cm,右 53.4 cm。体态评估与具体数值见图 12-3A。

入营后采用运动与饮食强化干预,遵循营地日常活动与训练安排,按营地出具膳食营养方案及配餐执行,平均每日热量摄入约为 1 500 kcal。

经 113 天的在营体重管理,由于膝关节超出伸展范围,偶尔出现膝盖疼痛,经纠正训练后得到控制,其期间未因伤病停止在营训练。出营时检测体重为 61.5 kg,对比入营前下降 2.9 kg;BMI 为 24 kg/m^2,同比入营前下降 1.2 kg/m^2;体脂百分比为 25.3%,同比入营前下降 1.7%;腰臀比为 0.81,同比下降 0.01;体脂肪总质量为 15.6 kg,同比入营前下降了 1.8 kg,具体对比数值见采用图 12-3B。

结营后该女生回家后每周保持>3 次运动(慢跑和视频跟课训练方式),强度为 75%~80%。较为规律控制饮食,结果至 2022 年 4 月 15 日再检测体重为 60.0 kg。

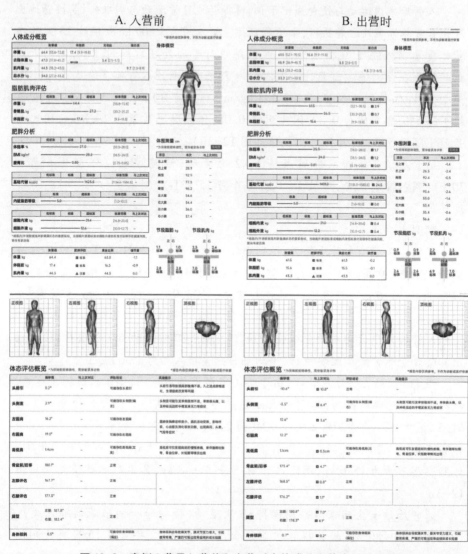

图 12-3　案例 2 营员入营前和出营时人体成分和体态评估结果

案例 3

减肥达人深圳东营地青年大体重营员,性别男,年龄 29 岁,于 2021 年 8 月 30 日入减肥营。检查:身高 173.0 cm,体重 108.4 kg,BMI 36.2,体脂率 40%,腰围 124.3 cm,臀围 127.7 cm;上臂围:左 45.4 cm,右 45.6 cm;大腿围:左 72.3 cm,右 70.6 cm。体态评估与具体数值见图 12-4A。

入营后采用运动与饮食强化干预,遵循营地日常活动与训练安排,按营地出具饮食营养方案及配餐执行,平均每日热量摄入约为 1 950 kcal。

经95天的在营体重管理,由于体重较大,偶尔出现肘关节与膝关节疼痛,佩戴护具及干预后得到控制,其期间未因伤病停止在营训练。出营时检测体重为 83.2 kg,对比入营前下降25.2 kg;BMI 为 27.8 kg/m²,同比入营前下降 8.4 kg/m²;体脂百分比为 24%,同比入营前下降 16%;腰臀比为 0.88,同比下降 0.15;体脂肪总质量为 19.9 kg,同比入营前下降了 23.5 kg,具体对比数值见图 12-4B。

回家后每周最多 1 次运动,无刻意控制饮食,回到了如营前的生活状态,体重反弹较为严重,结果至 2022 年 4 月 15 日再检测体重为 98.6 kg。

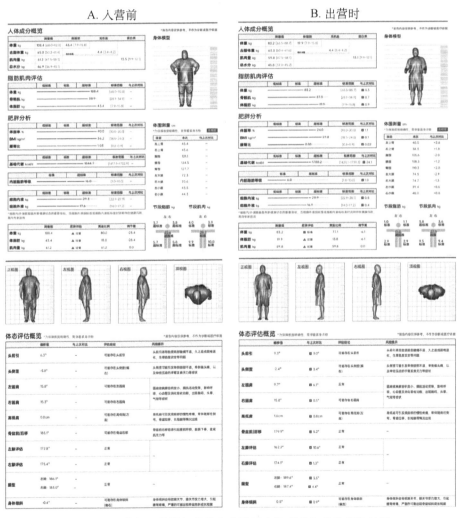

图 12-4 案例 3 营员入营前和出营时人体成分和体态评估结果

案例 4

减肥达人深圳东营地青年大体重营员,性别女,年龄 23 岁,于 2021 年 10 月 03 日入减肥营。检查:身高 168.0 cm,体重 120 kg,BMI 42.5 kg/m²,体脂百分比 52.9%,腰围 133.8 cm,臀围 142.0 cm;上臂围:左 43.9 cm,右 43 cm;大腿围:左 70.6 cm,右 68.9 cm。体态评估与具体数值见图 12-5A。

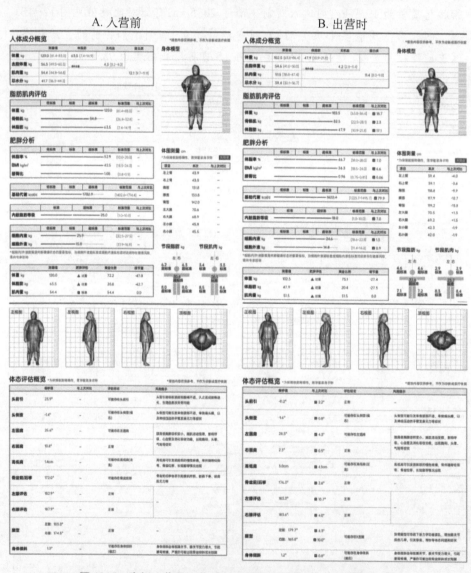

图 12-5 案例 4 营员入营前和出营时人体成分和体态评估结果

入营后采用运动与饮食强化干预,遵循营地日常活动与训练安排,按营地出具饮食营养方案及配餐执行,平均每日热量摄入约为 1 800 kcal。

经 62 天的在营体重管理,由于体重较大,训练期间频繁出现膝关节与踝关节疼痛,经教练干预后短期内得到控制,其期间未因伤病停止在营训练。出营时检测体重为 102.5 kg,对比入营前下降 17.5 kg;BMI 为 36.3 kg/m²,同比入营前下降 6.2 kg/m²;体脂百分比为 46.7%,同比入营前下降 6.2%;腰臀比为 0.96,同比下降 0.12;体脂肪总质量为 47.9 kg,同比入营前下降了 15.6 kg,具体对比数值见图 12-5B。

回家后曾尝试保持 1 月每周 3 次慢跑,但没继续坚持,也无刻意控制饮食,无节制吃夜宵零食,最终导致体重反弹,结果至 2022 年 4 月 15 日再检测体重为 117.6 kg。

案例 5

减肥达人深圳东营地中年小体重营员,性别男,年龄 46 岁,于 2021 年 11 月 03 日入减肥营。检查:身高 170.0 cm,体重 79.0 kg,BMI 27.3 kg/m²,体脂百分比 27.2%,腰围 103.1 cm,臀围 107.0 cm;上臂围:左 33.4 cm,右 33.4 cm;大腿围:左 59.3 cm,右 59.3 cm。体态评估与具体数值见图 12-6A。

入营后采用运动与饮食强化干预,遵循营地日常活动与训练安排,按营地出具饮食营养方案及配餐执行,平均每日热量摄入约为 1 750 kcal。

经 29 天的在营体重管理,期间无任何伤病。出营时检测体重为 77.2 kg,对比入营前下降 1.8 kg;BMI 为 26.7 kg/m²,同比入营前下降 0.6 kg/m²;体脂百分比为 22.9%,同比入营前下降 4.3%;腰臀比为 0.91,同比下降 0.04;体脂肪总质量为 17.7 kg,同比入营前下降了 3.8 kg,具体对比数值见图 12-6B。

结营后每周慢跑两次,一次 30 min,适当控制饮食,体重保持较为理想,结果至 2022 年 4 月 15 日再检测体重为 77.6 kg。

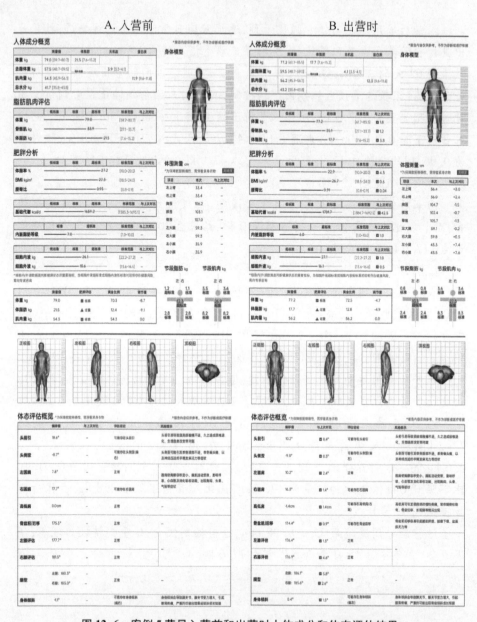

图 12-6　案例 5 营员入营前和出营时人体成分和体态评估结果

案例 6

减肥达人深圳东营地中年小体重营员,性别女,年龄 50 岁,于 2021 年 12 月 07 日入减肥营。检查:身高 166.0 cm,体重 77.7 kg,BMI 28.2 kg/m²,体脂百分比 39.2%,腰围 111.2 cm,臀围 118.0 cm;上臂围:左 36.3 cm,右

35.4 cm;大腿围:左 82.1 cm,右 86.6 cm。体态评估与具体数值见图 12-7A。

入营后采用运动与饮食强化干预,遵循营地日常活动与训练安排,按营地出具饮食营养方案及配餐执行,平均每日热量摄入约为 1 550 kcal。

经 97 天的在营体重管理,期间无任何伤病,出营时检测体重为 69.6 kg,对比入营前下降 8.1 kg;BMI 为 25.3 kg/m^2,同比入营前下降 2.9 kg/m^2;体脂百分比为 34.6%同比入营前下降 4.%6;腰臀比为 0.87,同比下降 0.09;体脂肪总质量为 24.1 kg,同比入营前下降了 6.3 kg,具体对比数值见图 12-7B。

结营后回到如营前的状态,没有规律运动,也没有控制饮食,最终导致体重反弹,结果至 2022 年 4 月 15 日再检测体重为 78.6 kg。

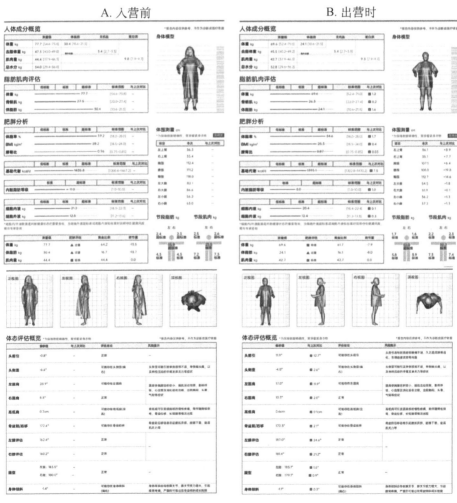

图 12-7 案例 6 营员入营前和出营时人体成分和体态评估结果

案例7

减肥达人深圳东营地老年大体重营员,性别男,年龄66岁,于2021年9月11日入减肥营。检查:身高170.0 cm,体重111.7 kg,BMI 38.7 kg/m²,体脂率36.6%,腰围120.1 cm,臀围125.7 cm;上臂围:左33.1 cm,右31.9 cm;大腿围:左80.2 cm;右80.2 cm。体态评估与具体数值见图12-8A。

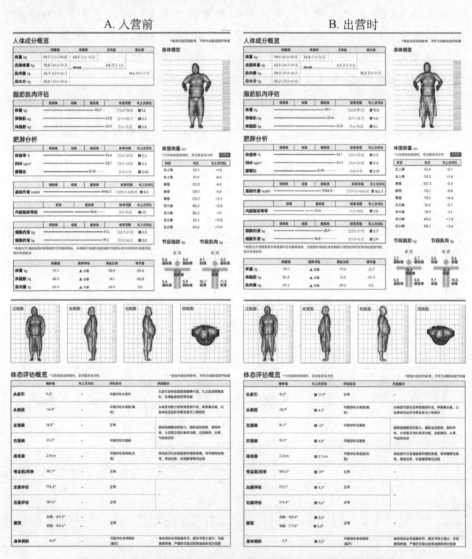

图12-8 案例7营员入营前和出营时人体成分和体态评估结果

入营后采用运动与饮食强化干预,遵循营地日常活动与训练安排,按营地出具饮食营养方案及配餐执行,平均每日热量摄入约为 2 050 kcal。

经 29 天的在营体重管理,期间无任何伤病。出营时检测体重为 99.1 kg,对比入营前下降 12.6 kg;BMI 为 34.3 kg/m^2,同比入营前下降 4.4 kg/m^2;体脂率为 36.1%,同比入营前下降 0.5%;腰臀比为 0.91,同比下降 0.01;体脂肪总质量为 35.8 kg,同比入营前下降了 5.1 kg,具体对比数值见图 12-8B。

结营后回到营前的状态,没有规律运动,频繁饮酒,宵夜,最终导致体重反弹,结果至 2022 年 4 月 15 日再检测体重为 112.6 kg。

(李亚兴,韩军臣,张书逸)

附 录

中英文缩写对照表

缩写	英文名称	中文名称
3-MST	3-mercaptopyruvate sulfurtransferase	巯基丙酮酸硫转移酶
4EBP1	eukaryotic translation initiation factor 4E binding protein 1	真核翻译起动因子 4E 结合蛋白 1
ACC	acetyl-coa carboxylase	乙酰辅酶 A 羧化酶
ACC1	acetyl-coa carboxylase 1	乙酰辅酶 A 羧化酶 1
ACL	ATP citrate lyase	ATP 柠檬酸裂合酶
ADAMTS-7	a disintegrin and metalloproteinase with thrombospondin motifs 7	血小板反应蛋白提取整合素金属肽酶 7
AGE	advanced glycation end product	晚期糖基化终末产物
AMPK	amp-activated protein kinase	磷酸腺苷激活蛋白激酶
Ang II	angiotensin II	血管紧张素 II
ANS	autonomic nervous system	自主神经系统
AP2	activator protein 2	激活蛋白 2
aPKC	atypical protein kinase C	非典型蛋白激酶 C
ApoA-1	apolipoprotein A-1	载脂蛋白 A-1
ApoB	apolipoprotein b	载脂蛋白 B
ASC	apopotosis-associated speck-like protein containing a CARD	含有 CARD 的凋亡相关斑点样蛋白
AT	altitude training	高原训练
ATGL	adipose triglyceride lipase	脂肪组织、三酰甘油脂肪酶
BAT	brown adipose tissue	棕色脂肪组织
BBB	blood brain barrier	血脑屏障
BCAA	branched chain amino acid	支链氨基酸

264

（续表）

缩写	英文名称	中文名称
BCL-2	B-cell lymphoma-2	B 细胞淋巴瘤-2
BDNF	brain-derived neurotrophic factor	脑源性神经营养因子
BF%	body fat percent	体脂百分比
BIA	bioelectric impedance analysis	生物电阻抗法
BMI	body mass index	体重指数
BMP2	bone morphogenetic protein 2	骨形态发生蛋白 2
CaCC	calcium-activated chloride channel	Ca^{2+} 激活 Cl^- 通道
cAMP	cyclic adenosine monophosphate	环腺苷酸
CARD	caspase recruitment domain	胱天蛋白酶募集域
CAT	catalase	过氧化氢酶
CBS	cystathionine-β-synthetase	胱硫醚-β-合成酶
CCDRFS	china chronic disease and risk factor surveillance	中国慢性疾病和危险因素监测
CCK	cholecystokinin	胆囊收缩素
CCR2	cc chemokine receptor 2	CC 趋化因子受体 2
CDAA	choline-deficient amino acid	胆碱缺乏氨基酸
CDC	Center for Disease Control and Prevention	疾病预防控制中心
CDC42	cell division cycle 42	细胞分裂控制蛋白 42
CFTR	cystic fibrosis transmembrane conductance regulator	囊状纤维化穿膜传导调节蛋白
CHNS	china health and nutrition survey	中国健康与营养调查
CMR	cardiometabolic risk	心血管代谢风险
CMR-Z	cardiometabolic risk-Z-score	心血管代谢风险-Z 评分
CnA	calcineurin A	钙调磷酸酶 A
CNNS	china national nutrition survey	中国营养调查
CO	carbonic oxide	一氧化碳
CPT-1	carnitine palmitoyl transferase-1	肉碱棕榈酰转移酶-1
CPT1A	carnitine palmitoyltransferase 1A	肉毒碱棕榈酰基转移酶 1A
CRD	calorie restrict diet	热量平衡饮食
CRH	corticotropin releasing hormone	促肾上腺皮质素释放素
CRP	c-reactive protein	C 反应蛋白
CSE	cystathionine-γ-lyase	胱硫醚-γ-裂解酶
CVD	cardiovascular disease	心血管疾病

（续表）

缩写	英文名称	中文名称
DBP	diastolic pressure	舒张压
DEXA	dual-energy X-ray absorptiometry	双能 X 射线吸收法
DFI	DNA fragmentation index	DNA 碎片化指数
DGAT2	diacylglycerol o-acyltransferase 2	二酰甘油酰基转移酶 2
EC	endothelial cell	内皮细胞
ECM	extracellular matrix	细胞外基质
ED	erectile dysfunction	勃起功能障碍
EDI-2	eating disorder inventory-2	进食障碍调查量表-2
eIF-4E	eukaryotic translation initiation factor 4E	真核翻译起动因子 4E
eNOS	endothelia NO synthase	内皮型一氧化氮合酶
EPC	endothelial progenitor cell	内皮祖细胞
ErbB4	Erb-b2 receptor tyrosine kinase 4	Erb-b2 受体酪氨酸激酶 4
ERK	extracellular signal-regulated kinase	胞外信号调节激酶
EV	extracellular vesicle	细胞外囊泡
FA	fatty acid	脂肪酸
FASN	fatty acid synthetase	脂肪酸合成酶
FDA	Food and Drug Administration	美国食品药品监督管理局
FFA	free fatty acid	游离脂肪酸
FFM	fat free mass	去脂体重
FGFRs	FGF receptor	FGF 受体
FINS	fasting insulin	空腹胰岛素
FM	fat mass	脂肪量
FNDC5	fibronectin type Ⅲ-domain containing protein 5	Ⅲ型纤连蛋白结构域结合蛋白 5
FOXO3A	forkhead box O3A	叉头框转录因子 O3A
FPG	fasting blood glucose	空腹血糖
FSH	follicle-stimulating hormone	卵泡刺激素
FSTL1	follistatin-like protein 1	卵泡抑素样蛋白 1
FTO	fat mass and obesity associated gene	肥胖症相关基因
GLP-1	glucagon-like peptide 1	胰高血糖素样肽-1
GLUT	glucose transporter	葡糖转运蛋白
GnRH	gonadotropin-releasing hormone	促性腺激素释放激素
GO	gene ontology	基因本体

（续表）

缩写	英文名称	中文名称
GPCR	G-protein coupled receptor	G 蛋白偶联受体
GPX	glutathione peroxidases	谷胱甘肽过氧化物酶
GSH	glutathione	谷胱甘肽
H_2O_2	hydrogen peroxide	过氧化氢
H_2S	hydrogen sulfide	硫化氢
HbA1c	glycosylated hemoglobin	糖化血红蛋白
HC	hip circumference	臀围
HDL	high-density lipoprotein	高密度脂蛋白
HDL-Ch	high density lipoprotein-cholesterol	高密度脂蛋白胆固醇
HFD	high fat diet	高脂饮食
HPO	hypothalamic-pituitary-ovarian axis	下丘脑-垂体-卵巢轴
HIF-1	hypoxia inducible factor-1	低氧诱导因子-1
HiHiLo	living high, training high, training low	高住高练低训
HiLo	living high, training low	高住低练
HMGA2	high mobility group at-hook 2	高迁移率族蛋白 A2
HMGCR	3-hydroxy-3-methylglutaryl coenzyme A reductase	3-羟基 3-甲戊二酸单酰辅酶 A 还原酶
HOMA	homeostasis model assessment	稳态模型评估
HOMA-IR	homeostasis model assessment indexof insulin resistance	稳态模型评估胰岛素抵抗指数
HPA	hypothalamic-pituitary-adrenal axis	下丘脑-垂体-肾上腺轴
HPD	high protein diet	高蛋白质饮食
HPT	hypothalamic-pituitary-testicularaxis	下丘脑-垂体-睾丸轴
HSL	hormone-sensitive lipase	激素敏感脂肪酶
HTS	hypoxic training system	低氧训练系统
HUVEC	human umbilical vein endothelial cell	人脐静脉血管内皮细胞
ICAM-1	intercellular adhesion molecule-1	细胞间黏附分子-1
IGF-2R	insulin-like growth factor-2 receptor	胰岛素样生长因子-2 受体
IGFBP-1	insulin-like growth factor-binding protein-1	胰岛素样生长因子结合蛋白-1
IKKβ	inhibitor of nuclear factor-κB（NF-κB）kinase-β	核因子 κB 激酶抑制因子 β
IL	interleukin	白细胞介素
IL-1β	interleukin-1β	白细胞介素-1β

（续表）

缩写	英文名称	中文名称
IL-6	interleukin-6	白细胞介素-6
INHE	intermitten normobaric hypoxic exposure	间歇低氧暴露
IR	insulin resistance	胰岛素抵抗
IRS	insulin receptor substrate	胰岛素受体底物
IRS-1	insulin receptor substrate-1	胰岛素受体底物-1
JNK	c-Jun N-terminal kinase	c-Jun 氨基端激酶
KLF3	Kruppel like factor 3	Kruppel 样因子 3
LBP	LPS-binding protein	脂多糖结合蛋白
LC3A	microtube-associated protein 1 light chain 3α	微管相关蛋白 1 轻链 3α
LCD	low calorie diet	低热量饮食
LDL	low density lipoprotein	低密度脂蛋白
LDL-Ch	low density lipoprotein-cholesterol	低密度脂蛋白胆固醇
LepRb	leptin receptor b	瘦素受体 b
LEPR	leptin receptor	瘦素受体
LH	luteinizing hormone	黄体生成素
LoHi	living low, training high	低住高练
LPA	light-intensity physical activity	低强度体力活动
LPAEE	light-intensity physical activity energy expenditure	低强度体力活动能量消耗
LPS	lipopolysaccharide	脂多糖
MAPK	mitogen-activated protein kinase	丝裂原活化蛋白激酶
MC4R	melanocortin-4 receptor	黑皮质素-4-受体
MCAD	medium-chain acyl-coa dehydrogenase	中链酰基辅酶 A 脱氢酶
MCD	methionine-choline-deficient	蛋氨酸胆碱缺乏
MCP-1	monocyte chemoattractant protein-1	单核细胞趋化蛋白 1
MDA	malondialdehyde	丙二醛
MDH	malate dehydrogenase	苹果酸脱氢酶
MEF2A	myocyte enhancer factor 2A	肌细胞增强因子 2A
MET	metabolic equivalent	代谢当量
MGS	maximum grip strength	最大握力
MHO	metabolically healthy obese	代谢健康型肥胖
miRNA	microRNA	微 RNA

（续表）

缩写	英文名称	中文名称
MMP2	matrix metallopeptidase 2	基质金属蛋白酶 2
MPA	moderate-intensity physical activity	中等强度体力活动
mTOR	mammalian target of rapamycin	哺乳动物雷帕霉素靶蛋白
MUO	metabolically unhealthy obese	代谢异常型肥胖
MVPA	moderate-to-vigorous-intensity physical activity	中高强度体力活动
MVPAEE	moderate-to-vigorous-intensity physical activity energy expenditure	中高强度体力活动能量消耗
Myf5	myogenic factor 5	生肌因子 5
NADPH	reduced nicotinamide adenine dinucleotide phosphate	还原型烟酰胺腺嘌呤二核苷酸磷酸
NAFL	nonalcoholic simple fatty liver	非酒精性单纯性脂肪肝
NAFLD	non-alcoholic fatty liver disease	非酒精性脂肪性肝病
NASH	nonalcoholic steatohepatitis	非酒精性脂肪性肝炎
NCD-RisC	ncd risk factor collaboration	非传染性疾病风险因子协会
NDNF	neuron-derived neurotrophic factor	神经源性神经营养因子
NE	norepinephrine	去甲肾上腺素
NEFA	nonestesterified fatty acid	非酯化脂肪酸
NF-κB	nuclear factor kappa-B	核因子 κB
NLRP3	Nod-like receptor protein 3	Nod 样受体蛋白 3
NO	nitric oxide	一氧化氮
NO_2	nitrogen dioxide	二氧化氮
non-HDL-Ch	non-high-density lipoprotein cholesterol	非高密度脂蛋白胆固醇
NPY	neuropeptide y	神经肽 Y
OGTT	oral glucose tolerance test	口服葡萄糖耐量试验
OSA	obstructive sleep apnea	阻塞性睡眠呼吸暂停
OX1R	orexin receptor-1	食欲素受体 1
OX-A	orexin a	食欲素 A
p38 MAPK	p38 mitogen-activated protein kinase	p38 丝裂原活化蛋白激酶
PAI-1	plasminogen activator inhibitor-1	纤溶酶原激活物抑制剂-1
PAME	palmitic acid methyl ester	棕榈酸甲酯
PCOS	polycystic ovarian syndrome	多囊卵巢综合征
PDGFR-α	platelet-derived growth factor-α	血小板源生长因子 α

（续表）

缩写	英文名称	中文名称
PGC1α	peroxisome proliferator-activated receptor coactivator-1α	过氧化物酶体增殖物激活受体辅激活因子-1α
PI3K	phosphatidylinositol 3 kinase	磷脂酰肌醇 3 激酶
PKB	protein kinase B	蛋白激酶 B
PKP2	plakophilin2	桥粒蛋白 2
PPAR-α	peroxisome proliferators-activated receptor-α	过氧化物酶体增殖物激活受体- α
PPARγ	peroxisome proliferator-activated receptor	过氧化物酶体增殖物激活受体
PVAT	perivascular adipose tissue	血管周围脂肪组织
PVRF	perivascular-derived relaxing factors	血管周围脂肪源性舒张因子
raptor	regulatory associated protein of mTOR	mTOR 调节相关蛋白
rictor	rapamycin-insensitive compainon of mTOR	雷帕霉素不敏感性 mTOR 结合蛋白
RISC	RNA induced silencing complex	RNA 诱导沉默复合物
RMR	resting metabolic rate	静息代谢率
ROS	reactive oxygen species	活性氧
RUNX2	runt related transcription factor 2	Runt 相关转录因子 2
S6K1	ribosomal protein S6 kinase 1	核糖体蛋白 S6 激酶 1
SAT	subcutaneous fat tissue	皮下脂肪组织
SBP	systolic blood pressure	收缩压
SCD1	stearoyl-coenzyme A desaturase 1	硬脂酰辅酶 A 去饱和酶 1
SCFA	short chain fatty acids	短链脂肪酸
SDH	succinate dehydrogenase	琥珀酸脱氢酶
SERCA2a	sarco/endoplasmic reticulum Ca^{2+}-ATPase	心肌肌浆网 Ca^{2+}-ATP 酶
SEVR	subendocardial-viability ratio	心肌存活率
SHBG	sex hormone-binding globulin	性激素结合球蛋白
SIRT1	silent information regulator 1	沉默信息调节因子 1
SMM	skeletal muscle mass	肌肉量
SNP	single nucleotide polymorphisms	单核苷酸多态性
SOD	superoxide dismutase	超氧化物歧化酶
SP1	specific protein 1	特异性蛋白 1
SREBP-1	sterol regulatory element-binding protein-1	固醇调节元件结合蛋白- 1
SREBP-1c	sterol regulatory element-binding transcription factor-1c	固醇调节元件结合蛋白- 1c

（续表）

缩写	英文名称	中文名称
SREBP-2	sterol regulatory element-binding transcription factor-2	固醇调节元件结合蛋白-2
STAT3/ SOCS3	signal transduction and activator of transcription 3/suppressor of cytokine signalling 3	信号转导及转录激活因子 3/细胞因子信号传送阻抑物 3
TC	total cholesterol	总胆固醇
TG	triglyceride	甘油三酯
TGF-β	transforming growth factor-β	转化生长因子-β
TLR7	toll like receptor 7	Toll 样受体 7
TMAO	trimethylamine oxide	氧化三甲胺
TNF-α	tumour necrosis factor-α	肿瘤坏死因子-α
UCP-1	uncoupling protein-1	解偶联蛋白-1
VAT	visceral adipose tissue	内脏脂肪组织
VCAM-1	vascular cell adhesion molecule 1	血管细胞黏附分子-1
VEGF	vascular endothelial growth factor	血管内皮生长因子
VLCD	verylow calorie diet	极低热量饮食
VLDL	very low density lipoprotein	极低密度脂蛋白
VPA	vigorous-intensity physical activity	高强度体力活动
VSMC	vascular smooth muscle cell	血管平滑肌细胞
WAT	white adipose tissue	白色脂肪组织
WC	waist circumference	腰围
WGOC	working group on obesity in china	中国肥胖问题工作组
WHO	world health organization	世界卫生组织
WHR	waist hip ratio	腰臀比

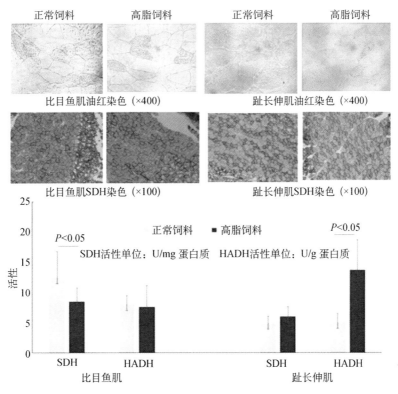

图 4-6 6 周高脂饮食对骨骼肌脂质及糖脂代谢酶影响

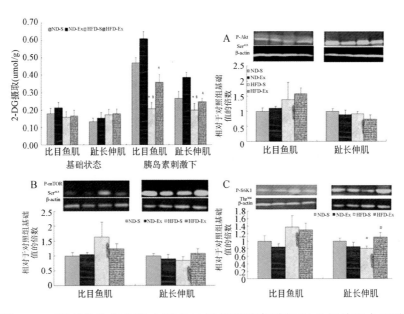

图 4-7 6 周高脂饮食和耐力运动对骨骼肌葡萄糖摄取及相关蛋白影响

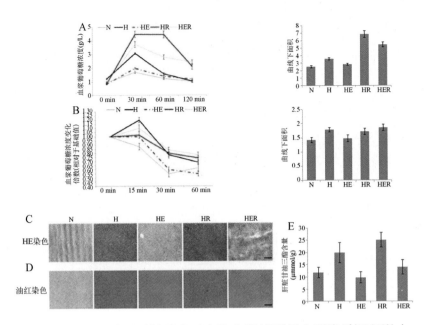

图 4-8 耐力运动和雷帕霉素对高脂大鼠糖耐量和肝脂质沉积影响

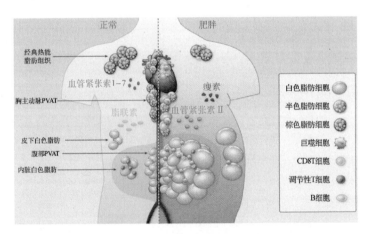

图 6-2 肥胖对身体各部位脂肪和 PVAT 的影响

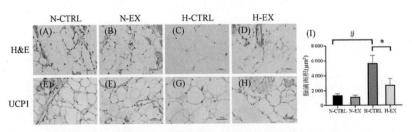

图 6-3 运动对大鼠肥胖 PVAT 形态和代谢的影响

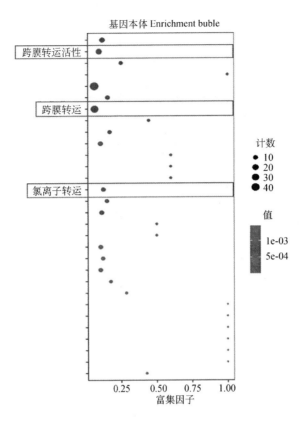

图 8-4 基于基因本体的差异表达基因富集分析图谱

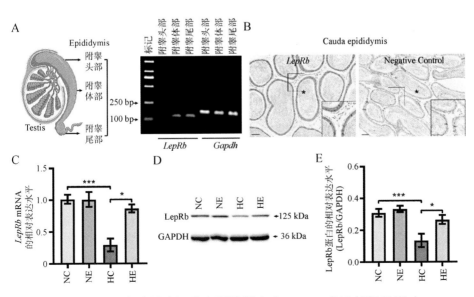

图 8-8 运动干预对肥胖大鼠附睾上皮 LepRb 表达状况的影响

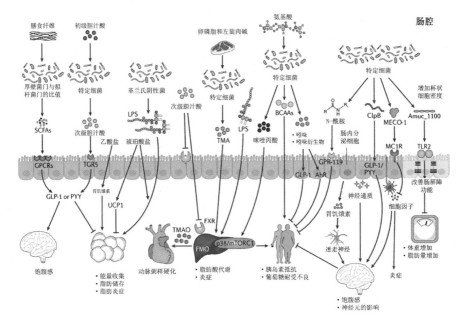

图 9-1 肠道菌群"信使"调控宿主代谢

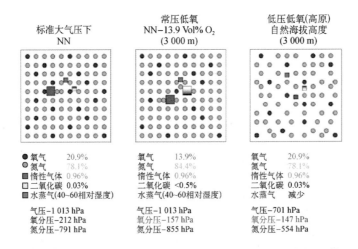

图 10-1 常压常氧环境与两种人工低氧环境的特征比较

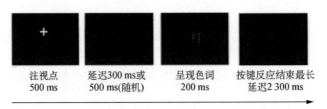

图 11-7 Stroop 色—词冲突任务实验流程